介護施設・在宅医療のための
食事状況から導く、
薬の飲み方ガイド

編著　倉田なおみ

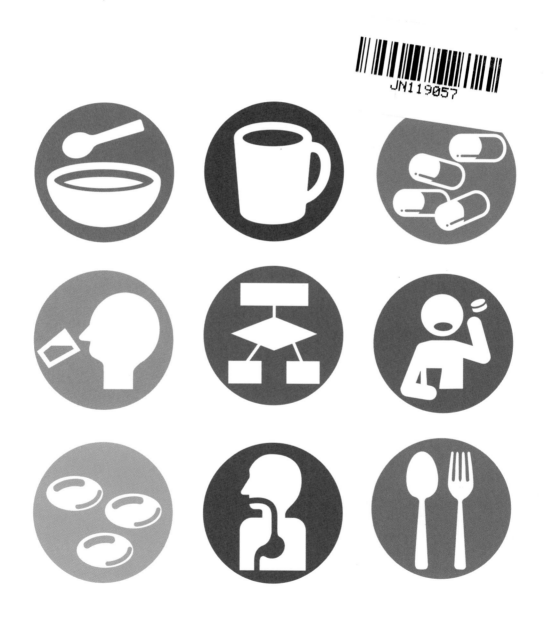

社会保険研究所

本書の目的と役割

『厚生労働白書』では日本の高齢化率は上昇し、生産年齢人口は減少していくと予測され、日本は世界に類を見ない少子高齢化を経験している。『高齢社会白書』によると、介護施設等の定員数（病床数）は年々増加傾向にあり、要介護（要支援）入所者数の増加に伴い介護に従事する職員数は大幅に増加し、2017年度は2000年度の約3.4倍になっている。また、厚生労働省「介護保険事業状況報告」においても、2019年4月の介護サービス利用者は、居宅サービス、地域密着型サービス、施設サービスを合わせて567万人となり、介護保険制度が施行された2000年4月の約3.1倍に増えている。

　高齢者施設では入所者の増加のみならず、脳血管疾患などにより摂食嚥下機能が低下している入居者が多い。入居者の摂食嚥下能力に応じた食事の提供や介助については多く論じられているが、疾病治療のための服薬問題への対応は遅れており、嚥下能力と薬の服薬方法・剤形選択等に関する問題点抽出や標準化が十分に行われているとは言い難い状況にある。慢性期の医療を担う介護保険施設等においては、介助を担う職員の資格や経験も多様である中で、各施設で独自の工夫により手間と時間をかけてなんとか服薬してもらっているのが現状のようである。

　このような社会状況の中、令和2年度厚生労働省・長寿科学政策研究事業において、「嚥下機能低下に伴う服薬困難に対応するためのアルゴリズム」を作成した。本研究では、「嚥下障害を有する施設利用者の薬の服用方法に関する調査」および「服用した薬の口腔内、咽頭・食道残留に関する調査」を実施し、嚥下機能低下に起因する服薬困難の現状を調査した。その調査結果を踏まえて患者や入所者の食事摂食や服薬の状況をスタートとして、個々の嚥下能力に対して推奨する剤形、避けるべき剤形、服用可能な薬の条件を示すアルゴリズムを作成した。本アルゴリズムは経口投与と経管投与に分けて、錠剤を粉砕しなくても服薬可能な剤形を示すことにより、介護者が、デメリットが大きくメリットの少ない〝錠剤のつぶし〟をする必要をなくし、服薬介助の手間を軽減して本来の介護に専念できるようにするものである。また、〝錠剤が飲めない〟原因ごとに、連携する職種を明確にするアルゴリズムも作成した。これらのアルゴリズムを参考にすることで嚥下専門医・スタッフのいない施設でも、嚥下機能低下の人に対して介護者が安心して服薬介助ができるようになり、介護される側にとっても薬が安全に服用でき、効果の減損、副作用の発現等が回避できる。

　本アルゴリズムが広く普及し活用されるようになるため、本書籍を出版する。患者・入居者の食事や服薬の介助をしている皆さまに錠剤のしくみや粉砕した時の問題点を知っていただき、錠剤を粉砕することがよい投薬方法でなく、より適切な剤形があること、また、摂食嚥下のしくみや評価、機能低下時の初期症状などを理解し、患者・入所者に安全に薬を飲んでもらうためのスムーズな多職種連携に役立てていただきたい。

　本書籍が個々の患者・入所者の摂食嚥下機能に合わせた最適な薬剤を選択する参考になれば幸いである。

　最後に、厚生労働省・長寿科学政策研究事業において、2年間議論を重ね共に検討いただきました研究班の先生方に深謝いたします。出版にご尽力いただいた㈱社会保険研究所の皆さまに御礼申し上げます。

令和2年度厚生労働省・長寿科学政策研究
「嚥下機能低下に伴う服薬困難に対応するためのアルゴリズム等作成のための研究」研究代表者
昭和大学薬学部社会健康薬学講座社会薬学部門客員教授
倉田 なおみ

介護施設・在宅医療のための
「食事状況から導く、薬の飲み方ガイド」

目 次

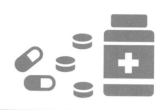

アルゴリズムおよび関連ツール

「摂食嚥下機能低下時の服用に関するアルゴリズム」は、嚥下機能低下に伴う服薬困難に対応するためのアルゴリズム等作成のための研究（令和2年度厚生労働科学研究（長寿科学政策研究事業））により作成されたものです。

【摂食嚥下機能低下時の服用に関するアルゴリズム】

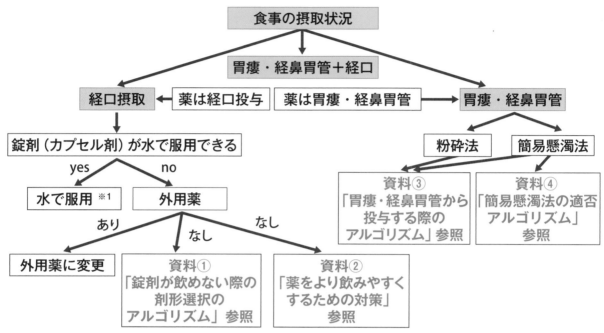

※1 栄養摂取が経管投与だけの場合は、嚥下機能再評価も検討。

資料① 【錠剤が飲めない際の剤形選択のアルゴリズム】

	推奨する剤形	避けるべき剤形	服用可能な剤形の条件
①水で服薬	・錠剤（他剤形よりも取り扱いが容易） ・錠剤の中でも、できるだけ扱いやすい（つまみやすい、開けやすい）薬を選択する※1	・カプセル剤（咽頭や食道に残留しやすい） ・粉砕した錠剤（味・におい・刺激の強い薬が多い）	すべての剤形
②とろみ水を使用して服用	・錠剤（粉砕はしない） ・口腔内崩壊錠（味やにおい等の心配が少ない）※2 ・速崩壊錠（味やにおい等の心配が少ない）※2 ・細粒剤	・水剤 ・シロップ剤（ドライシロップ剤は除く） ・カプセル剤（咽頭や食道に残留しやすい） ・粉砕した錠剤（味・におい・刺激の強い薬が多い）	・混ぜやすい剤形 ・味・におい・刺激が少ない薬 ・適する剤形がなく、粉砕可能で味、におい等がなければ錠剤粉砕も可能
③オブラートで包んで服用	・錠剤 ・細粒剤、散剤	・水剤 ・シロップ剤（ドライシロップ剤は除く）	・包みやすい剤形 ・かさの少ない薬（多いと包みにくい）
④食事、デザートに混ぜて服用	・薬の苦み、味・ざらつき等により拒食となる可能性があるため、推奨できる剤形はない ・薬を食事に混ぜることは避ける	・すべての剤形 ・粉砕した錠剤（味・におい・刺激の強い薬が多い）、散剤	・味やにおいがマスクされている薬
⑤簡易懸濁してとろみをつけて服薬（薬を水で懸濁後にとろみをつける）	・口腔内崩壊錠 ・速崩壊錠	・簡易懸濁法不適の薬 ・水で懸濁後にとろみ剤を使用してもとろみが付かない薬がある ・簡易懸濁可でも味・におい・刺激のある薬	・簡易懸濁法の可能な錠剤 ・味やにおいがマスクされている薬

資料②「薬をより飲みやすくするための対策」も参照

※1 同一成分の錠剤でも、製品ごとに大きさやシートが異なり、扱いやすさに影響する。
※2 OD錠、速崩壊錠については、とろみ剤で崩壊せず便にそのまま出てきた報告もある（第1章22頁コラム参照）。

資料② 【薬をより飲みやすくするための対策】

1. 服用回数が多い場合
   - 対策 ：服用時間を集中させる（例：介助しやすい時間など）
     服用回数を減らすため、徐放錠の選択、1日1回の薬への変更
   - 注意点：服用のタイミングが薬効に影響する薬に注意

2. 服用薬剤数・錠数が多い場合
   - 対策 ：ポリファーマシー対策
     外用剤への変更（誤嚥のリスクを減らす）
     口腔内崩壊錠への変更（口腔内に残留しても唾液で崩壊して飲み込めるため潰瘍等を起こしにくくなる）
     配合薬への変更（錠数を減らす）
     含有量の多い規格や同効薬への変更（錠数を減らす）

3. 薬剤性嚥下障害
   - 対策 ：原因薬剤（8～9頁参照）の中止・変更を検討
   - 注意点：錠剤を粉砕して飲ませるのではなく、嚥下機能を低下させる薬剤がないかを先に確認する

4. 介護者の手間や労力の軽減
   - 対策 ：一包化調剤の依頼（症状により調節する薬は別にする）

資料③ 【胃瘻・経鼻胃管から投与する際のアルゴリズム】

看護師・介護者： 胃瘻・経鼻胃管からの薬の投与 ➡ 薬剤師との連携

薬剤師： 経管投与の方法を検討

	推奨する剤形	推奨しない剤形	投与可能な剤形の条件
粉砕法※	・推奨しない（錠剤粉砕の問題点、第2章62頁参照）	・疎水性の散剤、細粒剤、カプセル充塡薬 ・粘稠度の高い水剤 ・錠剤粉砕は可能な限り避ける	簡易懸濁法が不適で、粉砕しても安定性等に問題が生じない錠剤
簡易懸濁法	・口腔内崩壊錠 ・10分以内に崩壊懸濁する錠剤 ・疎水性でない散剤 ・扱いやすい（つまみやすい、開けやすい等）薬	・チューブ閉塞の危険性がある薬 ・疎水性の散剤、細粒剤、カプセル充塡薬 ・粘稠度の高い水剤	・お湯で10分以内に懸濁する錠剤 ・チューブを通過する薬

→ 資料④「簡易懸濁法の適否アルゴリズム」も参照

※ 錠剤をつぶす、脱カプセルする場合のみならず、散剤や細粒剤、水剤などの投与も含む。

資料④ 【簡易懸濁法の適否アルゴリズム】

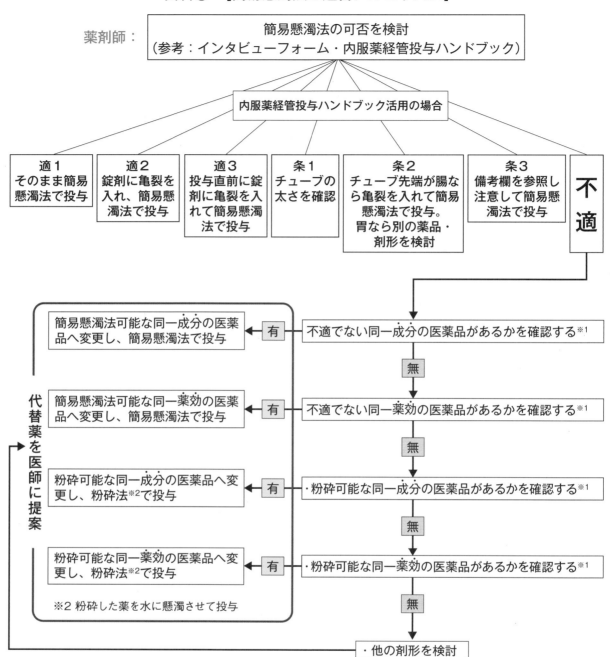

※1 参考：内服薬経管投与ハンドブックの薬効分類順一覧

【薬がスムーズに服用できない際の多職種連携】

薬がスムーズに飲めない状況から原因を4つに分類し、
連携する職種を示すアルゴリズムです。

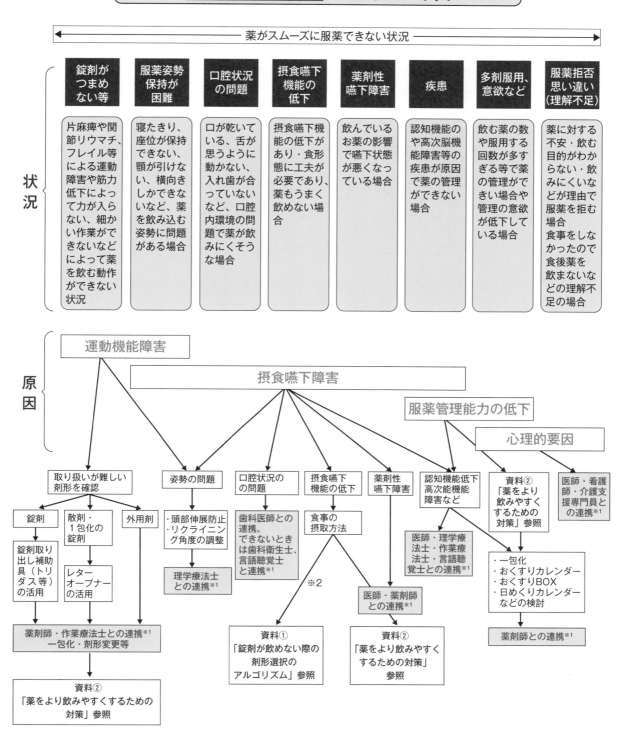

←────────── 薬がスムーズに服薬できない状況 ──────────→

状況

錠剤がつまめない等	服薬姿勢保持が困難	口腔状況の問題	摂食嚥下機能の低下	薬剤性嚥下障害	疾患	多剤服用、意欲など	服薬拒否思い違い（理解不足）
片麻痺や関節リウマチ、フレイル等による運動障害や筋力低下によって力が入らない、細かい作業ができないなどによって薬を飲む動作ができない状況	寝たきり、座位が保持できない、顎が引けない、横向きしかできないなど、薬を飲み込む姿勢に問題がある場合	口が乾いている、舌が思うように動かない、入れ歯が合っていないなど、口腔内環境の問題で薬が飲みにくそうな場合	摂食嚥下機能の低下があり・食形態に工夫が必要であり、薬もうまく飲めない場合	飲んでいるお薬の影響で嚥下状態が悪くなっている場合	認知機能のや高次脳機能障害等の疾患が原因で薬の管理ができない場合	飲む薬の数や服用する回数が多すぎる等で薬の管理ができない場合や管理の意欲が低下している場合	薬に対する不安・飲む目的がわからない・飲みにくいなどが理由で服薬を拒む場合／食事をしなかったので食後薬を飲まないなどの理解不足の場合

原因

- 運動機能障害
- 摂食嚥下障害
- 服薬管理能力の低下
- 心理的要因

取り扱いが難しい剤形を確認
- 錠剤 → 錠剤取り出し補助具（トリダス等）の活用
- 散剤・1包化の錠剤 → レターオープナーの活用
- 外用剤

→ 薬剤師・作業療法士との連携[※1]　一包化・剤形変更等
→ 資料②「薬をより飲みやすくするための対策」参照

姿勢の問題
・頭部伸展防止
・リクライニング角度の調整
→ 理学療法士との連携[※1]

口腔状況のの問題
歯科医師との連携。できないときは歯科衛生士、言語聴覚士と連携[※1]

摂食嚥下機能の低下
食事の摂取方法
※2
→ 資料①「錠剤が飲めない際の剤形選択のアルゴリズム」参照
→ 資料②「薬をより飲みやすくするための対策」参照

薬剤性嚥下障害
→ 医師・薬剤師との連携[※1]

認知機能低下高次能機能障害など
→ 医師・理学療法士・作業療法士・言語聴覚士との連携[※1]

資料②「薬をより飲みやすくするための対策」参照
・一包化
・おくすりカレンダー
・おくすりBOX
・日めくりカレンダーなどの検討
→ 薬剤師との連携[※1]

医師・看護師・介護支援専門員との連携[※1]

※1　多職種連携一覧（10頁）を参照し、各職種に相談する
※2　食事と薬の嚥下状況が異なるときは、嚥下機能再評価

【摂食嚥下障害の原因となる薬剤－1】

薬剤	代表的製品例	摂食嚥下に関連する主な副作用	主に影響する嚥下5期
抗精神病薬（定型）	クロルプロマジン塩酸塩（コントミン、ウインタミン） レボメプロマジン（レボトミン、ヒルナミン） フルフェナジン（フルメタジン、フルデカシン） プロクロルペラジン（ノバミン） ペルフェナジン（PZC） ハロペリドール（セレネース） スピペロン（スピロピタン） チミペロン（トロペロン） スルピリド（ドグマチール） チアプリド塩酸塩（グラマリール）など	・過鎮静（精神活動の低下） ・ドパミン抑制⇒サブスタンスPの低下 　⇒咳-嚥下反射の低下[*1] ・錐体外路症状[*2]（誤嚥のリスク） ・唾液分泌の低下・口腔内乾燥（抗コリン作用[*3]）	先行期～咽頭期
抗精神病薬（非定型）	リスペリドール（リスパダール） パリペリドン（インヴィガ） オランザピン（ジプレキサ） クエチアピンフマル酸塩（セロクエル） アリピプラゾール（エビリファイ） ブロナンセリン（エビリファイ）など	・過鎮静（精神活動の低下） ・ドパミン抑制⇒サブスタンスPの低下 　⇒咳-嚥下反射の低下[*1] ・錐体外路症状[*2]（誤嚥のリスク） ・唾液分泌の低下・口腔内乾燥（抗コリン作用[*3]）	先行期～咽頭期
抗うつ薬（三環系、四環系）	アミトリプチリン（トリプタノール） クロミプラミン（アナフラニール） イミプラミン（トフラニール） ミアンセリン（テトラミド）など	・唾液分泌の低下（抗コリン作用[*3]） ・過鎮静・眠気（抗ヒスタミン作用）	先行期～口腔期
抗不安薬・睡眠薬（特にベンゾジアゼピン系）	エチゾラム（デパス） ジアゼパム（セルシン） ブチゾラム（レンドルミン） ニトラゼパム（ベンザリン・ネルボン） フルニトラゼパム（サイレース）など	・嚥下関連筋の弛緩 ・唾液分泌の低下・口腔内乾燥（抗コリン作用[*3]）	先行期～咽頭期
制吐薬・消化性潰瘍薬	ドンペリドン（ナウゼリン） メトクロプラミド（プリンペラン） スルピリド（ドグマチール）など	・錐体外路症状[*2]	準備期～口腔期
中枢性筋弛緩薬	バクロフェン（ギャバロン）など	・嚥下関連筋の弛緩 ・舌の運動障害 ・唾液分泌の低下・口腔内乾燥（抗コリン作用[*3]）	準備期～口腔期

【摂食嚥下障害の原因となる薬剤－2】

薬剤	代表的製品例	摂食嚥下に関連する主な副作用	主に影響する嚥下5期
抗パーキンソン薬	ビペリデン（アキネトン） トリヘキシフェニジル（アーテン） セレギリン塩酸塩（エフピー） カベルゴリン（カバサール） タリペキソール塩酸塩（ドミン） ブロモクリプチンメシル酸塩（パーロデル） プラミペキソール塩酸塩水和物（ビ・シフロール） ペルゴリドメシル酸（ペルマックス） ロピニロール塩酸塩（レキップ）など	・唾液分泌の低下・口腔内乾燥（抗コリン作用[※3]） ・口唇ジスキネジア	準備期～口腔期
鎮痙薬（抗コリン薬[※3]）	ピペリドレート（ダクチル） ブチルスコポラミン（ブスコパン） チキジウム（チアトン） ロートエキス（ロートエキス）など	・唾液分泌障害	準備期～口腔期
抗ヒスタミン薬・鼻炎薬、総合感冒薬、利尿薬、抗不整脈薬、過活動暴行治療薬、吸入抗コリン薬等	抗ヒスタミン薬、鼻炎薬（アタラックス、ポララミン） 総合感冒薬（PL顆粒） 利尿薬（スピロノラクトン、フロセミド） 抗不整脈薬（リスモダン、シベノール） 過活動膀胱治療薬（ベシケア、ステーブラ、バップフォー） 吸入抗コリン薬（スピリーバ）など	・口腔内乾燥 ・覚醒レベルの低下 ・抗コリン作用	先行期～口腔期
ステロイド薬	プレドニゾロン錠（プレドニン） ベタメタゾン（ベタメタゾン） メチルプレドニゾロン（メドロール） ベタメタゾン（リンデロン） トリアムシノロン（レダコート） デキサメサゾン（レナデックス、レブラミド）など	・ミオパチー[※4]	準備期、咽頭期
抗がん剤	ほぼすべての飲み薬	・味覚障害 ・口腔内乾燥 ・易感染症	先行期～口腔期

【薬の副作用と摂食嚥下障害】

※1　ドパミン抑制とサブスタンスP
　　　サブスタンスPは咳-嚥下反射を誘発し、ドパミンがドパミン受容体に結合するときに咽頭に放出される。ドパミン抑制薬によりサブスタンスPの濃度が低下すると、咳-嚥下反射が低下する。

※2　錐体外路症状
　　　自分の意志の通りにならない不随意運動症状の総称。嚥下障害に関連する以下のような症状がある。
　①アカシジア（静座不能）
　　じっとしていられない、そわそわと歩き回る。食事中も座っていられずに食事を口に入れたまま動き回り、誤嚥等のリスクが強まる。
　②パーキンソン症状（動作が遅くなる）
　　四肢の筋肉の硬直や手指の振戦、流涎などの症状。食べ物を口までスムーズに運べない、口を開けるのに時間がかかる、咀嚼できない、舌が上手に動かず食事を咽頭に送り込めない、口腔内に食物がたまり誤嚥や窒息につながる。
　③ジストニア（筋肉が突っ張る）
　　筋肉の異常緊張の持続。顎や口の筋肉で起こると、モノがうまくかめない、口が開かない、閉じられない、唇や舌が無意識に動くなどが生じて、食塊が形成できず食物を咽頭に送り込めなくなる。頸部後屈により、上を向いて嚥下することになり、誤嚥のリスクが高まる。
　④ジスキネジア（筋肉の動きが止まらない）
　　顔面、口、舌、顎、四肢などに出現する不随意運動の総称。口唇ジスキネジアは、口をもぐもぐさせる動きや舌を突出させる。食物を取り込めない、咀嚼や嚥下が困難になり丸のみする。

※3　抗コリン薬、抗コリン作用
　　　抗コリン薬は、副交感神経を亢進させるアセチルコリンを抑え、消化管の運動亢進に伴う痛みや下痢などを抑える薬。アセチルコリンの働きを抑えることで、摂食嚥下や食欲に関連する副作用としては唾液分泌抑制、口喝、便秘、吐き気、食欲不振などがある。抗コリン作用を示す薬もたくさんある。

※4　ステロイドミオパチー
　　　骨格筋の萎縮を原因とする筋力の低下。

【多職種連携一覧】

職種	役割	ポイント
医師・歯科医師	・ポリファーマシーに留意し、処方薬剤を見直す。 ・服薬時の姿勢、嚥下機能を考慮し、服薬方法を指示する。 ・入所前の服薬方法、食形態等を考慮し、適切な服薬方法を指示する。 ・定期的に処方や服薬方法を見直す。 ・口腔内を観察する。 ・嚥下造影検査、嚥下内視鏡検査等を行い、嚥下機能を評価する。 ・義歯、舌接触補助床（特殊な義歯）を作成する。（歯科医師）	・処方見直し：適切な薬剤（剤形選択を含む）を提案する。 ・6剤以上内服している場合には薬物有害事象が多いことに留意する。 ・特に薬剤性の嚥下障害・口腔乾燥に留意する。 ・必ずしも義歯が有効とは限らない。 ・定期的に、服薬や嚥下状況を服薬介助者に確認する。
歯科衛生士	・口腔内を観察し、衛生状態の確認、口腔ケアの推奨、保湿剤使用などを推奨する。 ・嚥下機能を評価する。 ・薬剤の残留を認めた場合には、歯科医師の診察を求める。	・薬剤の口腔内への残留、それによる潰瘍形成の有無などにも留意する。
看護師	・口腔内を観察し、衛生状態の確認、口腔ケアの推奨、保湿剤使用などを推奨する。 ・嚥下機能を評価する。 ・薬包紙の開封や、錠剤がシートから出せるかを確認する。 ・服薬時の姿勢を助言する。 ・服薬状況を確認する。 ・評価を基に、服薬方法やとろみの必要性等について医師・歯科医師に相談する。	・服薬に難渋している薬剤がある場合は、医師、歯科医師、薬剤師に相談する。 ・飲みにくさなど患者からも状況を聴取し確認する。 ・6剤以上内服している場合には薬物有害事象が多いことに留意する。 ・特に薬剤性の嚥下障害・口腔乾燥に留意する。 ・服薬時の誤嚥や口腔内残留などに留意する。 ・肺雑音の聴診。
薬剤師	・服薬方法を介護者等に確認する。 ・服薬状況や口腔内残留に関して、定期的に情報収集する。 ・嚥下機能に応じて、剤形変更や薬剤変更等処方提案を行う。 ・薬剤に起因する嚥下障害や口腔乾燥等が生じていないか確認し、必要に応じ薬剤変更や中止を提案する。 ・処方適正化スクリーニングツールを参考に処方適正化を図る。※参考文献 ・とろみ剤を使用している際の剤形に注意する。	・普通錠➡口腔内崩壊錠・散剤・水剤・貼付剤など適切な薬剤への変更を検討する。 ・同効果が期待できれば、口腔内崩壊錠がある他の成分への変更を提案する。 　　例：ニフェジピン➡アムロジピン ・嚥下機能を改善することが期待できる薬剤への変更を提案する。 　　例：ACE阻害薬（高血圧）、L-DOPA製剤（パーキンソン病） ※参考文献　高齢者の安全な薬物療法ガイドライン、高齢者の医薬品適正使用の指針 ・簡易懸濁法を考慮する。 ・粉砕の場合は、局所麻酔作用・苦味・徐放性などの問題で不向きなものを除外し、代替薬を提案する。 ・とろみ剤に包んで服薬している場合、薬が崩壊せずに排便されていないかを介護者に確認する（第1章22頁コラム参照）。
管理栄養士	・とろみの濃度や食形態が嚥下機能に合っているかを確認する。 ・服薬を可能にするとろみ剤やゼリー剤を提案する。 ・とろみ濃度を調整する際に個人差が出ないように、手技をマニュアル化する。 ・キサンタンガム系のとろみ剤を使用している場合には、薬剤師に相談する。	・日本摂食嚥下リハビリテーション学会の学会分類2013（とろみ）を参照する。 ・とろみ剤と相互作用がある薬剤があることに留意する。

職種	役割	ポイント
言語聴覚士	・口腔内を観察し、衛生状態の確認、口腔ケアの推奨、保湿剤使用などを推奨する。 ・嚥下機能を評価する。 ・呼吸機能、咳嗽力を評価する。 ・服薬状況を確認する。 ・服薬時の姿勢を評価し助言する。	・飲みにくさなど患者からも状況を聴取し確認する。 ・機能低下があれば、呼吸機能訓練、咳嗽訓練等を検討する。
理学療法士 作業療法士	・認知機能、上肢の機能を評価する。 ・座位の安定性、服薬時の姿勢を評価する。 ・呼吸機能、咳嗽力を評価する。	・薬包紙の開封や、錠剤がシートから出せるかを確認する（患者から状況を聴取する）。 ・薬をうまく口に運べているかを確認する。 ・機能低下があれば、呼吸機能訓練、咳嗽訓練等を検討する。
介護福祉士 ケアワーカー・ ヘルパー等	・食事の状況を確認する。 ・対象者が自分で服薬できているかを確認する。 ・介護者の状況から服薬時間が適切かどうかを確認する。 ・自分で服薬できるように、薬剤の配置等の環境を整える。 ・服薬状況を確認する。	・むせの有無、飲み込み、食事の時間やペース等を確認する。 ・薬包紙の開封や、錠剤がシートから出せるかを確認する（患者から状況を聴取する）。 ・薬をうまく口に運べているかを確認する。 ・飲みにくさなど患者からも状況を聴取し確認する。 ・服薬時の誤嚥や口腔内残留などに留意する。
MSW 医療相談員 ケアマネジャー 等	・薬剤情報関連共有シート「お薬飲み方情報共有シート」を入手する。 ・入所前の服薬状況を確認する。 ・最新の嚥下能力評価情報を確認する。	・内服方法、食事形態、嚥下状況、介助の必要性などを確認する。 ・入所相談の段階から、服薬困難に関する情報を確認する。

【施設入所時内服嚥下関連シート】

内服・嚥下関連情報シート（医療機関・在宅⇒施設）　　　　記入日：　　　年　　月　　日

QRコード	利用者情報	フリガナ	性　別	生　年　月　日
			□ 男性　　□ 女性	□ 明治　□ 平成　（　　　　歳） □ 大正　□ 令和 □ 昭和　　　　年　月　日

【疾患名(既往歴含む)】

【嚥下機能評価】　　□ 実施済み　□ 未実施　　※「実施済み」の場合は以下①～②に回答してください

①評価の種類　　□ 改訂水飲みテスト　　□ 反復唾液嚥下テスト　　□ フードテスト　　⇒結果は下記の記入欄へ

　　　　　　　　□ 嚥下造影検査［VF］（ 実施日：　　月　　日 ）

　　　　　　　　□ 嚥下内視鏡検査［VE］（ 実施日：　　月　　日 ）

評価の結果（記入）

②嚥下機能 障害　　□ あり　　　□ なし　　　※「あり」の場合は以下の項目に回答（複数回答可）

□ 摂食嚥下障害の臨床的重症度

　□ 7:正常範囲　　□ 6:軽度問題　　□ 5:口腔問題　　□ 4:機会誤嚥　　□ 3:水分誤嚥　　□ 2:食物誤嚥　　□ 1:唾液誤嚥

③食事の状況

□ FOIS:Functional Oral Intake Scale

　□ 1:経口摂取無し　　□ 2:経管栄養とわずかな食事　　□ 3:経管栄養と均一な物性の食事（ゼリー食やペースト食）の併用

　□ 4:均一な物性の食事（経管栄養なし）　　□ 5:さまざまな物性の食事を経口摂取しているが特別な準備が必要（キザミ食など）

　□ 6:特別な準備は不要だが特定の食品の制限がある（軟菜食など）　　□ 7:常食の経口摂取（制限なし）

□ FILS:Food Intake LEVEL Scale

□ 経口摂取無し
　□ 1:嚥下訓練を行っていない
　□ 2:食物を用いない嚥下訓練を行っている
　□ 3:ごく少量の食物を用いて嚥下訓練を行っている

□ 経口摂取と代替栄養
　□ 4:1食分以下の嚥下食を経口摂取を行っているが代替栄養が主体
　□ 5:1～2食分の嚥下食を経口摂取しているが代替栄養も行っている
　□ 6:3食の嚥下食経口摂取が主体で不足分の代替栄養を行っている

□ 経口摂取のみ
　□ 7:3食の嚥下食を経口摂取している
　□ 8:特別食べにくいものを除いて3食経口摂取している
　□ 9:食物の制限はなく3食経口摂取している

④食事の形態　　□ 経鼻経管栄養, 胃ろう・腸ろう　　□ ゼリー食　　　□ ペースト・ミキサー食
　　　　　　　　□ 歯茎で押しつぶせるかたさ　　□ 舌で押しつぶせるかたさ　　□ 軟菜食　　□ 普通食

平均摂取量（主食/副食）　記入欄

【身体・精神機能】

①姿勢　　　□ 座位保持可（安定している）　　□ 座位保持可（ポジショニングピロー等を使用して安定する）

　　　　　　□ 臥床（ベッド上座位含む）

②障害高齢者の日常生活自立度

　□ 生活自立:ランクJ（障害はあるが生活に支障はない）

　　□ J-1（交通機関等を利用して外出する）　　□ J-2(隣近所なら外出する)

嚥下機能関連情報

内服・嚥下関連情報シート（医療機関・在宅⇒施設）　　記入日：　　年　　月　　日

嚥下機能関連情報

□ 準寝たきり:ランクA(屋内での生活はほぼ自立だが介助なしで外出しない

□ A-1(介助により外出し日中はほぼベッドから離れている)　　□ A-2(外出の頻度は少なく日中は寝たり起きたりの生活)

□ 寝たきり:ランクB(屋内での生活は何らかの介助を要し、日中もベット上での生活が主体であるが、座位を保つ)

□ B-1(車いすに乗車し、食事や排せつはベッドから離れて行う)　　□ B-2(介助により車いすに移乗する)

□ 寝たきり:ランクC(1日中ベット上で過ごし、排泄、食事、着替において介助を要する)

□ C-1(自力で寝返りをうつ)　　□ C-2(自力で寝返りもうたない)

③認知症高齢者の日常生活自立度

□ ランクⅠ(何らかの認知症を有するが日常生活や社会生活は自立)

□ ランクⅡ(日常生活に支障をきたすような症状・行動や意思の疎通の困難さがみられても誰かが注意していれば自立できる)

□ Ⅱa(家庭外でランクⅡの状態:頻回に道に迷う,買い物に事務、金銭管理 などそれまでできたことにミスが目立つ)

□ Ⅱb(家庭内でランクⅡの状態:服薬管理ができない、電話の応対や訪問者との 対応など一人で留守番ができない等)

□ ランクⅢ(日常生活に支障を来たすような症状・行動や意思疎通の困難さが見られ、介護を必要とする)

□ Ⅲa(日中を中心にランクⅢの状態:着替えや食事等に時間がかかる、物を集める、徘徊、失禁、不潔行為、火の不始末等)

□ Ⅲb(夜間を中心にランクⅢの状態:着替えや食事等に時間がかかる、物を集める、徘徊、失禁、不潔行為、火の不始末等)

□ ランクⅣ(日常生活に支障を来たすような症状・行動や意思疎通の困難さが頻繁に見られ、常に介護を必要とする)

□ ランクM(著しい精神症状や問題行動あるいは重篤な身体疾患が見られ、専門医療を必要とする)

④認知機能評価

□ DASC-21	/21 点	□ HDS-R	/30 点
□ MMSE	/30 点	□ その他	

④内服拒否　□ あり　□ なし

内服関連情報

【内服薬】

①内服介助の有無　□ あり　□ なし　**※「あり」の場合は以下の項目に回答（複数回答可）**

□ 見守り　□ 薬袋開封介助　□ 薬を口腔内に入れる介助　□ 嚥下の確認　□ 注入

②内服薬の管理　□ 自己管理　□ 施設で管理　□ 一部自己管理　（記入:　　　　）

③内服薬の一包化の有無　□ あり　□ なし

④ 内服薬の種類・飲み方

	〚薬剤名（記入）〛	〚投与方法〛	〚種類〛	【投与時間】	【数/回/日(記入)】
a.		□ 水で服用 □ ゼリーやトロミ剤に包む □ 食事に混ぜる □ 簡易懸濁後にトロミをつける □ オブラートに包む □ 簡易懸濁後に注入 □ 粉砕して注入	□ 散剤・顆粒剤 □ 錠剤・カプセル □ 液状	□ 起床時　□ 食前 □ 朝　□ 食後 □ 昼　□ 食事と食事の間 □ 夜 □ 寝る前　□ その他	1回___錠 1日___回 ____日分
b.		□ 水で服用 □ ゼリーやトロミ剤に包む □ 食事に混ぜる □ 簡易懸濁後にトロミをつける □ オブラートに包む □ 簡易懸濁後に注入 □ 粉砕して注入	□ 散剤・顆粒剤 □ 錠剤・カプセル □ 液状	□ 起床時　□ 食前 □ 朝　□ 食後 □ 昼　□ 食事と食事の間 □ 夜 □ 寝る前　□ その他	1回___錠 1日___回 ____日分

内服・嚥下関連情報シート（医療機関・在宅⇒施設）　　　　　記入日：　　　年　　月　　日

	［薬剤名（記入）］	［投与方法］	［種類］	【投与時間】	【数／回／日（記入）】
c.		□ 水で服用 □ ゼリーやトロミ剤に包む □ 食事に混ぜる □ 簡易懸濁後にトロミをつける □ オブラートに包む □ 簡易懸濁後に注入 □ 粉砕して注入	□ 散剤・顆粒剤 □ 錠剤・カプセル □ 液状	□ 起床時　□ 食前 □ 朝　　　□ 食後 □ 昼　　　□ 食事と 　　　　　　食事の □ 夜　　　　間 □ 寝る前　□ その他	1回＿＿錠 1日＿＿回 ＿＿＿日分
d.		□ 水で服用 □ ゼリーやトロミ剤に包む □ 食事に混ぜる □ 簡易懸濁後にトロミをつける □ オブラートに包む □ 簡易懸濁後に注入 □ 粉砕して注入	□ 散剤・顆粒剤 □ 錠剤・カプセル □ 液状	□ 起床時　□ 食前 □ 朝　　　□ 食後 □ 昼　　　□ 食事と 　　　　　　食事の □ 夜　　　　間 □ 寝る前　□ その他	1回＿＿錠 1日＿＿回 ＿＿＿日分
e.		□ 水で服用 □ ゼリーやトロミ剤に包む □ 食事に混ぜる □ 簡易懸濁後にトロミをつける □ オブラートに包む □ 簡易懸濁後に注入 □ 粉砕して注入	□ 散剤・顆粒剤 □ 錠剤・カプセル □ 液状	□ 起床時　□ 食前 □ 朝　　　□ 食後 □ 昼　　　□ 食事と 　　　　　　食事の □ 夜　　　　間 □ 寝る前　□ その他	1回＿＿錠 1日＿＿回 ＿＿＿日分
f.		□ 水で服用 □ ゼリーやトロミ剤に包む □ 食事に混ぜる □ 簡易懸濁後にトロミをつける □ オブラートに包む □ 簡易懸濁後に注入 □ 粉砕して注入	□ 散剤・顆粒剤 □ 錠剤・カプセル □ 液状	□ 起床時　□ 食前 □ 朝　　　□ 食後 □ 昼　　　□ 食事と 　　　　　　食事の □ 夜　　　　間 □ 寝る前　□ その他	1回＿＿錠 1日＿＿回 ＿＿＿日分
g.		□ 水で服用 □ ゼリーやトロミ剤に包む □ 食事に混ぜる □ 簡易懸濁後にトロミをつける □ オブラートに包む □ 簡易懸濁後に注入 □ 粉砕して注入	□ 散剤・顆粒剤 □ 錠剤・カプセル □ 液状	□ 起床時　□ 食前 □ 朝　　　□ 食後 □ 昼　　　□ 食事と 　　　　　　食事の □ 夜　　　　間 □ 寝る前　□ その他	1回＿＿錠 1日＿＿回 ＿＿＿日分
h.		□ 水で服用 □ ゼリーやトロミ剤に包む □ 食事に混ぜる □ 簡易懸濁後にトロミをつける □ オブラートに包む □ 簡易懸濁後に注入 □ 粉砕して注入	□ 散剤・顆粒剤 □ 錠剤・カプセル □ 液状	□ 起床時　□ 食前 □ 朝　　　□ 食後 □ 昼　　　□ 食事と 　　　　　　食事の □ 夜　　　　間 □ 寝る前　□ その他	1回＿＿錠 1日＿＿回 ＿＿＿日分

内服関連情報

その他

【施設退所時内服薬嚥下関連シート】

内服・嚥下関連情報シート（施設・在宅⇒医療機関）　　　　　記入日：　　年　　月　　日

QRコード	利用者情報	フリガナ	性　別	生　年　月　日
		‑‑‑‑‑‑‑‑‑‑‑‑‑‑‑‑‑‑‑‑‑	□ 男 性 □ 女 性	□　明治　□　平成　（　　　　　歳） □　大正　□　令和 □　昭和　　　　　　年　　月　　日

【疾患名】

【内服薬】

①内服介助の有無　□ あり　　　□ なし　　※「あり」の場合は以下の項目に回答（複数回答可）

　　□ 見守り　　□ 薬袋開封介助　　□ 薬を口腔内に入れる介助　　□ 嚥下の確認　　□ 注入

②内服薬の管理　□ 自己管理　　　□ 一部自己管理　　　□ 施設で管理

　　　　　自己管理の薬剤名

③内服薬の一包化の有無　　　□ あり　　□ なし

④ 内服薬の種類・飲み方

内服関連情報

投与方法1	□ 水で服用 □ ゼリーやトロミ剤に包む □ 食事に混ぜる □ 簡易懸濁後にトロミをつける □ オブラートに包む □ 簡易懸濁後に注入	（複数の薬剤名を記載）
投与方法2	□ 水で服用 □ ゼリーやトロミ剤に包む □ 食事に混ぜる □ 簡易懸濁後にトロミをつける □ オブラートに包む □ 簡易懸濁後に注入	（複数の薬剤名を記載）
投与方法3	□ 水で服用 □ ゼリーやトロミ剤に包む □ 食事に混ぜる □ 簡易懸濁後にトロミをつける □ オブラートに包む □ 簡易懸濁後に注入	（複数の薬剤名を記載）

その他

第1章

食事状況から導く薬の剤形（アルゴリズム）

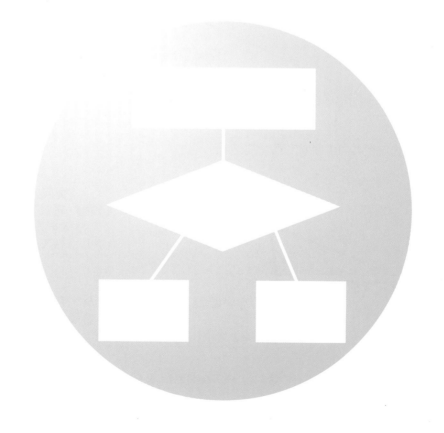

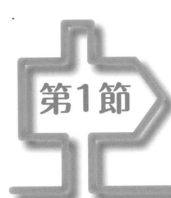

摂食嚥下機能低下時の投与方法選択のアルゴリズムの使い方

第1節

① 食事を、口からとっているか、管から投与しているか

　食事状況から薬の飲み方を導くには、まずは栄養摂取の方法を確認する必要がある。口から摂取しているか、チューブから投与しているか、またはその両方の場合もある。チューブから摂取する場合、介護施設においては栄養摂取で経鼻胃管を使用しているケースは少ないため、本章では「胃瘻」と表記する。経鼻胃管や腸瘻を使用しているケースは「胃瘻」に置き換えて参照されたい。

● 図表1　摂食嚥下機能低下時の服薬に関するアルゴリズム ●

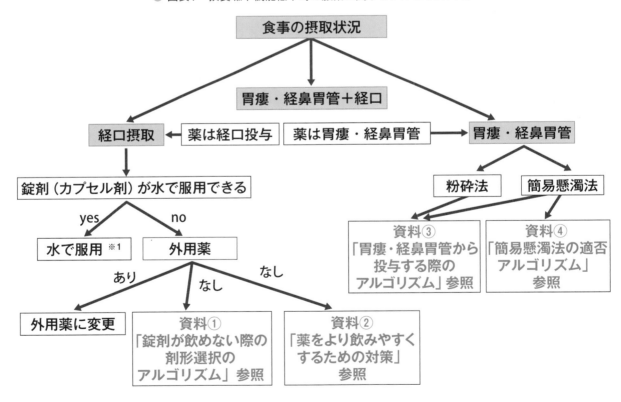

※1 栄養摂取が経管投与だけの場合は、嚥下機能再評価も検討。

（1）経口摂取：食事を口からとっている場合

錠剤を水でスムーズに飲めるかどうかを確認する。

錠剤が水でスムーズに飲める

- yes ➡ 「錠剤が飲めない際の剤形選択のアルゴリズム」
  第1章第2節の図表1の①を参照
  注意：定期的に嚥下機能を再評価する
- no ➡ 外用剤の有無を確認する

外用薬がある

- yes ➡ できるだけ外用剤に変更
- no ➡ 「錠剤が飲めない際の剤形選択のアルゴリズム」
  第1章第2節の図表1の②〜⑤を参照

（2）胃瘻：食事をチューブから投与している場合

　食事をチューブから投与している場合、薬もチューブから投与するケースがほとんどだろう。その場合、簡易懸濁法か粉砕法かで選択する薬が変わる（図表2）。特に専門的な知識が必要になるため、薬剤師への相談が必須となる。詳細は、第1章第3節を参照されたい。

● 図表2　薬をチューブから投与する方法 ●

薬の投与方法	
簡易懸濁法	錠剤やカプセルを粉砕・開封せず、そのままお湯に入れ崩壊懸濁させたあと経管投与する方法
粉砕法	錠剤をつぶしたりカプセルを開封する方法

日本服薬支援研究会ホームページ（http://fukuyakushien.umin.jp/about/index.html）参照

（3）経口摂取＋胃瘻

　水のようにさらさらとしたものと、薬のように固い固形のものを同時に飲み込むことは至難の業である。食事であれば口からとれるが、薬はうまく飲み込めず誤嚥のリスクが高い場合には、胃瘻から投与することがある。反対に薬は口から飲めるが、食事のように大量になると口から食べ切ることができないため、栄養は胃瘻から投与する場合もある。それぞれ該当するほうのアルゴリズムに進んでもらいたい。

〈鈴木 慶介〉

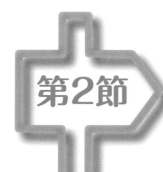

第2節　食事状況に合わせた最適な剤形（経口投与の場合）

1 「錠剤が飲めない際の剤形選択のアルゴリズム」の使い方（図表1）

● 図表1　錠剤が飲めない際の剤形選択のアルゴリズム ●

	推奨する剤形	避けるべき剤形	服用可能な剤形の条件
①水で服薬	・錠剤（他剤形よりも取り扱いが容易） ・錠剤の中でも、できるだけ扱いやすい（つまみやすい、開けやすい）薬を選択する※1	・カプセル剤（咽頭や食道に残留しやすい） ・粉砕した錠剤（味・におい・刺激の強い薬が多い）	すべての剤形
②とろみ水を使用して服用	・錠剤（粉砕はしない） ・口腔内崩壊錠（味やにおい等の心配が少ない）※2 ・速崩壊錠（味やにおい等の心配が少ない）※2 ・細粒剤	・水剤 ・シロップ剤（ドライシロップ剤は除く） ・カプセル剤（咽頭や食道に残留しやすい） ・粉砕した錠剤（味・におい・刺激の強い薬が多い）	・混ぜやすい剤形 ・味・におい・刺激が少ない薬 ・適する剤形がなく、粉砕可能で味、におい等がなければ錠剤粉砕も可能
③オブラートで包んで服用	・錠剤 ・細粒剤、散剤	・水剤 ・シロップ剤（ドライシロップ剤は除く）	・包みやすい剤形 ・かさの少ない薬（多いと包みにくい）
④食事、デザートに混ぜて服用	・薬の苦み、味・ざらつき等により拒食となる可能性があるため、推奨できる剤形はない ・薬を食事に混ぜることは避ける	・すべての剤形 ・粉砕した錠剤（味・におい・刺激の強い薬が多い）、散剤	・味やにおいがマスクされている薬
⑤簡易懸濁してとろみをつけて服薬（薬を水で懸濁後にとろみをつける）	・口腔内崩壊錠 ・速崩壊錠	・簡易懸濁法不適の薬 ・水で懸濁後にとろみ剤を使用してもとろみが付かない薬がある ・簡易懸濁可でも味・におい・刺激のある薬	・簡易懸濁法の可能な錠剤 ・味やにおいがマスクされている薬

資料②「薬をより飲みやすくするための対策」も参照

※1　同一成分の錠剤でも、製品ごとに大きさやシートが異なり、扱いやすさに影響する。
※2　OD錠、速崩壊錠については、とろみ剤で崩壊せず便にそのまま出てきた報告もある（第1章22頁コラム参照）。

（1）水で服薬する

すべての剤形が服薬可能である。

①推奨する剤形

　錠剤は、数多くある剤形の中でも取り扱いやすく、保管性や携帯性にも優れている。錠剤の大きさは、小さいほど飲み込みやすいがつまみにくく、大きいほど飲み込みにくいがつまみやすい。特に、手指障害があったり、片麻痺がある場合、加齢により巧緻性が低下した場合など、小さな錠剤は取り扱いが難しくなる。患者の状況を把握して、できるだけ、つまみやすい、開けやすい、飲み込みやすい薬を選択する。

②避けるべき剤形

　ぬれた手でカプセル剤をつまんで、カプセルが指に張り付いた経験はないだろうか。咽頭や食道でも同様のことが起こり、粘膜に張り付いて炎症や潰瘍を起こすことがある。原因は、薬を飲む際に十分な水を摂取しないことや、横になったまま薬を飲むことなどが挙げられる。複数の薬を同時に飲む場合には特に注意が必要である。カプセル剤は、咽頭や食道に張り付きやすいためなるべく避けるべきである。

　錠剤の成分には耐えがたい苦みやにおい、刺激があることも多く、錠剤の周囲をフィルムで巻いて味を隠し、飲みやすくしている錠剤もある。このような薬を粉砕したり脱カプセルすると、不快なにおいや強い苦みが出たり、粘膜を刺激し痛みや麻痺を伴うこともある。詳細については、第2章第2節で解説するが、錠剤をつぶすと元の錠剤とは効果や副作用発現率が異なるものになるから、粉砕は避けるべきである。

（2）とろみ水等に混ぜて服薬

　薬をとろみを付けたお茶や水に混ぜて口に入れることも行われているが、薬をとろみ水で飲むことによる影響はわかっていないことのほうが多い。そのため、介護者は排泄物を観察すること、医師や看護師などは薬の効果が表れているかを観察することが重要となる（次頁コラム参照）。

①推奨する剤形

　とろみ剤に混ぜやすい細粒剤や、味やにおい、刺激性が少ない口腔内崩壊錠や速崩錠が適している。また粉砕以外に方法がない場合には、苦みやにおい、刺激性が少ない粉砕薬も可能である。なお、一部の薬で、とろみ水では崩壊せず便にそのまま出てきた事例もあることに留意が必要である。

②避けるべき剤形

　水剤やシロップ剤（ドライシロップ剤を除く）は、とろみの強さを変化させ誤嚥を誘発する可能性があるため避けるべきである。苦みやにおい、刺激性が強い粉砕薬は拒食の原因にもなるため避ける。

Column

とろみ剤（増粘剤）と錠剤の便中排泄

"薬をとろみをつけた水やお茶で包んで投与したところ、錠剤が崩壊せず便中にそのままの形で排泄された"と、ごく一部の薬で報告[1]された。結論から言うと、錠剤が便中に排泄されるかは、錠剤やとろみ剤の種類によって異なる。とろみ剤もデンプン系、グアガム系、キサンタンガム系と時代の流れとともに変化しており、今後も風味、透明感、テクスチャーを改善した製品が次々と発売される可能性が高い。その都度、問題が生じる錠剤との組み合わせを明確にしていくことは困難を極めるだろう。

この問題に対して気を付けるべき点は、とろみ剤を使って薬を飲んでいる場合には、錠剤がそのまま排便されていないかを注意深く観察することである。それを実施するには多職種連携が必要であり、患者の治療効果を上げるためにも多職種連携により情報を共有することが重要である。

基礎研究において、とろみ剤に包んだ錠剤を水に入れて崩壊試験、溶出試験を実施すると、錠剤のまま水に入れたときよりも崩壊や成分の溶出が遅かったとの報告がある[2][3]。また、健常成人にとろみ剤で包んだ経口糖尿病治療薬（食後過血糖改善薬）を投与すると、水で服用するよりも血糖降下作用が減弱したと報告された（図表2）[4][5]。

● 図表2　ボグリボースOD錠の食後血糖値抑制に関するとろみ剤の影響 ●

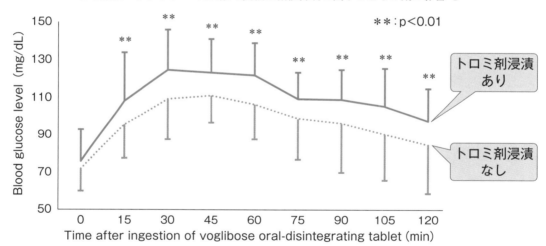

健康成人6名／キサンタンガム系／LST値約32に調製（粘度約470 mPa·s）

出典：富田隆他, YAKUGAKU ZASSHI, p354-355, vol.138, No.3, 2018.

これらの報告で注目すべき点が2点ある。1点はここで使用された錠剤はすべて口腔内崩壊錠や速崩壊錠であることである。われわれは、この現象はどの錠剤でも起こる現象ではなく、口腔内崩壊錠のように崩壊する速度が速い錠剤に特化した現象であると仮定して研究したところ、崩壊が遅いフィルムコート錠では口腔内崩壊錠のような大幅な崩壊時間の遅延（図表3）や溶出量の減少は生じなかった[6]。2点目の注意点は、報告での効果減弱は投与2時間後までの血糖値の評価であったが、2時間で薬効を評価できる薬はほとんどない。錠剤が消化管内に存在するのは2時間よりはるかに長い。2時間以降に錠剤が崩壊して吸収されて効果を発揮する可能性も考えられる点に注意する必要がある。

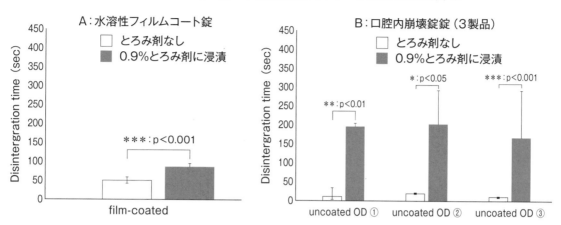

● 図表3　0.9％とろみ剤に1分間浸漬後のドネペジル錠の崩壊時間 ●

「とろみ剤なし」と「とろみ剤に1分間浸漬させた」錠剤の崩壊時間の差は、フィルムコート錠では短い（37秒）が、OD錠のその差（①80秒、②120秒、③180秒）はいずれも長かった。

出典：Jpn J Pharm Health Care Sci 45（4）p182-194, 2019.

　これらの報告から、"とろみ剤で錠剤を飲むとそのまま便の中に出てくる"とセンセーショナルな話題として取り上げられて心配されることがある。錠剤は同じような粒に見えてもいろいろな創意工夫が施されていて、崩壊する時間や成分の溶出量を調整しているなど、錠剤にもさまざまな種類がある（第2章第1節参照）。とろみ剤と錠剤の問題は、錠剤の中でも崩壊の速い口腔内崩壊錠の問題であり、その中でもごく一部の薬で検証されたものである。すべての錠剤で生じ得る現象ではないことを理解し、誇張されて広まることは避けなくてはならない。

　口腔内崩壊錠が排便される問題を解決するには、錠剤をとろみ剤で包むのではなく、簡易懸濁とろみ法（錠剤を少量の水に入れて懸濁させてからとろみをつける方法）で投与すれば防ぐことができる。しかし、薬を懸濁させた水にとろみ剤を入れても懸濁しなかったり[7]、とろみ水に粉砕した薬を入れて撹拌すると、ゼリー状の凝集物と水に分離することが報告されている[8]。これについてもごく一部の薬で生じることが報告されているだけで、このような現象が起こらない錠剤のほうがはるかに多い。

（3）オブラートに包む

　オブラートに包んで飲む方法には少々のテクニックが必要である（図表4）。オブラートもカプセル剤と同様、水分が足りないと口腔内や食道に張り付いて破れ、中身が出てしまう可能性がある。オブラートで薬を包んだら、スプーンの上で水に浸し水まんじゅうのようにすると飲みやすい[1]。

● 図表4　薬をオブラートに包む例 ●

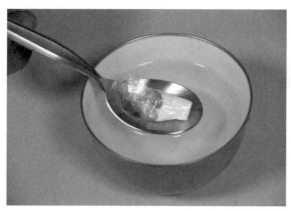
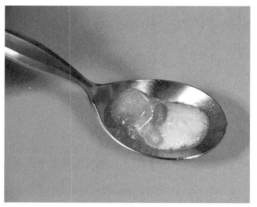

スプーン上のフクロオブラート　　　　　　　　水から出したフクロオブラート

①推奨する剤形

　かさが少ない細粒剤や散剤、多すぎず大きすぎない錠剤など、包みやすい薬が適している。やむを得ず苦みやにおい、刺激性が強い粉砕薬を飲む場合には、オブラートに包む方法を考慮に入れる。

②避けるべき剤形

　水剤やシロップ剤はオブラートを溶かしてしまうため使用できない。

（4）食事、デザートに混ぜる

　ミルクを飲まなくなるので乳児のミルクに薬を混ぜないことは一般的になっているが、大人も同様で、食事拒否につながってしまうことや、食事という楽しみを奪ってしまう可能性があり、避けるべき行為である。しかし、認知機能の問題や食事による疲労で薬を飲むことが困難となるような場合には、選択せざるを得ない場合もあるだろう。食事に混ぜる方法は、最終手段と考え、味やにおい、刺激等に注意して薬を選択する。場合によっては、不適切ケアとして高齢者虐待の範囲に含まれることもあることに留意する。

①推奨する剤形

　苦みやにおい、刺激性が少ない薬。食感を損ないにくい薬。口腔内崩壊錠は、口腔内で崩壊することを前提に製造されているため、薬の味やにおいが十分に検討されているため、最適な剤形であると言える。細粒剤もコーティングが施され、味やにおいが隠された製剤が多い。

②避けるべき剤形

　苦みやにおい、刺激性が強い薬や、ざらつきが強く食感を損なうような薬は避けるべきである。

（5）簡易懸濁とろみ法

　簡易懸濁法は、お湯に入れ懸濁させたあとに経管投与する方法であり、主に経管栄養の患者の投薬法として開発されたが、近年は経口投与でも活用されている。簡易懸濁法が不向きな薬もあるため、薬剤師に相談するとよいだろう。

①推奨する剤形

　簡易懸濁法が可能で、口腔内崩壊錠や速崩錠のように味やにおい、刺激性が少ない薬が適している。懸濁液にとろみがつかない場合もあるので注意する。

②避けるべき剤形

　懸濁すると苦みやにおい、刺激性が強くなる薬は推奨できない。とろみ剤を使用してもとろみがつかない薬もあるため、必ずとろみの強度を確認する。

② 「薬をより飲みやすくするための対策」の使い方

　高齢者は複数の疾患を抱え、それを治療するための薬、そしてその薬の副作用を予防するための薬も服用するなど、服用する薬が多くなる傾向にある。薬の数が多いと、口の中やのどの奥に薬が残ってしまったり、誤嚥してしまったりとさまざまな弊害が起こるリスクが高くなる。このような場合、処方を見直すことで対処できることがある。患者が薬を飲みにくそうにしている、いつもより薬を飲むのに時間がかかっている、むせるなどが観察される場合には注意が必要である。

　適する薬の選択には、医師、歯科医師、薬剤師との協働が必須になる。気になる点があれば、積極的に相談する。以下に、薬をより飲みやすくするための対策を解説する（図表5）。

● 図表5　薬をより飲みやすくするための対策 ●

```
1．服用回数が多い場合
　　対策　：服用時間を集中させる（例：介助しやすい時間など）
　　　　　　服用回数を減らすため、徐放錠の選択、1日1回の薬への変更
　　注意点：服用のタイミングが薬効に影響する薬に注意

2．服用薬剤数・錠数が多い場合
　　対策　：ポリファーマシー対策
　　　　　　外用剤への変更（誤嚥のリスクを減らす）
　　　　　　口腔内崩壊錠への変更（口腔内に残留しても唾液で崩壊して飲み込める
　　　　　　ため潰瘍等を起こしにくくなる）
　　　　　　配合薬への変更（錠数を減らす）
　　　　　　含有量の多い規格や同効薬への変更（錠数を減らす）

3．薬剤性嚥下障害（図表6参照）
　　対策　：原因薬剤（図表7、8参照）の中止・変更を検討
　　注意点：錠剤を粉砕して飲ませるのではなく、嚥下機能を低下させる薬剤がない
　　　　　　かを先に確認する

4．介護者の手間や労力の軽減
　　対策　：一包化調剤の依頼（症状により調節する薬は別にする）
```

（1）服用回数が多い場合

　服用回数が多いと、それだけ誤嚥の機会が増えることになる。服用回数を減らすために、徐放錠（１日分の成分がゆっくりと溶け出るように細工し、服用回数を減らした錠剤のこと。第２章第１節参照）や１日１回の服用ですむ薬を選択する。服用のタイミングは、安全に服薬管理を行うことを目的とし、人員や勤務時間など施設ごとに介助しやすい時間帯を選択するとよいだろう。

　ただし、薬の効果を最大にする、副作用を最小にするなど投与時間が考慮されている場合もあり、薬効に影響することもあるため注意が必要である。まれに、以前の担当医からの継続で意図せず服薬のタイミングが複数になることもあるので、特に入院・入所時に服薬タイミングをまとめられる薬はないか、医師や薬剤師に相談することも必要だろう。

（2）服用薬剤数・錠数が多い場合

①剤形を変える

　内服薬と同じ効果が期待できる貼り薬があれば誤嚥のリスクは回避できる。貼り薬があるかを確認し、あればかぶれや皮膚の剥離に注意して貼り薬を選択するとよいだろう。

　誤嚥や口腔内への残留リスクを減らすためには、唾液で崩壊して飲み込める「口腔内崩壊錠」を選択するのも有効な手段である。また、薬は小さいほど口の中で異物感を感じにくく飲み込みやすい。小さい錠剤を選択するのも一つの手段ではあるが、小さいために違和感がなく残留しやすいというリスクにもなる。

②錠数を減らす

　症状に合わせて薬の量を調節するため、同じ薬でも１粒に含まれる成分の量が違うものが発売されている場合がある。成分が少ないものを２錠飲むなら、多いものを１錠のほうがよいだろう。ただしその場合は、大きさにも注意が必要である。

　２つ以上の成分が１粒に含まれた「配合錠」がある。また、成分は異なるが同様の効果が期待できる「同効薬」がある。このような場合にも、１回の服用で飲む錠数が減らせる場合がある。

③一包化する

　一包化とは、同じタイミングの薬を１つの袋にまとめることである。一包化は薬剤師の調剤により管理され、患者名、日付、服薬タイミング、薬品名などが印字され、与薬間違いのリスクを減らす有効な手段である。通常シートから取り出された錠剤が裸の状態で一包化されているため錠剤のシートのまま内服してしまう事故も回避できる。一包化は安全管理の観点から有効な手段であるが、品質管理、安定性の保持の観点からはシートのままのほうが優れている。一包化に不向きの薬や、設備やコストや人員の問題から対応できない薬局があるかもしれないため、薬剤師に相談してみるとよい。

④薬を減量・中止する

　症状に変化がある場合には、薬の投与量の調節や中止・開始を検討しなければならない。ささいな症状変化であっても薬の変更が必要になることはよくある。比較的急な症状変化が観察された場合には、ただちに医療スタッフに報告する。

　症状に変化がなくても、ポリファーマシーが形成されていることもある。これについては第２章第３節を参照いただきたい。

（3）薬剤性嚥下障害

　嚥下に影響を与える薬は数多く報告されている（第2章第3節参照）。誤嚥の原因は複数あるが（第4章第2節参照、第4章第3節参照）、薬を変更・中止することは嚥下機能を回復させる有効な手段である。薬の開始と症状が発生した時間的関係は非常に有用な情報となるため、「あの薬が始まってから様子がおかしい」など、気づいた点がある場合には医療スタッフに報告する。

（4）介護者の手間や労力の軽減

　薬が多くなると、準備が煩雑化し取り違いのリスクも増える。また準備にかかる時間も増え、早く準備しなければならないという焦燥感から精神的負担も大きくなり、さらに取り違いリスクが増大し負のスパイラルに陥る。このような状況の対策としても、一包化や減薬や服薬タイミングの整理は有効な手段である。

　真の目的は、患者への安全で効果的な薬物治療の遂行であることは忘れてはならない。

　図表6には、薬をより飲みやすくするための対策例をまとめたので併せて参照されたい。なお、嚥下に悪影響を及ぼすおそれのある主な薬については、図表7、8にまとめたので参考にしていただきたい。

● 図表6　薬をより飲みやすくするための対策例 ●

薬が飲みにくい原因	対策
薬を飲む回数が多いとき	・1日1回でよい薬を選択する（徐放錠、1日1回の薬） ・薬を飲むタイミングを合わせ、薬を飲む回数を少なくする ・薬を飲むタイミングは、薬効に影響しない範囲で介助しやすい時間帯を選択する
1回に飲む薬の数が多いとき	・剤形を変える（外用剤、口腔内崩壊錠） ・錠数を減らす（大きい規格、配合錠） ・同効薬を選択する 　【A薬：1日3回2錠ずつ】➡【B薬：1日1回1錠】 ・一包化する（一袋にまとまるばかりでなく、患者名、日付、服薬タイミング、薬品名などが印字される） ・症状に合わせて減量・中止する
薬剤性嚥下障害	・嚥下に影響を与える薬は多くある ・「あの薬が始まってから様子がおかしい」など、気づいた点がある場合には医療スタッフに報告する

● 図表7　摂食嚥下障害の原因となる薬剤−1 ●

薬剤	代表的製品例	摂食嚥下に関連する主な副作用	主に影響する嚥下5期
抗精神病薬（定型）	クロルプロマジン塩酸塩（コントミン、ウインタミン） レボメプロマジン（レボトミン、ヒルナミン） フルフェナジン（フルメタジン、フルデカシン） プロクロルペラジン（ノバミン） ペルフェナジン（PZC） ハロペリドール（セレネース） スピペロン（スピロピタン） チミペロン（トロペロン） スルピリド（ドグマチール） チアプリド塩酸塩（グラマリール）など	・過鎮静（精神活動の低下） ・ドパミン抑制⇒サブスタンスPの低下 　⇒咳-嚥下反射の低下[1] ・錐体外路症状[2]（誤嚥のリスク） ・唾液分泌の低下・口腔内乾燥（抗コリン作用[3]）	先行期〜咽頭期
抗精神病薬（非定型）	リスペリドール（リスパダール） パリペリドン（インヴィガ） オランザピン（ジプレキサ） クエチアピンフマル酸塩（セロクエル） アリピプラゾール（エビリファイ） ブロナンセリン（エビリファイ）など	・過鎮静（精神活動の低下） ・ドパミン抑制⇒サブスタンスPの低下 　⇒咳-嚥下反射の低下[1] ・錐体外路症状[2]（誤嚥のリスク） ・唾液分泌の低下・口腔内乾燥（抗コリン作用[3]）	先行期〜咽頭期
抗うつ薬（三環系、四環系）	アミトリプチリン（トリプタノール） クロミプラミン（アナフラニール） イミプラミン（トフラニール） ミアンセリン（テトラミド）など	・唾液分泌の低下（抗コリン作用[3]） ・過鎮静・眠気（抗ヒスタミン作用）	先行期〜口腔期
抗不安薬・睡眠薬（特にベンゾジアゼピン系）	エチゾラム（デパス） ジアゼパム（セルシン） ブロチゾラム（レンドルミン） ニトラゼパム（ベンザリン・ネルボン） フルニトラゼパム（サイレース）など	・嚥下関連筋の弛緩 ・唾液分泌の低下・口腔内乾燥（抗コリン作用[3]）	先行期〜咽頭期
制吐薬・消化性潰瘍薬	ドンペリドン（ナウゼリン） メトクロプラミド（プリンペラン） スルピリド（ドグマチール）など	・錐体外路症状[2]	準備期〜口腔期
中枢性筋弛緩薬	バクロフェン（ギャバロン）など	・嚥下関連筋の弛緩 ・舌の運動障害 ・唾液分泌の低下・口腔内乾燥（抗コリン作用[3]）	準備期〜口腔期

● 図表7　摂食嚥下障害の原因となる薬剤－2 ●

薬剤	代表的製品例	摂食嚥下に関連する主な副作用	主に影響する嚥下5期
抗パーキンソン薬	ビペリデン（アキネトン） トリヘキシフェニジル（アーテン） セレギリン塩酸塩（エフピー） カベルゴリン（カバサール） タリペキソール塩酸塩（ドミン） ブロモクリプチンメシル酸塩（パーロデル） プラミペキソール塩酸塩水和物（ビ・シフロール） ペルゴリドメシル酸（ペルマックス） ロピニロール塩酸塩（レキップ）など	・唾液分泌の低下・口腔内乾燥（抗コリン作用※3） ・口唇ジスキネジア	準備期～口腔期
鎮痙薬（抗コリン薬※3）	ピペリドレート（ダクチル） ブチルスコポラミン（ブスコパン） チキジウム（チアトン） ロートエキス（ロートエキス）など	・唾液分泌障害	準備期～口腔期
抗ヒスタミン薬・鼻炎薬、総合感冒薬、利尿薬、抗不整脈薬、過活動暴行治療薬、吸入抗コリン薬等	抗ヒスタミン薬、鼻炎薬（アタラックス、ポララミン） 総合感冒薬（PL顆粒） 利尿薬（スピロノラクトン、フロセミド） 抗不整脈薬（リスモダン、シベノール） 過活動膀胱治療薬（ベシケア、ステーブラ、バップフォー） 吸入抗コリン薬（スピリーバ）など	・口腔内乾燥 ・覚醒レベルの低下 ・抗コリン作用	先行期～口腔期
ステロイド薬	プレドニゾロン錠（プレドニン） ベタメタゾン（ベタメタゾン） メチルプレドニゾロン（メドロール） ベタメタゾン（リンデロン） トリアムシノロン（レダコート） デキサメサゾン（レナデックス、レブラミド）など	・ミオパチー※4	準備期、咽頭期
抗がん剤	ほぼすべての飲み薬	・味覚障害 ・口腔内乾燥 ・易感染症	先行期～口腔期

【薬の副作用と摂食嚥下障害】

※1　ドパミン抑制とサブスタンスP
　　サブスタンスPは咳-嚥下反射を誘発し、ドパミンがドパミン受容体に結合するときに咽頭に放出される。ドパミン抑制薬によりサブスタンスPの濃度が低下すると、咳-嚥下反射が低下する。

※2　錐体外路症状
　　自分の意志の通りにならない不随意運動症状の総称。嚥下障害に関連する以下のような症状がある。
　①アカシジア（静座不能）
　　じっとしていられない、そわそわと歩き回る。食事中も座っていられずに食事を口に入れたまま動き回り、誤嚥等のリスクが強まる。
　②パーキンソン症状（動作が遅くなる）
　　四肢の筋肉の硬直や手指の振戦、流涎などの症状。食べ物を口までスムーズに運べない、口を開けるのに時間がかかる、咀嚼できない、舌が上手に動かず食事を咽頭に送り込めない、口腔内に食物がたまり誤嚥や窒息につながる。
　③ジストニア（筋肉が突っ張る）
　　筋肉の異常緊張の持続。顎や口の筋肉で起こると、モノがうまくかめない、口が開かない、閉じられない、唇や舌が無意識に動くなどが生じて、食塊が形成できず食物を咽頭に送り込めなくなる。頸部後屈により、上を向いて嚥下することになり、誤嚥のリスクが高まる。
　④ジスキネジア（筋肉の動きが止まらない）
　　顔面、口、舌、顎、四肢などに出現する不随意運動の総称。口唇ジスキネジアは、口をもぐもぐさせる動きや舌を突出させる。食物を取り込めない、咀嚼や嚥下が困難になり丸のみする。

※3　抗コリン薬、抗コリン作用
　　抗コリン薬は、副交感神経を亢進させるアセチルコリンを抑え、消化管の運動亢進に伴う痛みや下痢などを抑える薬。アセチルコリンの働きを抑えることで、摂食嚥下や食欲に関連する副作用としては唾液分泌抑制、口喝、便秘、吐き気、食欲不振などがある。抗コリン作用を示す薬もたくさんある。

※4　ステロイドミオパチー
　　骨格筋の萎縮を原因とする筋力の低下。

● 図表8　嚥下機能を低下させる医薬品 ●

PMDAホームページ掲載医療用医薬品添付文書（後発医薬品を含む）
14,500件

2021年8月31日現在

薬物	口腔乾燥	口喝	嚥下障害	嚥下困難	胃食道逆流性疾患	逆流性食道炎	錐体外路症状	パーキンソニズム	鎮静	傾眠
重大な副作用	0	271	13	527	0	0	85	1	4	278
その他の副作用	794	4,572	587	107	288	327	470	96	340	1,674

5,637

1,952

Column

全身に作用する貼り薬

　「貼り薬」というと、皆さんはどのようなお薬を思い出すだろうか。足をひねったときや、筋肉痛や打ち身など部分的に痛い場所に貼るお薬をイメージした方が大半ではないだろうか。実は貼り薬には、皮膚を通って血管に入り、全身に回って作用を発揮するお薬もある。たとえば、ぜんそくなどの呼吸器疾患で気管支を広げて呼吸を楽にするお薬、認知症の進行を遅らせるお薬、心臓の過度の運動を抑えるお薬などである。

　なかには、全身に回ってから痛み止め作用を発揮するお薬もあり、胸や腕など貼りやすい場所に貼れば効果を表すのだが、「痛み止めの貼り薬」との認識でわざわざ貼りにくい痛む場所に貼っている方に出会ったことがある。

　超高齢社会、嚥下障害を有する方が増えていく背景もあり、ますます貼り薬の活躍の場が増えていくものと思われる。「この貼り薬はどちらのタイプ？」と確認する機会が増えていくだろう。

参考文献

1) Yamaguchi H., 28-P2AM-054, The 24th Annual Meeting of the Japanese Society of Pharmaceutical Health Care and Sciences, September 2014, Nagoya

2) Tomita T. et al. Effect of Food Thickeners on the Disintegration, Dissolution, and Drug Activity of Rapid Oral-disintegrating Tablets, Yakugaku Zasshi, 2018, 138, 353-356

3) Tomita T. et al. Effect of xanthan gum as a thickener in widely-used food thickeners on the disintegration of rapidly-disintegrating tablets,Jpn J compr Rehabil Sci, 2018, 9, 22-28

4) Tomita T. et al. Effect of Food Thickener on the Inhibitory Effect of Voglibose Oral-disintegrating Tablets on Post-prandial Elevation of Blood Sugar Levels, Yakugaku Zasshi, 2016, 136, 1171-1176

5) Tomita T. et al. Effect of Food Thickener on the Inhibitory Effect of Mitiglinide Tablets on Post-prandial Elevation of Blood Glucose levels, Dysphagia, 2017, 32, 449-453

6) Rei Ebata. et al, Effect of Film Coating on Xanthan Gum Solution-induced Delays in the Disintegration and Dissolution of Tablets, Jpn J Pharm Health Care Sci, 2019, 45（4）182-194

7) Fujimori M et al, O45-2 The 21nd, Annual Meeting of The Japanese Society of Dysphagia Rehabilitation, 2017, Kyoto

8) Kumaki R. et al, O-045 The 32nd Annual Meeting of Japanese Society for Parenteral and Enteral Nutrition, February 2017, Okayama

9) 野原幹司：薬からの摂食嚥下臨床実践メソッド, じほう, p50, 2020.

〈鈴木 慶介、倉田 なおみ〉

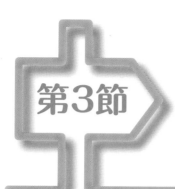

食事状況に合わせた最適な剤形選択（経管投与の場合）　―簡易懸濁法について―

① 「胃瘻・経鼻胃管から投与する際のアルゴリズム」の使い方（図表1）

　胃瘻や経鼻胃管など、経管投与の際のアルゴリズムを図表1に示す。

　チューブを介して薬を投与する場合、当然のことながら錠剤のままではチューブを通過しないため、水剤や散剤などのチューブを通過する剤形に変更する。しかし、そのような剤形がない薬も多く、その場合には一般的に錠剤が粉砕されている。錠剤を粉砕することによって間違いなく粉砕前の錠剤と同じ効果は得られなくなるから、錠剤粉砕は避けるべき行為である（第2章第1節参照）。錠剤粉砕により効果が減じることもあるし、逆に一度に強い効果が表れ副作用を生じることもある（第2章第2節参照）。そのため、チューブから投与する薬は、粉砕せずに投与できる薬を選択することが求められる。

　錠剤といっても製品ごとにさまざまな工夫が施されている（第2章参照）。そのため、経管投与に適した薬を選択するためには、各錠剤の製剤学的特徴を把握する必要がある。これは薬を専門とする薬剤師にとっては必須の知識であるが、それ以外の職種においては専門外の知識となる。

　そこで、本アルゴリズムでは、経管投与の場合、看護師や介護者がよりよい剤形を選択するのではなく、薬剤師に相談することを推奨した。図表1に示したアルゴリズムは、薬剤師に活用してほしく作成したものである。経管投薬では多職種が連携して問題点を解決することが重要である。経管投与する際に薬がうまく注入できないなど困ったことが生じたら、無理して投与しようとしたり、投与する努力を続けるよりも、すぐに薬剤師に相談するとよい。

● 図表1　胃瘻・経鼻胃管から投与する際のアルゴリズム ●

看護師・介護者：| 胃瘻・経鼻胃管からの薬の投与 | ➡ | 薬剤師との連携 |

薬剤師：| 経管投与の方法を検討 |

	推奨する剤形	推奨しない剤形	投与可能な剤形の条件
粉砕法※	・推奨しない （錠剤粉砕の問題点、第2章62頁参照）	・疎水性の散剤、細粒剤、カプセル充填薬 ・粘稠度の高い水剤 ・錠剤粉砕は可能な限り避ける	簡易懸濁法が不適で、粉砕しても安定性等に問題が生じない錠剤
簡易懸濁法	・口腔内崩壊錠 ・10分以内に崩壊懸濁する錠剤 ・疎水性でない散剤 ・扱いやすい（つまみやすい、開けやすい等）薬	・チューブ閉塞の危険性がある薬 ・疎水性の散剤、細粒剤、カプセル充填薬 ・粘稠度の高い水剤	・お湯で10分以内に懸濁する錠剤 ・チューブを通過する薬

→ 資料④「簡易懸濁法の適否アルゴリズム」も参照

※ 錠剤をつぶす、脱カプセルする場合のみならず、散剤や細粒剤、水剤などの投与も含む。

② 薬を経管投与する際の問題点

経管投薬時によく起こる問題と対応策を以下に示す。

（1）薬が水と混ざり合わない

　経管投薬では、錠剤の代わりに細粒剤が選択されることが多い。製薬企業がコストをかけて散剤（お砂糖のような形状）を細粒剤（グラニュー糖のような形状）にすることがある。その理由の一つは、粉末の味やにおいが原因で飲めない成分の場合に粉末にコーティングをして味やにおいをマスクするためである。服用するときに細粒剤と水を口腔内に一緒に入れるが、このときに水で細粒剤が壊れてしまうと元の成分の味やにおいが出てしまう。そのため、細粒剤には水に溶けない疎水性のコーティングが施されていることがある。疎水性の細粒剤を経管投与しようとして水に薬を入れると、発泡スチロールのように水に浮いてしまい、注入器に吸い取ることができない（図表2）。カプセル剤充填薬が粉末でも、粉末の物性が疎水性だと同様な問題が生じる（図表3）。薬剤師は薬を水に入れたときの状態を見る機会がないため、このようなことがあればすぐに薬剤師に連絡し、代替薬を検討してもらうとよい。

● 図表2　グラマリール細粒10% ●

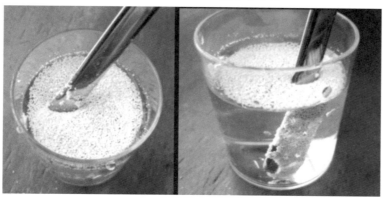

● 図表3　ポンタールカプセル充填薬 ●

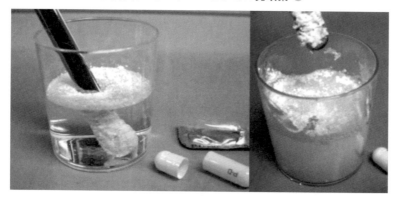

（2）錠剤が完全に壊れない

多くの錠剤は、錠剤を崩壊させるために崩壊剤が入っている。崩壊剤は水を吸うと膨潤して錠剤を壊す。お湯ならばより早く壊れる。しかし、製剤ごとに使用している崩壊剤は異なるし製造工程の違いもあるから崩壊する時間は各製剤により異なる。

簡易懸濁法では、配合変化の危険性や手間等を考慮して崩壊する時間を10分としているが、10分で崩壊しない場合は錠剤の表面に亀裂を入れる。亀裂を入れることにより錠剤内に水が入りやすくなるため、崩壊剤が膨らみ錠剤を崩壊させる。粉砕するのではなく、錠剤表面に亀裂が入ればよい。

簡易懸濁法では、1製剤ずつ10分以内に崩壊することを確認しているが、錠剤が完全に崩壊しないと言われることもある。錠剤が崩壊しきらずに残っている原因としては、①温度が低い　②時間が短いことが考えられる。しかし、ときには残っているのがカプセルの一部や錠剤周囲のフィルムであることがある。カプセルやフィルムは薬剤師が調剤する際には捨てているので、残っていても問題はない。原因をいろいろと考えるより、薬剤師に相談をすることがいちばんである。薬剤師は問題があるようであれば、より崩壊しやすい薬への変更等を検討する。

（3）薬でチューブが詰まる

薬を投与する際にチューブが閉塞した経験をもつ介護者は少なくない。詰まった薬を確認すると、意外にも錠剤よりも細粒剤であることが多い。前記（1）でも解説したように、細粒剤

は粉なので経管投与可能と思われがちであるが、粉末にコーティングをして製造したものである。コーティングに使う添加物によって疎水性になったり固まりやすくなったりして閉塞しやすくなるため、細粒剤は経管投与に不向きな剤形といえる。

たとえば、チアプリド細粒は疎水性で水に浮いてしまう（図表２）ため、注入器に吸い取れない。チアプリド錠に亀裂を入れて簡易懸濁すると、投与できるようになる。酸化マグネシウム細粒は重質（重い）酸化マグネシウムであるため、重さでチューブの先端に一気に落ちていきチューブを閉塞させる。軽質の酸化マグネシウムを使用している錠剤を簡易懸濁法で投与することで、閉塞率をぐっと下げることができる。チクロピジン細粒は、チクロピジンの錠剤の表面に亀裂を入れて簡易懸濁法で投与することで、チューブは詰まらなくなる。錠剤ではランソプラゾールOD錠が詰まるとの報告がある。口腔内崩壊（OD）錠であるから、水に入れれば錠剤はすぐに壊れる。しかし、錠剤内にあるピンク色の粒は0.3mmの大きさであるが、その一粒一粒が内核プラス５〜６層の多重構造をしている。これは、主成分が胃酸で失活しないようにするためである。ときにこの粒が詰まることがあるようだが、温度が高いと詰まりやすくなる。水で崩壊させて時間を置かずに注入するとよい。

詰まらせないために、注入器を振りながらゆっくりと注入するなどテクニックでカバーすることも可能ではあるが、やはり誰が行っても詰まらない薬への変更が必要であることから、詰まりそうだと感じたらすぐに薬剤師に相談するとよい。

③ 錠剤粉砕と簡易懸濁法

（１）錠剤粉砕と簡易懸濁法の相違点

２種類以上の錠剤を粉砕して混合して分包すると、投与日数期間その状態で保存することになる。そのため、薬の種類によっては主成分どうしが反応して配合変化を生じたり、湿度や光などにより安定性が損なわれたりする。つまり、錠剤をつぶすと元の錠剤と同じ効果は得られず、効果がなくなったりかえって副作用が生じやすくなったりすることもある（第２章第２節参照）。

一方、簡易懸濁法で投与する場合、投与の直前まで錠剤やカプセルのままで保存できる。

粉砕したときの保存期間に生じるような配合変化や安定性の損失が生じることはない。

薬の品質を保持するために、できるだけ錠剤粉砕をなくして簡易懸濁法で投与できる薬を選択することを推奨する。それにより介護者が錠剤を粉砕する手間を省き、介護に専念できるようになる。

（２）錠剤粉砕と簡易懸濁法、同一の注意事項

簡易懸濁法では、複数の錠剤をお湯に懸濁させた際の配合変化について質問されることが多い。水に入れたときの配合変化は一気に進むが、錠剤を粉砕した場合でも投与前に水に入れるから同じ状況になる。さらに粉砕の場合は粉砕した粉末を混ぜた状態で投与日数期間保存するため、配合変化を起こす期間が長くなる。

図表４は配合変化の影響を検討するため、初めて健康成人へ投薬した際の薬物血中濃度を比較した著者らの研究である[1]。テモカプリルの活性物質であるテモカプリラートは、テモカ

プリラートでは体内に吸収することができないため、テモカプリルとして吸収されて血液中でテモカプリラートになり降圧効果を発揮する。しかし、酸化マグネシウムと混ぜると、吸収する前にテモカプリラートになってしまい吸収されなくなる可能性がある。そこで健康成人6名に対し、テモカプリルと酸化マグネシウムを、錠剤のまま服用（Ⅰ期）、投与直前に簡易懸濁した懸濁液を服用（Ⅱ期）、粉砕して混合して29日保存した粉を水に懸濁して服用（Ⅲ期）した際のテモカプリラートの血中濃度を測定し比較した。錠剤で投与した場合と簡易懸濁法で投与した場合の血中濃度はほぼ同じであるが、粉砕した錠剤を投与した場合の血中濃度は低かった。簡易懸濁法で両方の薬が接触するのは水に懸濁する10分間のみであるが、粉砕法では保存している29日間も両薬が接触しているためと考える。

　　配合変化が生じると薬効が損なわれるだけでなく有害な物質が生成される可能性もあるが、そのエビデンスは少ない。今後も研究を続けるべき課題である。

● 図表4　血中テモカプリラート濃度 ●

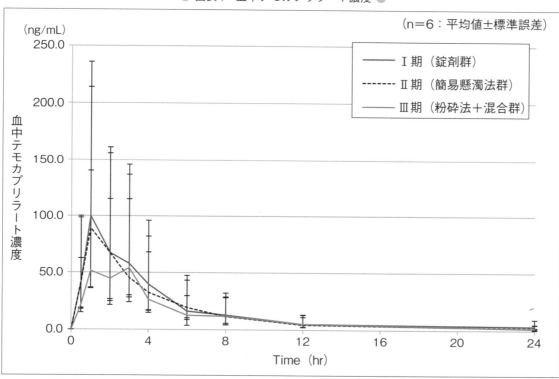

出典：医療薬学47（11）604（2021）

④ 簡易懸濁法の手技[2)]

①お湯の温度を約55℃にする理由

　　水温を約 55℃にする理由は、カプセルを溶かすためである。ゼラチンカプセルは、水50mLを加え37±2℃に保ちながらしばしば振り動かすとき、10分以内に溶けるように製造することが日本薬局方で規定されている 。つまり、確実にカプセルを溶解するためには、水温を37℃以上にして10分間保持する必要がある。しかし、投薬の現場で水温を37℃以上

に保持することは難しく、また温度を高くしすぎると安定性に問題が生じる薬品もある。そのため簡易懸濁法では、室温に10分間自然放冷したときに37℃以下にならない温度を検討し、最初の温度を55℃と設定した。

②約55℃のお湯の作り方

カプセル剤は体温（37.5℃）で溶けるように作られているから、厳密に55℃である必要はない。つまり温度はおおよそでよく、通常下記の方法で調整される。

◎電気ポットの湯：水道水が約2対1になるように入れる（環境により変わるので、季節・地域により確認する）。

◎蛇口の水をいちばん熱くして出すと55℃近辺になる施設が多い（やけどをしないようにするため）

◎60℃等の温度選択ができる電気ポットや湯沸かしポットを利用する（すぐに冷めて55℃くらいになる）

③撹拌するタイミング

お湯を入れて（吸って）すぐに撹拌すると、配合変化を生じる危険性が高まる。撹拌は10分の放置後、投与直前に行う。

④待ち時間10分

お湯を入れて（吸って）10分間放置するが、ベッドサイドで投与直前にお湯を吸ってから10分間待つのではなく、作業手順を工夫すると10分の待ち時間が気にならなくなる。たとえば、食事を食べ終わる少し前に薬をお湯に入れたり、施設等であればベッドサイドでなくステーションで数人分のお湯を吸い、ベッドサイドに持っていけば10分が経過する。

⑤ 薬剤師のためのアルゴリズムの説明

薬剤師が調剤する際には、服薬する人の摂食嚥下状況や服薬の方法（経管投薬か経口から服薬（とろみ、オブラート、食事に混ぜるなど））を把握し、その状況に合わせた適切な製剤や剤形を選択する必要がある。介護者が粉砕等の苦労をすることなく投薬できる調剤を心がけるべきである。

経管投与の場合は、今回作成した「胃瘻・経鼻胃管からの投与する際のアルゴリズム」を参照（図表1）し、推奨する剤形の中から最適な製剤を選択し提案していただきたい。

経管投与の場合、推奨する剤形は口腔内崩壊錠（OD錠）である。OD錠は水に入れてすぐに崩壊するから、簡易懸濁法で55℃にする必要も10分間自然放冷する必要もない。すべての錠剤がOD錠ならば、ほとんどの錠剤が簡易懸濁法ですぐに経管投与できることになる。第1章で解説したように錠剤粉砕では多くの問題が生じるため、薬剤師の判断なしに錠剤がつぶされている現状を改善しなくてはならない。

また各薬の簡易懸濁法の可否については、内服薬経管投与ハンドブック[3]に掲載されている7,200品目について適1～3、条件1～3に分類されており判断できる。しかし、簡易懸濁法が

不適となった場合のアルゴリズムはなかった。そこで今回「簡易懸濁法の適否アルゴリズム」（図表5）を作成し、不適の場合の対応についても標準化することができたので参考にしていただきたい。

　繰り返しになるが、患者のため、薬剤師の判断なしに錠剤を粉砕する習慣をなくすようにしなくてはならない。そのためには、服用する人の嚥下能力や服薬状況を判断し、介護者が薬の加工をしなくても服用できるような調剤をすべきである。それにより、介護者は不安なく薬を投与することができ、投薬以外の介護に専念することができるようになる。

● 図表5　簡易懸濁法の適否アルゴリズム ●

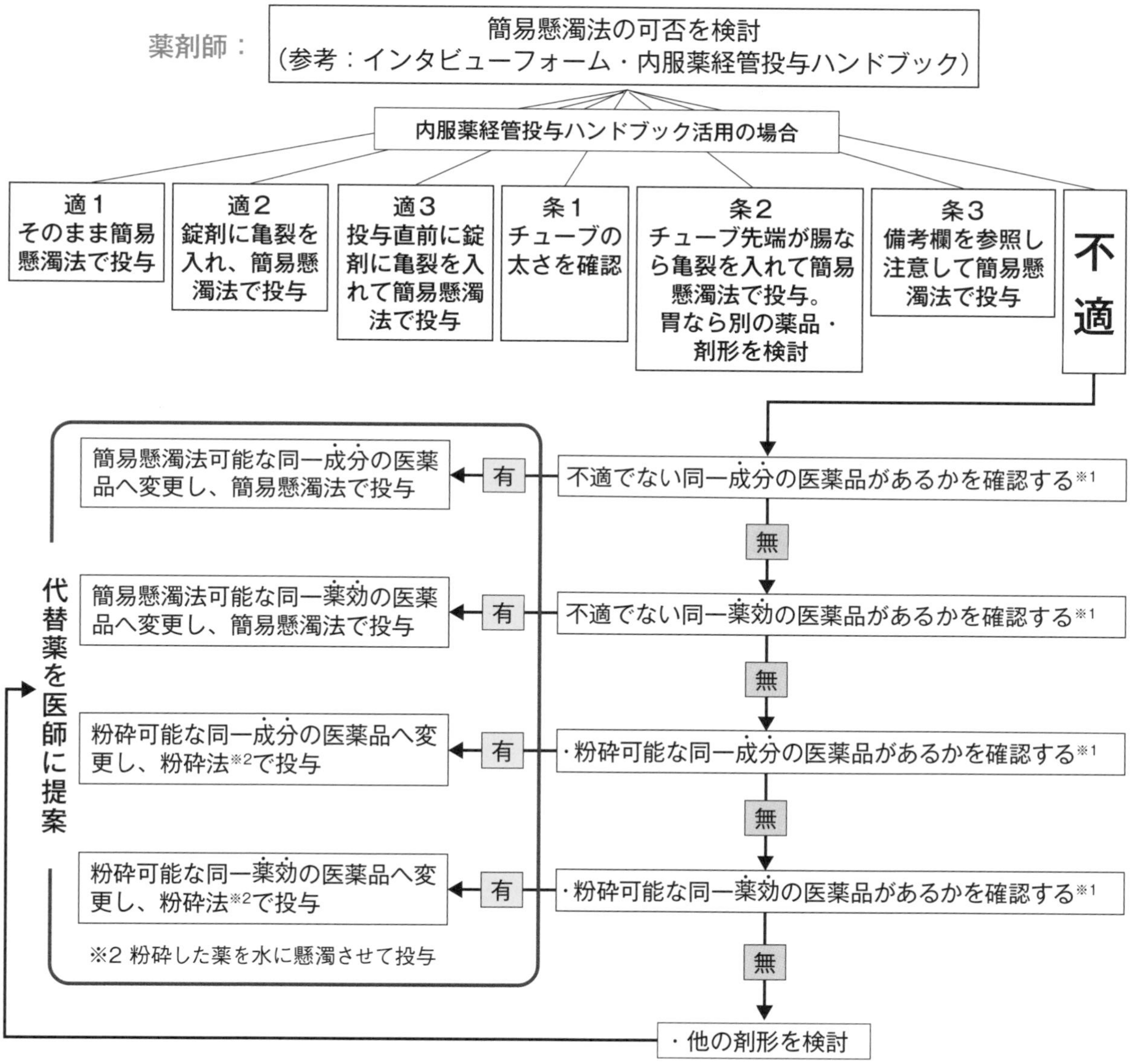

※1 参考：内服薬経管投与ハンドブックの薬効分類順一覧

参考文献

1 ）　町野英弥, 倉田なおみ他：簡易懸濁法および粉砕法が薬物動態に及ぼす影響
　　　～テモカプリルと酸化マグネシウム併用において～　医療薬学47（11）、P599-608、2021.

2 ）　簡易懸濁法マニュアル　第2版　倉田なおみ、石田志朗編著、(株)じほう、2021.

3 ）　内服薬 経管投与ハンドブック　第5版　藤島一郎（監）、倉田なおみ（編）, (株)じほう、2020.

〈倉田 なおみ〉

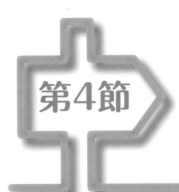

第4節 アルゴリズムをどのように使うか　各職種の対応

① 看護師

（1）アルゴリズムの活用に向けて

　アルゴリズムを活用するにあたり、食事の摂取状況をよく観察し、高齢者の摂食嚥下機能を適切に評価することが、薬の剤形選択の出発点となる。看護師や介護士は、介護施設利用者のいちばん近くで食事の介助や内服の服用確認をしているため、どの職種よりもいち早く利用者の摂食嚥下機能、または嚥下機能の低下につながる心身の状態について気づくことができるはずである。そのためには、利用者一人ひとりの「ふだんの様子」を把握しておく必要があり、常に「ふだんの様子と違うところはないか」と意識してかかわることが肝心である。

　また、特に意識してほしいことは、「これまでよしとされていた薬の服用方法は間違っている可能性がある」ということである。本来、薬を内服する行為のその先には、薬がよく効き、利用者の状態が改善あるいは悪化せずに現況を維持できることが期待される。しかし、内服薬を拒否する人に対しては、「内服してもらう」「嚥下してもらう」ことそのものが目的となりやすく、簡単ですぐに実行できることからも薬を食事に混ぜる方法を選択する看護職・介護職は多いのではないだろうか。「錠剤が飲めない際の剤形選択のアルゴリズム」を確認してほしい。食事やデザートに混ぜて服薬することを推奨する薬はない。食事やデザートは栄養摂取のために摂取するものであったり、人によっては人生を楽しむための行為であったりする。薬を混ぜてしまうことによって味や食感が変わると、食事やデザートそのものを楽しむことができなくなる。食事やデザートに混ぜて服薬する方法は、是非を問うことなく受け継がれてきた古い習慣であることを認識し、施設利用者にかかわる職員の意識を変えていく必要がある。

　以下、アルゴリズムの活用方法について考える。

　医療機関から介護施設に入所する場合、医療機関から提供された情報を基に食事の形態や服薬方法を引き継ぐことがある。まずは、入所の時点あるいは在宅療養初日の時点で「薬を飲みやすくするための対策」を確認する。医療機関では、退院先である介護施設や在宅に合わせて、退院時に薬を一包化するなど調整しているところもあるが、施設や在宅側（訪問看護など）でも「利用者は薬を飲みやすい状態にあるのか」を意識してかかわることが大切である。「服用回数」や「薬数」「摂食嚥下障害を引き起こす薬の確認」、各施設の服薬に係る職員の人数や、在宅での主介護者の負担などを吟味して「服薬を介助する介護者の手間や労力」を検討する。医師や薬剤師にも相談し、「薬を服薬すること」について利用者の立場から考慮することが重要である。施設入所時あるいは在宅療養初日、新しく薬が追加されたときなど、定期的に見直す機

会を設ける。

（2）「錠剤が飲めない際の剤形選択のアルゴリズム」

「摂食嚥下機能低下時の服用に関するアルゴリズム」(18頁参照) では、食事の摂取状況を確認する。ここで重要なのは、経口摂取している状況だけで判断をしないということである。経口摂取をしていても、摂食嚥下機能に適した食事の形態なのか、または摂食嚥下機能に適した薬の剤形なのかを見直しする。また、日によって経口摂取をスムーズに行える日と、行えない日があるかもしれない。さきに述べたように、摂食嚥下機能をその時々で適切に判断することが大切である。

食事も薬も経口摂取が可能な高齢者の場合は、水で服用できるか否かによって「錠剤が飲めない際の剤形選択のアルゴリズム」(20頁参照) に進む。①〜⑤の服用方法に適した剤形であるか否かを確認する。誤った方法で服用していた場合は、服用方法を再検討する。

（3）「胃瘻・経鼻胃管から投与する際のアルゴリズム」

胃瘻を造設している利用者のうち、胃瘻からの薬の投与があれば、「胃瘻・経鼻胃管から投与する際のアルゴリズム」(32頁参照) に進む。胃瘻から薬を投与されている場合は、必ず薬剤師にコンサルする。粉砕する方法を推奨する剤形はない。胃瘻から投薬するためにこの方法を採用しているところがあれば、すぐに見直しする。薬剤師が「簡易懸濁法の適否アルゴリズム」(37頁参照) にのっとって、剤形の選択や胃瘻からの投与方法を検討し、看護師・介護士と情報を共有する。

経口からの服用と胃瘻からの投薬を併用している場合には、それぞれに該当する箇所を確認する。

（4）「薬がスムーズに服用できない際の多職種連携」

「薬がスムーズに服用できない際の多職種連携」(41頁参照) は、いつでも確認できるように掲示することをおすすめする。原因別（運動機能障害、摂食嚥下障害、服薬管理能力の低下、心理的要因）に確認事項と対応方法、どの職種に相談するとよいのかが明記されている。こちらのパスに従って、各職種とどのように協働し対応していくのかを検討し、「薬がスムーズに服用できる」ことをめざす。

薬の服用方法は施設利用者または在宅療養者の状態に合わせて検討する必要がある。カンファレンスの検討事項の中に食形態だけでなく、薬の服用方法についての検討を含めて定期的に見直せるような状況をつくることが重要になる。

〈西村 美里〉

② 薬剤師

（１）服薬現場に足を運ぼう

　薬がスムーズに服用できない理由はたくさんある。内服薬は、正しく服薬できて初めて薬効を得ることができる剤形である。期待する薬物治療の効果を得るためには、薬以外の要因も含め薬がスムーズに服用できない理由を十分に観察・評価し、不必要な減薬・中止は回避しなければならない。

　主役は「患者と薬」であることから、服薬現場に足を運び実際に服薬する姿を目の前にすることが肝要である。きっと、処方箋や検査結果だけでは気づき得なかったことが見えてくるだろう。本節では、薬剤師の視点でどのようにアルゴリズムを活用するかの一例を解説したい。

（２）「薬がスムーズに服用できない際の多職種連携」

　薬がスムーズに服用できない理由はたくさんの理由があるが、これらすべての理由をたった１つの職種でカバーすることは到底不可能である。薬剤師が「嚥下障害」に介入しようとすると、「被疑薬になり得る薬はないか」と薬を介した視点で患者を見がちである。しかし、「薬がスムーズに服用できない際の多職種連携」（図表１）を参考にすれば、薬剤師には不足していた視点で患者を見ることができ、そしてどの職種に相談すればよいのかが導けるようになっている。「多職種連携一覧」では、その職種にどのような役割が期待できるのかが具体的に説明してある。職能を相互に理解し合い、専門性を補い合える関係性を築きたい。

（３）「錠剤が飲めない際の剤形選択のアルゴリズム」

　薬剤師は処方箋上で「粉砕指示」「簡易懸濁法指示」を確認し、その指示に従って調剤方法を検討する。その指示は、現場での服用方法にマッチしているだろうか。調剤方法に指示がないため一般的な方法で調剤している患者で、実は「飲みにくそうにしているから」「胃瘻から投与しているから」という理由で、現場で粉砕しているケースはないだろうか。受け身で指示をもらうばかりでなく、実際の服用方法と調剤方法にミスマッチがないかを確認することも重要である。

　かつては錠剤のまま飲み込めない場合、「粉砕法」が通例であり、苦みやにおい、刺激性が強い粉砕薬を口から飲ませることも多かった。

　「錠剤が飲めない際の剤形選択のアルゴリズム」では、製剤上の物理的安定性への影響、薬物動態や薬効に対する影響などの観点から、基本的に粉砕法は推奨しない。①〜⑤の服薬方法ごとに推奨する剤形、不向きな剤形、服用可能な剤形の条件を提案している。しかし、摂食嚥下の状況は常に一定ではないため、服用方法を１つに固定することなく、定期的に嚥下機能を評価し状況に合わせて服用方法を変更することが肝要となる。嚥下機能評価については、医師・歯科医師、歯科衛生士、看護師、言語聴覚士と連携したい。

● 図表1 薬がスムーズに服用できない際の多職種連携 ●

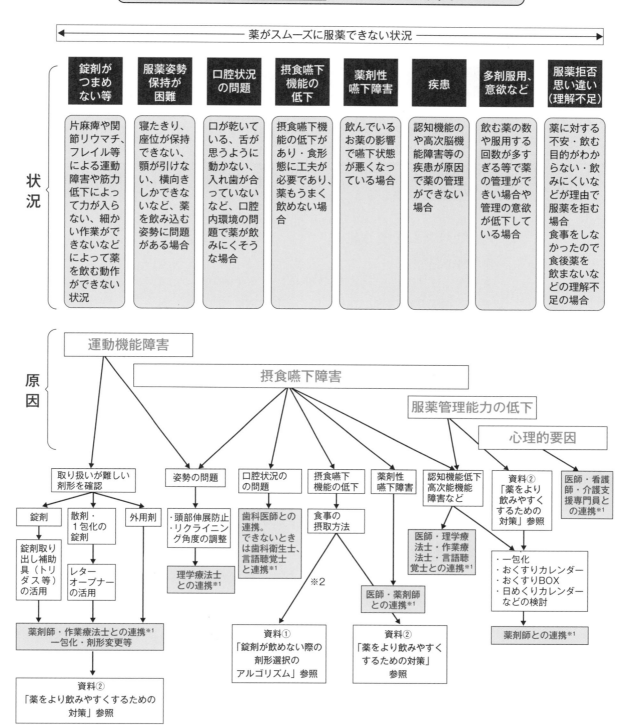

薬がスムーズに飲めない状況から原因を4つに分類し、
連携する職種を示すアルゴリズムです。

※1 多職種連携一覧 (第8章232頁) を参照し、各職種に相談する
※2 食事と薬の嚥下状況が異なるときは、嚥下機能再評価

（4）「胃瘻・経鼻胃管から投与する際のアルゴリズム」

苦みやにおい、刺激性を感じにくいチューブを介した投与方法においても、製剤上の物理的安定性への影響、薬物動態や薬効に対する影響などの観点から粉砕法は推奨しない。

「簡易懸濁法の適否アルゴリズム」で、簡易懸濁法が「不適」とされている薬において、第1の選択肢を粉砕ではなく同一成分、同一薬効の医薬品を検索するとしていることに留意いただきたい。適切な内服薬がない場合には、外用剤など他の剤形を検討し、代替薬を処方医に提案する。

〈倉田 なおみ、鈴木 慶介〉

3 医師

（1）アルゴリズムを使う前に

①服薬状況の確認

専門性にもよるが、医師は患者の服薬状況や服薬困難に無頓着なことがあり、まずは服薬状況にしっかりと目を向けていただく必要がある。

認知機能低下に伴う飲み忘れはそれ自体記憶していないし、意図的な飲み残しであっても、医師には正直に話しにくい場合が多い。したがって、高齢者の服薬状況は本人に聞くだけでは不十分である。家族や介護者に尋ね、あるいは確認していただくとともに、できれば残薬をすべて持参いただいて直接確認することが望ましい。介護施設や在宅医療では基本的に直接確認するべきである。患者本人に聞く場合でも、「きちんと飲んでいますか」ではなく、「どれくらい残っていますか」というように、残薬を申告しやすい質問と雰囲気にするよう心がける。

②服薬管理能力の把握

高齢者では、多剤処方、認知機能低下、うつ状態、自覚的健康感が悪いこと、ヘルスリテラシーが低いこと、独居などがアドヒアランスの低下と関連することが報告されている[1]。そのため、高齢者総合機能評価（comprehensive geriatric assessment：CGA）などを用いて認知機能や日常生活動作（ADL）、生活環境を評価することが服薬管理能力の把握につながる。また、難聴は用法や薬効に対する理解不足、視力低下や手指の機能障害はシートからの薬の取りこぼし、紛失を招きやすいので、服薬管理能力に直結する老年症候群として主疾患にとらわれず把握しておきたい。

（2）医師によるアルゴリズムの使い方

①服薬状況から考える

飲み残しが多いことが確認できた場合には、その原因を探り、改善可能な原因に対しては他職種とも連携して介入を試みることが必要である。原因は図表1に示すように、麻痺や手指の機能障害などによる運動機能障害、麻痺や口腔機能低下症・オーラルフレイルなどによる摂食嚥下障害、認知機能低下による飲み忘れなどの服薬管理能力の低下、うつ状態（意欲低下）や副作用への不安に起因する飲み残し、認知症の行動心理症状（BPSD）による服薬拒否といった心理的要因に分類できる。ただ、実際には複数にまたがる場合も多く、常に多

面的なアプローチを検討しておく必要がある。

　残薬が多くなくても服薬に困難を感じている（ないし家族・介護者からそう見える）場合にも、同様に原因を探り、アルゴリズムに従って対応していく。

　特定の薬に飲み残しが多い、ないし服薬困難があれば、剤形や薬の変更などにより服用しやすくする工夫を行う。その薬を飲むと調子が悪くなるといった理由で飲み残している場合もあり、薬物有害事象の可能性に注意が必要である。

（3）食事状況から考える

　食後に服用するよう指示されている薬は、食事を抜くと服用しない、してはいけないと思っている方が多いものである。摂食嚥下障害のある方はただでさえ服薬困難があるので、飲み残しにつながりやすい。食事状況をよく把握して、服用のタイミングなどまずは処方に生かしていただきたい。たとえば、昼食が抜けることが多い方であれば、昼食をしっかりとるように指導することはもちろんであるが、昼食時の服薬はない処方にするなど工夫は可能である。

　次に、摂食嚥下機能低下の把握と評価を必ずお願いしたい。医師みずから口腔内を観察し、歯の状態と口腔衛生を把握するとともに、頸部の筋肉や嚥下動作を確認し、歯科医師や歯科衛生士、言語聴覚士、理学療法士などと積極的に連携して摂食嚥下機能と栄養状態の改善を図ることが求められる。また、服薬については基本的にはアルゴリズムに従いつつ、投与方法や剤形、薬自体に関して薬剤師とも相談しながら最適なものを模索していただきたい。

引用文献
1）高齢者の安全な薬物療法ガイドライン2015. 日本老年医学会, 日本医療研究開発機構研究費・高齢者の薬物治療の安全性に関する研究研究班（編）. 東京：日本老年医学会；2015.

〈秋下 雅弘〉

④ 歯科医師

（1）アルゴリズムの活用（歯科の対応）

　アルゴリズムでは、摂食嚥下障害により口腔状況の問題が見られる場合は、歯科医師・歯科衛生士との連携が推奨されている。口腔がんなどにより口腔機能が低下した患者では、水分と錠剤のような固形物を同時に摂取すると、水分だけが先に咽頭に流れてしまい、固形物が口腔内や咽頭に残留することがある（図表2）。患者自身が錠剤を飲み込めていないことに気づき、追加で水分を摂取するなどして対応できれば大きな問題はない。しかし、口腔感覚が低下している場合には、患者が口腔内に錠剤が残っていることに気がつかないことがある。さらに、内服時には一見するとしっかりと飲み込めたように見えるため、周囲も錠剤が飲めていないことに気がつかない可能性があり注意が必要である。

● 図表2　口腔がん患者の残薬 ●

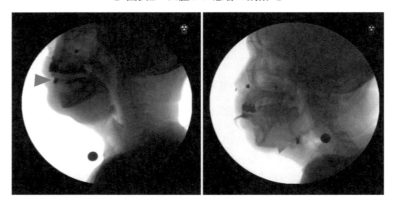

（左）下顎前歯部の顎骨を切除している。皮弁と舌の下に食べ物がたまりやすく、錠剤も隙間に落下し残留した。（▶印）
（右）舌や下顎骨を切除している。喉頭蓋谷に錠剤が残留している。（▶印）

　口腔状況の問題への対応は、患者が指示を理解し自身で服薬できる場合は、舌の中央よりも奥の方（奥舌）に錠剤を置き水分を摂取させる。送り込みのプロセスを代償することで、飲み込みやすくなる。また、さらさらとした流れのよい水分で服薬するよりも、服薬ゼリーのように錠剤と一塊となり飲み込めるような形態のほうが、摂取しやすい場合がある。それでも服薬が難しい場合には、「錠剤が飲めない際のアルゴリズム」に準じて対応する。

　疾患による口腔への影響に関しては、中等度以上の認知症では口を開けない、または開けたまま、食事中に口の動きが止まってしまう、というような問題が見られることがある。口腔周囲筋をマッサージする、ホットタオルを当てるなどのリラクセーションにより口腔の運動がスムーズになることがある。また認知症以外でも、口腔や頸部の過緊張があると口腔運動に影響する場合がある。これらはアルゴリズム中の姿勢の問題とも関連するが、食事時、服薬時のみの対応だけでなく、可能であれば日常のリハビリテーションでの可動域訓練、拘縮予防の運動などの対応が望ましい。ただし服薬は毎日行われるものであり、介護者の負担が大きい場合には、服用回数や薬の数、剤形変更を検討すべきである。

　剤形に関しては、口腔の機能が著しく障害されていたり口腔乾燥が著しい患者では、口腔内崩壊錠が口腔や咽頭に貼りついて崩壊しない、飲みづらいということがある。そのような場合には、ゼリーやとろみ剤に混ぜたほうが貼りつかずに飲みやすいということもある。ただし、ゼリーやとろみ剤で服薬すると、薬効が減弱する報告が出てきているため注意が必要である。また、顆粒剤をとろみ水に混ぜて内服した後に、歯の周りに顆粒剤が貼りついて残っていることもまれに経験する（図表3）。特に口腔の問題がある患者では、服薬後の口腔内の確認が必要である。

　多職種間で患者の口腔状況を共有することで、適切かつ安全な対応ができるようになる。歯科医師・歯科衛生士からの情報共有も積極的に行うことが望ましい。また歯科以外の職種では口腔機能の評価や判断が難しい場合もあるため、服薬の問題がある場合にはぜひ歯科に相談していただきたい。

● 図表3　口腔内の残薬（細粒） ●

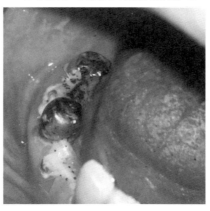

入院患者の口腔内。歯と歯の間に汚れがついており、その上に球形吸着炭の細粒が付着している。（▶印）

（2）歯科で処方することが多い薬とその特徴

　歯科では、口腔内の状況や症状に応じて薬を処方する。特に、病院歯科や訪問歯科では摂食嚥下機能が低下した患者も多いため、患者の既往歴や全身状態、現在服用している薬との相互作用を考慮するだけでなく、アルゴリズムを用いた剤形指示が望ましい。一般的に歯科で処方することが多い薬とその特徴、注意点を説明する。

①消炎鎮痛薬、抗菌薬

　消炎鎮痛薬は、歯痛や抜歯後の疼痛、顎の関節の痛みなどに対し処方することが多い。また、著しい歯肉の腫れや出血、歯の周囲からの排膿など、口腔内に明らかな炎症がある場合には細菌感染が疑われる。腫れが局所的であれば、歯周ポケット内にペースト状の抗菌薬を直接注入する場合もある。症状が強い場合や、抗菌薬が注入できない場合には、抗菌薬を経口投与する。特に高齢者では、重度歯周炎の急性発作や歯の破折が見られやすい。これらは急激に症状が出やすく、さらにセルフケアが困難な場合には口腔内が不潔になりやすいため、症状を繰り返しやすいという特徴がある。これらの薬は錠剤やカプセルが多いため、処方されたが服薬できないということがないよう、ほかの処方薬の剤形や嚥下機能を確認してから処方するべきである。

②抗真菌薬

　高齢者や、疾病や治療の影響により免疫力が低下している患者、抗菌薬を長期間内服している患者は、口腔カンジダ症を発症することがある。口腔カンジダ症は真菌（カビ）によって起こる感染症で、口腔内の粘膜に白い苔状のものが付着したり、粘膜が発赤しヒリヒリしたりするなどの症状が出る。徹底した口腔衛生管理により治癒することもあるが、基本的には抗真菌薬による治療が必要である。

　よく使用されている抗真菌薬には、シロップ剤やゲルタイプ、口腔粘膜付着型などがある。シロップ剤は口腔内に広がりやすいという利点があるが、口腔内で水分を保持できない場合や、水分で誤嚥しやすい場合には他の薬を選択することが望ましい。ゲルタイプはチューブに入っており、口腔内に塗り広げた後しばらくしてから飲み込んでもらう必要がある。ゲルが口腔内にたまり咽頭へ流れにくいため、嚥下障害患者でも使用可能である。また、口腔粘膜付着型は歯肉に貼りつけるだけでよいので、重度の嚥下障害や、認知機能の低下により内服が困難な場合でも使用しやすい。

③口腔用軟膏

口腔内の粘膜に口内炎や傷ができた際に処方することがある。嚥下機能の影響は受けにくい。

④うがい薬

口腔内の殺菌や抗炎症を目的としてうがい薬が使用される。うがい薬を処方する際に、まず患者が安全にうがいができるかどうかを確認しておくことが必要である。認知機能の低下や高次脳機能障害では、うがいという動作そのものが認識できない、口に含んだうがい薬を飲み込んでしまう、などの可能性がある。また、口腔機能の低下や口腔がん術後などで口腔内にうまく水分を保持できない場合には、口腔から水分を吐き出せなかったり、口腔から咽頭に水分が一気に流入しやすかったりするため、誤嚥のリスクが高い。

嚥下障害者がうがい薬を使用する必要がある場合には、スポンジブラシにうがい薬を浸し、口腔内を清拭するように行きわたらせる。咽頭にうがい薬が流れないように、ギャッジアップまたは座位でやや前傾姿勢を取らせるようにする。口腔内に残ったうがい薬は、スポンジブラシか口腔ケア用ティッシュで拭うか、吸引して回収する。

〈中川 量晴、吉見 佳那子、戸原 玄〉

⑤ PT、OT、ST

（1）食事時、服薬時の姿勢に着目

姿勢は嚥下動態に影響を与える。姿勢が安定していなければ、喉頭挙上や咽頭収縮が不十分になったり、食塊が咽頭へ流入するタイミングがずれて誤嚥につながることもある。車椅子の座面は体重によってシートがたわみ、体幹の左右への傾斜や骨盤後傾をきたすことが多いため、たわみを防ぐようシートの上に板を敷き、臀部のモールディングされたクッションを置くか椅子に移って食事をするなどが望ましい。

口腔期の障害がある場合に、食塊や薬を口腔から咽頭へ送り込むために頭部を後屈して送り込もうとする場合があるが、頭部後屈すると喉頭口が広がり誤嚥しやすい姿勢となる。

送り込みを改善するために、ベッド上リクライニング位での食事が推奨されることが多いが、この際も体幹、頭部が安定するように、ベッドの傾斜に対して臀部が下方にずり落ちていないか、肩が浮いていないか、頭部が伸展していないかを確認し、必要な部位にクッション等を使用し頭部が屈曲位で安定するように調整する（図表4）。リクライニングの適切な角度は人それぞれである。また、液体、とろみ水、固形物など摂取する内容によって口腔から咽頭への流れ方は異なるため、飲水時、食事前半、食事後半、服薬時にわたって観察し、口腔内残留がある、むせを認めるようであれば医師や看護師と食事形態や姿勢を再検討し、服薬に関しては薬剤師と剤形の変更などについて相談する。

● 図表4　ベッド上での姿勢調整 ●

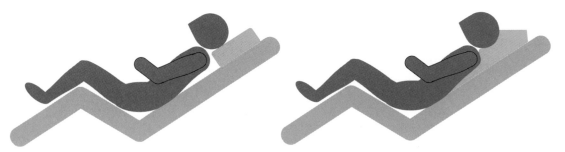

頭だけでなく、肩や体幹を支えられるように
クッションや枕で調整する

（2）薬を口に運ぶ動作に着目

　高齢者は多剤服用していることが多い。また指先の感覚低下や巧緻性の低下によりうまく
錠剤がつまめないこともある。ベッド上やベッド周囲の床などに薬が落ちている、容器に薬が
残ったままになっているようなことがあれば、服薬方法、剤形などについて看護師、薬剤師と
協議する必要がある。錠剤は小さいとつまみにくいが、大きいと飲み込みにくくなるため簡易
懸濁法の導入やシロップ剤への変更などと併せて検討する。

　一包化は、多剤服用している患者の内服管理を単純にするために有効な手段であるが、高齢
者あるいは片麻痺のあるような患者にとっては袋が破りにくいという問題点もある。また、一
包化の袋の封を開け、本人がそのまま口に運んでいる場合、あるいは介助者が袋から直接薬を
口に入れている場合を見かけたら、頭部後屈での嚥下となりやすいため、飲み込みやすい数量
ずつ舌上に置く、あるいはスプーン上にのせて口に運ぶことを指導する。

　散剤は口からこぼれて飲みこぼしが増える、口の中で広がってしまい錠剤よりも飲み込む
までに時間がかかるなどの問題点がある。また、服薬に必要な水分量が多いため摂食嚥下障害
があり、摂取できる水分量が十分ではない患者には、適さない剤形であるこのような場合は簡
易懸濁法の導入やシロップ剤への変更などを検討する。

（3）嚥下機能に着目

　食事と服薬方法の解離に注意する。摂食嚥下障害があり、食事は均質なペースト食、水分に
はとろみをつけることが推奨されているにもかかわらず、服薬は錠剤をとろみのない水で服
用しているような場合があれば、服薬時のむせや呼吸状態の変化がないかを観察し、必要であ
れば剤形の変更やとろみ水での摂取を試してみる。一方で、禁食やペースト食の摂取が推奨さ
れている患者で服薬はうまくできている場合は、食事摂取の能力もあることが推測されるた
め、医師に嚥下機能の再評価を提案する必要がある。

　誤嚥を防止する手段として水分にとろみをつけることが一般的に推奨されるが、とろみが
濃すぎると口腔内、咽頭内の残留が増加する場合があるため、服薬時に何回も繰り返し飲み込
む、口腔内にとろみ水が残留しているなどがあれば、患者ごとに適切なとろみ濃度を再検討す
る必要がある。飲水時に指示された濃度のついたとろみ水に散剤を溶かすと、薬が溶解してさ
らにとろみが濃くなる場合もあり注意が必要である。OD錠は水を吸収して崩壊するため、と
ろみ水には崩壊しない場合がある。簡易懸濁法でさきに水にとかしたうえで、とろみをつけて
内服することが推奨される。

摂食嚥下障害患者では、不均一な形態は咽頭残留を増やすことにつながる。錠剤と散剤を一緒に口に入れて飲むことは避けるほうがよい。

（4）介助者の動作に着目

姿勢調整、とろみ濃度の調整が適切に行われているかをお互いに確認する。食事介助の際のスプーンの大きさにも着目する。スプーンが大きすぎると食べ物が口からこぼれる、一口量が多くなるなどの問題が生じる。スプーンは口に対して直角に入れ、食材を舌上に置いたら患者に口を閉じてもらいながらやや上方に引き抜くようにして、頭部後屈位とならないように配慮する。食材を口に入れてから、口腔内で食塊としてまとめて飲み込むまでの時間、むせや湿性嗄声の有無、口腔内残留の有無を確認して次の一口を入れるようにする。

患者の食事摂取量を把握して、重要な薬は満腹となり経口摂取をやめてしまう前に服用させるなどの工夫も必要である。薬を食事に混ぜる方法がよく取られるが、食事の味が変化し摂取を拒否される場合、薬効に影響を与える場合がある。また、付着性や粘稠度が高く、咽頭残留することも考えられあまり推奨されない。服薬用ゼリーで摂取する方法以外に、錠剤が服薬できる患者の場合は、ゼリー形態のものに錠剤を挟み込んで内服する方法もある。

〈柴田 斉子〉

6 介護スタッフやその他のスタッフ

介護施設において、服薬介助等の薬に関係する業務が行える業種は限られており、介護職はそこに携わることはできない。しかしながら、利用者の服薬の実態を把握し、それを看護師、医師あるいは薬剤師等に伝達することは可能であるばかりか、ふだんの日常の実態を把握することについては、介護職が最も適していると考えられる。

今回作成したアルゴリズムにおいては、下記の場合の評価と連絡が望まれる。

（1）運動機能障害

麻痺およびその他の手の巧緻性の障害により薬がうまく取り出せない状態に気づいた場合は、介護職の方々はそのことを看護師や療法士等に伝える。薬を取り出せないという具体的な事態の前には、たとえば手が以前より動きづらくなっている、あるいは食事介助やレクリエーション中の座位姿勢の変化の気づきは重要である。

（2）摂食嚥下障害

利用者の食事介助が必要となった時点で、すでになんらかの嚥下障害があり、かつそれに伴い服薬困難な状況が起きていると考えられる。特に、食事介助中のむせがある場合は、誤嚥や窒息のハイリスクであるため、その旨を看護師等に伝えることが必要である。また、食事介助や口腔ケア中に、口の中の食べ物や薬物の残りがある場合は、さらにリスクが高まる。

（3）服薬管理能力の低下

介護職は、ふだんの生活の中で利用者の変化を把握できる立場にある。認知機能の低下は、

日常生活の困難さにつながり、その結果服薬が低下してくる[1]。入所までは服薬管理は自分で行っていた高齢者であっても、慣れない施設に入所するという環境の変化に伴い、薬の自己管理が困難になるケースもある。

（4）心理的要因

　利用者の環境の変化、施設が変わることによる薬種の変化、といったさまざまな要因が服薬に影響する。たとえば、施設での食事メニューの変化が、食欲低下につながり、服薬も困難になることもあり得る。どのような心理的な要因および事象がきっかけで、服薬困難になるかは、人それぞれである。

（5）その他の職種のかかわり

　このほか介護施設では、栄養士が食事内容および食事の形態に深くかかわっている。さらに、利用者の家族との連携は施設の相談員が深くかかわっている。服薬や食事の状態の変化はこういった多職種との連携が強く求められる。

引用文献
1）木ノ下, 2020 #284.

〈大河内 二郎〉

第**2**章

薬から見た、摂食嚥下障害への対応の問題点

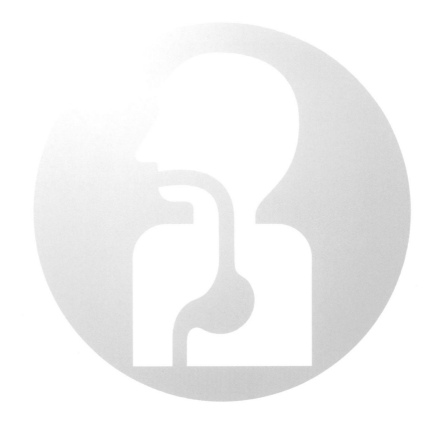

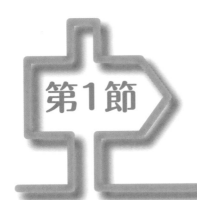

第1節　薬は芸術品！薬の知らない知識

① はじめに

　薬の中で最も汎用されている錠剤は、大きさ、色、形が異なっているが、それ以外にも見た目にはわからない機能的に重要な違いがある。錠剤は口から消化管に入り、消化液を吸って錠剤の形が壊れ、消化液に薬の成分が溶けて、消化管から血液中に吸収されて効果を発揮する。しかし、成分を一度に放出するか、ゆっくりと長く放出するか、胃や腸のどこで放出し始めるかなどは錠剤ごとに試行錯誤され、一つの製品ができ上がる。錠剤の一つひとつにさまざまな創意工夫がなされ、筆者には "芸術品"だと思える。

　この章では芸術品である錠剤をつぶすことはできる限り避けるべき行為であることをご理解いただきたく、ふだん何げなく扱っている薬について解説する。

② 薬の知識

（1）薬の知識

　「薬を投与する」といっても、どのように投与するかはいろいろな方法が存在する。たとえば、投与部位による分類としては内服薬、貼付剤、点眼剤、坐剤、注射剤などである。そして内服薬のなかにも錠剤、カプセル剤、散剤、舌下錠などがあり（図表1）、さらに錠剤にはたくさんの細工が施されたものがある。

　このように薬にはたくさんの種類があり、薬の形により効果が出るまでのスピードや効果の持続時間が異なるため、使用方法には十分な注意を要する。

● 図表1　投与方法ごとの薬の形と種類 ●

投与方法による分類	剤形	詳細
内服薬	錠剤 カプセル剤 散剤 液剤 口腔錠	裸錠、糖衣錠、徐放錠、腸溶錠、口腔内崩壊錠など 硬カプセル、軟カプセル 細粒剤、顆粒剤、ドライシロップ剤など シロップ剤、エリキシル剤など 舌下錠、バッカル錠など（飲み込まない）
外用薬	貼付剤 塗布剤 吸入剤 口腔用剤 点眼薬 点耳薬 点鼻薬 坐剤	テープ剤（全身に作用・局所で作用）、湿布剤（局所で作用） 軟膏剤、クリーム剤、外用液剤など エアゾール剤、ドライパウダー剤など トローチ剤、うがい薬など
注射剤	皮下注射 筋肉内注射 静脈内注射	

（2）薬の体内での行方

　薬にはいろいろな剤形（コラム参照）がある。各剤形の吸収部位を図表2に示す。軟膏剤は皮膚の血管、坐剤は肛門の血管、点鼻薬は鼻の血管、吸入薬は肺にある血管、舌下錠は舌の下にある血管からそれぞれ吸収されて血液中に入る。注射剤も直接血管内に投与したり、投与部位近くの血管から吸収される。このようにして血液中に入った薬の成分は心臓を介して全身に送られ、目的の臓器や組織に到達して効果を発揮する。

　しかし内服薬（錠剤、散剤、液剤など）は直接血液中には入らない。口から食道を通って強酸性である胃液の中を通過して、腸へ移動する。薬の成分は消化液に溶け、栄養素と同じように多くは腸で吸収される。吸収された薬の成分は肝臓に入るが、腸や肝臓の酵素により一部が代謝され（壊されあるいは活性化され）、残った成分がようやく血液中に入る。このように最もよく用いられる内服薬は、ほかの製剤に比べ薬を飲んでから作用を発揮するまでに多くのバリアがある。これらのバリアによってできるだけ成分が壊されずに吸収されるように、内服薬にはさまざまな工夫が施されている。一例を挙げると、薬の成分が酸に弱ければ胃液で分解されて効果をなくしてしまう。そのため、錠剤表面を酸性では溶けないフィルムで覆うことによって胃の中で錠剤が壊れず、錠剤のまま胃を通過して腸に入ってから錠剤が壊れて、成分が腸液に溶けて吸収されるように工夫されている。工夫された錠剤をつぶしてしまうと、薬の効果がなくなってしまう。錠剤は1製剤ごとにさまざまな工夫が施されている[1]ことを知っていただき、安易に錠剤をつぶしてはいけないということをご理解いただきたい。

● 図表2　各剤形の吸収部位 ●

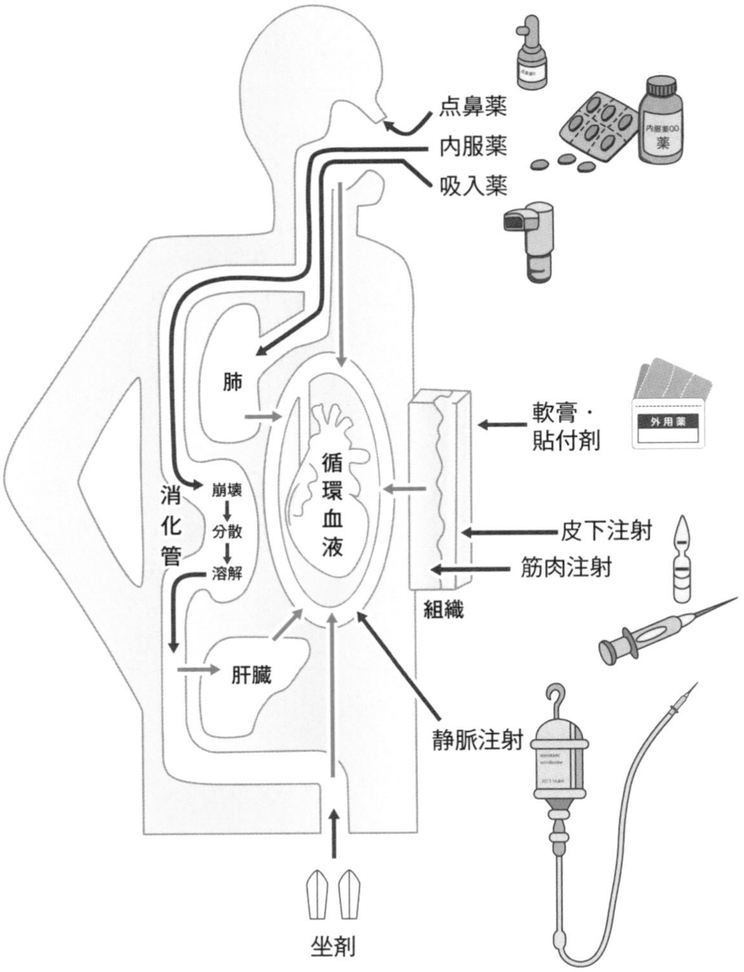

点鼻薬
内服薬
吸入薬

肺

消化管

崩壊
↓
分散
↓
溶解

循環血液

軟膏・
貼付剤

皮下注射
筋肉注射

組織

肝臓

静脈注射

坐剤

Column

剤形とは

　薬には注射剤、内服薬（錠剤、散剤、液剤等）、外用薬（塗布剤、坐剤、貼付剤等）などがあるが、これを「剤形」という。薬は期待する薬効を最大限に発揮し、副作用を少しでも回避し、また使いやすさなどを目的にどのような製剤にするかを試行錯誤して、最終に製造する剤形が決められる。しかし、どの薬もすべての剤形ができるわけではなく、薬の成分によって製造できる剤形が決まる。

（3）1日数回飲む薬と1日1回飲めばよい薬の違い

　同じ成分の薬でも、1日3回飲む場合と朝だけ飲めばよいものがある。その違いについて、ニフェジピン製剤のアダラートLとアダラートCR（ともにバイエル社）を例に説明する。

　アダラートLとアダラートCRは、1日に飲む量（20～40mg）は同じであるが、アダラートLは朝と夕に2回服用し、アダラートCRは1回だけ朝に服用する。なぜ、飲む回数に違いがあるのだろうか。

　図表3、図表4に、ともに1日にニフェジピン40mgを飲んだ時の血液中のニフェジピンの濃度（血中濃度）を示す。図表3はアダラートL錠20mgを1日2回（12時間ごと）に15日間飲んだときの血中濃度である。服用して12時間後には血中濃度が低くなることがわかる。図表4はアダラートCR錠40mgを1日1回朝食後に7日間飲んだ時の、1日目と7日目の血中濃度を示している。

● 図表3　アダラートL錠20mgを1日2回15日間連続して飲んだときの血液中のニフェジピン濃度のシミュレーション図 ●

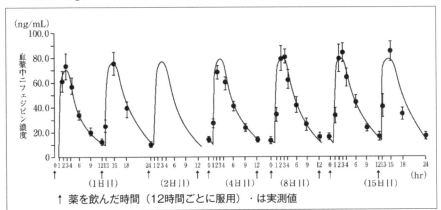

アダラートLインタビューフォームより

● 図表4　アダラートCR錠40mgを1日1回7日間朝食後に連続して飲んだときの1日目と7日目の血液中ニフェジピン濃度 ●

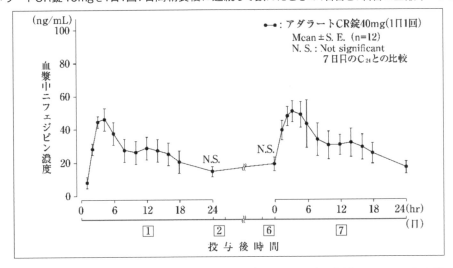

アダラートCRインタビューフォームより

　　アダラートLと比べると服用6時間後の血中濃度は同じくらいであるが、それ以降24時間後までの血中濃度の推移は大きく異なる。アダラートCRは12時間後にもう一度血中濃度が高くなり、24時間後でもニフェジピンが効果を表す血中濃度（10ng/mL）以上になっている。

　　この違いの理由は、アダラートL錠とアダラートCR錠の両剤とも普通の錠剤に比べて長い時間効果が続く徐放性製剤であるが、アダラートCR錠はアダラートL錠よりもさらに効果が続くように改良されているからである。図表5にアダラートCR錠の断面図を示す。アダラートCR錠の中に別の錠剤（内核錠）が入っていることがわかる。1985年に1日2回服用すればよいアダラートL錠が発売されたが、さらなる副作用の軽減、穏やかな降圧効果、1日1回投与をめざして開発が続けられ、1998年に内核錠の入ったアダラートCR錠が開発された[2]。

● 図表5　アダラートCR錠断面図 ●

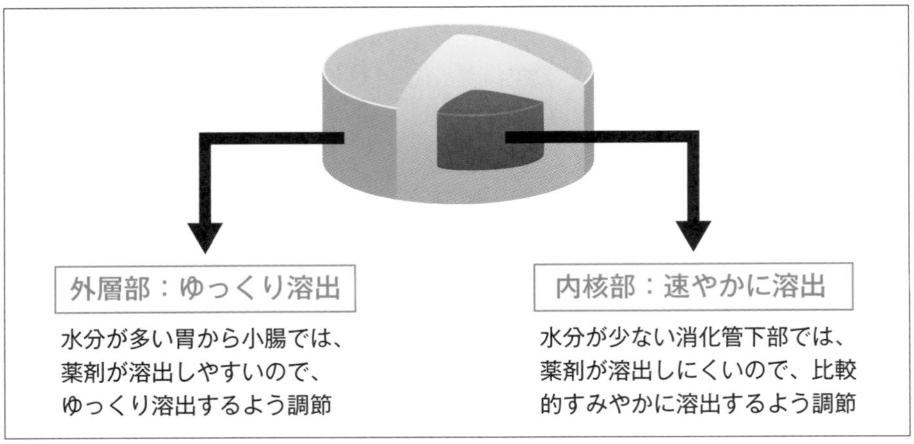

外層部：ゆっくり溶出	内核部：速やかに溶出
水分が多い胃から小腸では、薬剤が溶出しやすいので、ゆっくり溶出するよう調節	水分が少ない消化管下部では、薬剤が溶出しにくいので、比較的すみやかに溶出するよう調節

バイエル薬品（株）HPより引用

　　アダラートLとアダラートCRは、見た目の大きさが違う同じような粒に見えるが、それぞれに工夫が施され、機能が異なる錠剤である。このような錠剤をつぶすと血中濃度のコントロールができなくなって一気に血中濃度が上がってしまうため、つぶすことは避けるべき行為である。実際に、アダラートCR錠20mgを粉砕して経腸栄養チューブから投与し、1時間後の血圧が80mmHgに低下した事例が報告されている（図表6）[3]。

● 図表6　医療安全情報 ●

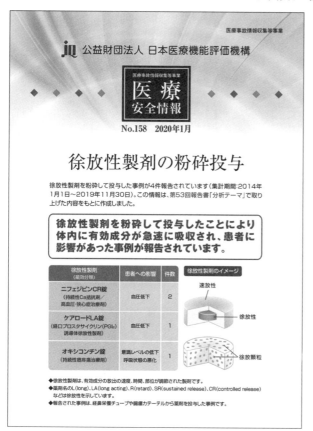

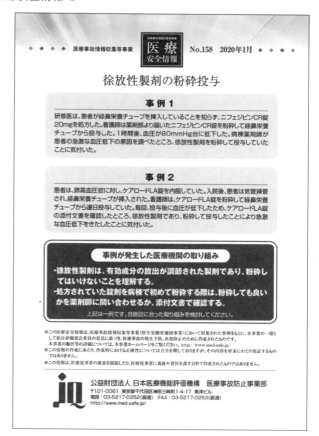

（4）一度に2倍の量を飲んだらどうなるか

　アダラートCR錠40mg 1錠と同じ量になるように、アダラートL錠20mgを一度に2錠飲んだらどうなるのだろうか。

　血液中の薬の成分濃度（血中薬物濃度）は、無効域、有効域、副作用・中毒域に分けられる（図表7）。血中薬物濃度を、無効域と副作用・中毒域の間にある有効域（B）を保つことが重要であり、そのために服用する量や時間が決められている。アダラートL錠20mg 2錠を一度に飲んだ場合、血中薬物濃度が有効域を脱して副作用・中毒域（A）になる。アダラートCR錠1錠と同量のアダラートL錠を一度に飲んでも、作用する時間が延びるわけではなく血中薬物濃度が高くなりすぎて副作用・中毒域（A）になり、副作用が出やすくなる。痛み止めを2倍飲めば痛みが取れると思って2倍量を飲むと同様なことが起こり、消化性潰瘍を起こしてしまう患者も少なくない。飲み忘れたときに、次の服用時間に2回分を一度に飲むようなことは危険であり、避けるべき行為である。

● 図表7　血中薬物濃度と時間の関係 ●

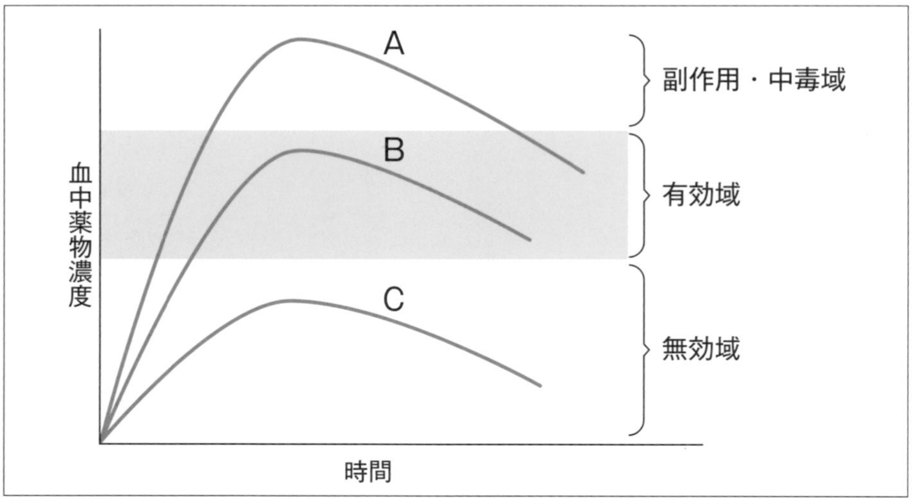

③ 錠剤の種類

（1）錠剤の種類

　　錠剤は最も使用頻度の高い剤形である。どれも同じような錠剤に見えても、実にさまざまな種類がある。錠剤の分類の仕方もいろいろで、形状による分類を図表8に示す。

● 図表8　錠剤の形状による分類 ●

分類	特徴	模式図
素 錠	錠剤の表面にコーティングなど特に施していない錠剤。裸錠ともいう。	
多層錠	組成の異なる2層以上で圧縮形成された錠剤。	成分A / 成分B
内核錠（有核錠）	内核錠の周りを組成の異なる層で覆って成形された錠剤。	核錠
糖衣錠	素錠の周りを砂糖で包んだ錠剤。砂糖で覆うことにより、苦味などをマスクすることができる。	糖衣
フィルムコーティング錠	素錠の周りを水溶性の高分子の膜で覆った錠剤。	フィルム

引用：『実践製剤学第2版　そしてその基盤となる物理薬剤学』（京都廣川書店）P77

　　一方、図表9のように口腔内で崩壊する「口腔内崩壊錠」、かんで服用する「チュアブル錠」、数は少ないが「発泡錠」「分散錠」「溶解錠」などの分類もある。

● 図表9　錠剤の分類 ●

形状：素錠、多層錠、糖衣錠、フィルムコーティング錠、有核錠など

口腔内崩壊錠	・口腔内で速やかに溶解または崩壊 ・口腔粘膜からは吸収されない ・嚥下能力が低い場合、水分制限がある場合に便利
チュアブル錠	・咀嚼後にそのまま飲み込んで服用する ・小児、水分制限がある場合に便利
発泡錠	・水中で急速に発泡しながら溶解または分散する錠剤 ・口腔内で発泡しながら速やかに崩壊する。 ・口腔内崩壊錠と似ているが、発泡するところが異なる
分散錠	・水で容易に分散する錠剤で、液剤として服用できる ・服用量を量らなくても正確に1回量が服用可能
溶解錠	・水に溶解する錠剤で、液剤として服用できる ・服用量を量らなくても正確に1回量が服用可能

　また、飲んだ錠剤が消化管内のどこで壊れて、どこで吸収されるかによって、図表10に示すような分類がされている。口腔内崩壊錠は、少量の水に入れれば口腔内ですぐに崩壊する（壊れる）ため、つぶす必要はほとんどない。また、胃で崩壊しない（壊れない）ように作られた錠剤は、つぶすことによってさまざまな問題が生じる。ここでは粉砕されてしまう可能性のある徐放性製剤の構造やしくみについて解説する。

● 図表10　消化管内における製剤の崩壊・薬物放出（溶出）部位 ●

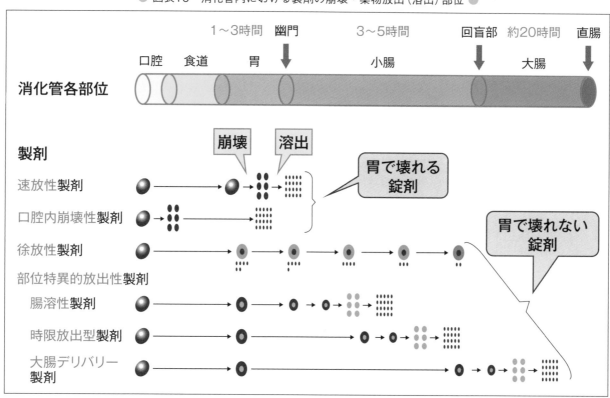

出典：橋田充（監）、高倉善信（編）、図解で学ぶDDS p.72 じほう（2010発行）一部改変

(2) 徐放性錠剤の構造、しくみ

　「2　薬の知識　（2）薬の体内での行方」で解説したように、錠剤は、通常、胃で壊れて消化液に溶解して腸から吸収される。しかし、徐放性の錠剤は、成分が放出する時間や部位を調整したり、投与回数を少なくしたり、また副作用が出ないようにするため、錠剤ごとにさまざまな特殊な工夫がされている（図表11）。多くの徐放性製剤はこれらの工夫によって胃で壊れることなく、ゆっくりと成分を放出させながら錠剤のまま消化管内を移動する。錠剤の殻だけが便に排泄されて驚かれることもあるが、便から出たのは殻のみで成分はほとんど体内で放出されている。

● 図表11　徐放性製剤 ●

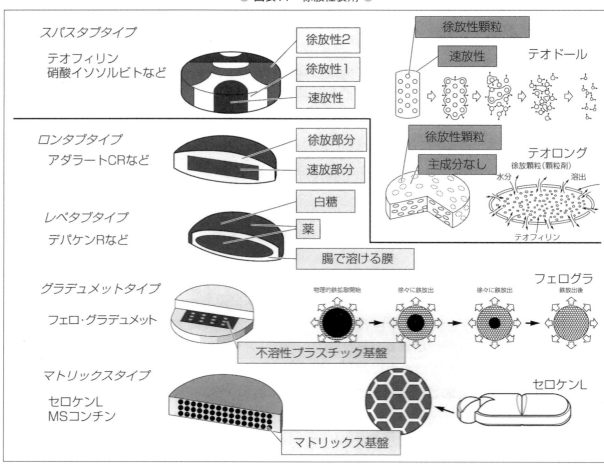

　図表12のように患者に渡す説明用紙が付いている薬もある。このような錠剤をつぶすと、長い時間徐々に薬を放出するしくみを壊してしまい、血中濃度が副作用・中毒域に達して副作用を起こしやすくなる。徐放錠は絶対につぶしてはいけない薬の一つである。

●　図表12　デパケンR錠を服用される患者さんへ　●

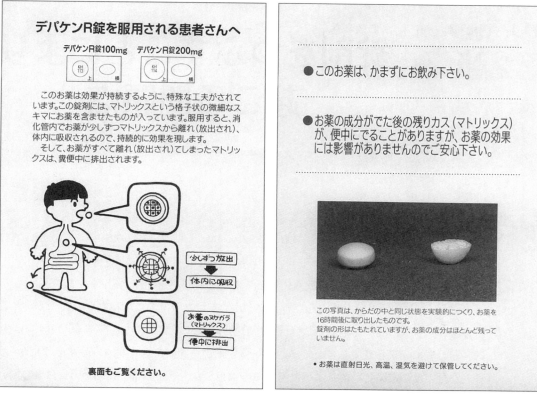

https://medical.kyowakirin.co.jp/druginfo/qa/ing/dpa005.png（2022.5.7閲覧）

参考文献

1）倉田なおみ編著；『頻用薬のこれなんで』,（株）じほう, 2021.

2）https://pharma-navi.bayer.jp/adalat/products/history　2022.5.6閲覧.

3）日本医療機能評価機構；医療安全情報No.158, 2020年1月発出.

〈倉田 なおみ、鈴木 慶介〉

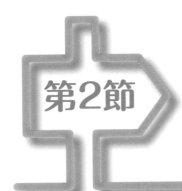

第2節　錠剤をつぶすことにより起こる問題点

① 食事と薬は、扱い方が違う

　薬を飲むときにむせる、薬を飲みにくそうにしている、口の中に薬がいつまでも残っているなどの場合、自己判断で薬を粉砕したりカプセルを空けたりすることはないだろうか。実際に周囲の介護スタッフに聞いてみても、「自己判断で粉砕したことがある」と答えるスタッフは少なくない。「もし喉に詰まらせてしまったら困るから」「細かく砕いたほうが飲みやすそうだから」と、患者の安全のために薬を粉砕しようと考えるのは自然な発想ではないだろうか。食事の場合、患者の食事状況に合わせて、患者個々の「一口サイズ」におかずを裂いたり、米飯を軟らかく炊いたりすることがあるだろう。または、ペースト食やキザミ食などのように、食事のオーダーで対応することもある。

　しかし、食事は基本的に咀嚼することを前提としているが、薬はどうだろうか。「第2章第1節」で解説したとおり、薬にはさまざまな工夫が施されている。一部の薬ではつぶしたりかみ砕いたりしてしまうと効果が弱くなるどころか、効果が強く出すぎて、場合によっては副作用が生じてしまうおそれもある。求める薬効を過不足なく発揮させるには、その細工を壊さないことが重要である。

　患者が薬を粒のまま飲めない場合、医師はまず唾液やわずかな水分で崩壊するタイプの錠剤、粉薬や貼り薬などを検討するが、そのような薬がない場合には処方箋に「粉砕」指示を記載する。続いて処方箋を受け取った薬剤師は粉砕してよい薬かを確認し、粉砕やカプセル開封（脱カプセル）が不向きな薬がある場合にはほかの薬を提案する。自己判断で薬をつぶすことはさまざまなリスクを伴うため、薬を飲みにくそうにしている場合には、他の医療スタッフ、特に薬剤師に相談するとよいだろう。この節では、錠剤をつぶすことで起こり得る問題点を説明する。

② 錠剤をつぶすことによる問題点

　以下に、問題点を事象別に説明する。図表1も参照されたい。また、つぶしてはいけない薬と理由の一例を図表2にまとめた。

● 図表1　錠剤をつぶすことによる問題点 ●

問題点	詳細
苦みやにおいが強くなる	強烈な苦みや不快なにおいで飲みにくくなる 服薬拒否につながる 　例）抗菌薬、睡眠導入薬、胃粘膜保護剤はつぶすととても苦くなる 　　　リウマチの薬はつぶすと不快なにおいが生じる
潰瘍や麻痺	消化管の粘膜に潰瘍が生じる 口の中や舌が痺れる、食道が腫れる 　例）骨粗鬆症の薬をつぶすことにより口の中に残り口腔粘膜潰瘍を生じる 　　　不整脈の薬を脱カプセルすると舌が痺れる
作業者や周りの人への暴露	抗がん剤をつぶしたり脱カプセルしたりすることで飛散した薬を、吸い込んだり皮膚に触れたりすることで、作業した人や周りの人へ健康被害を及ぼす
効果が強くなる	副作用が発生するリスクが高くなる 　例）血圧の薬で血圧が低くなりすぎる 　　　ぜんそくの薬でドキドキする 　　　痛み止めで意識障害　など
効果が弱くなる	治療効果が得られない 予防効果が得られず新しい疾患が発生する 　例）抗菌薬の効果が弱くなる 　　　胃潰瘍を予防する効果が弱くなる
安定性が失われる	錠剤の安定性は粒の状態で試験されている 粉砕することで有効成分の安定性が担保されなくなる

● 図表2　つぶしてはいけない薬と理由の一例 ●

薬品名（成分名）	製剤の工夫	理由
ニフェジピン CR	徐放錠	効果↗
オキシコドン徐放錠	徐放錠	効果↗
バルプロ酸ナトリウム SR	徐放錠	効果↗
ラベプラゾール	腸溶錠	効果↘
ランソプラゾール	腸溶錠	効果↘
バイアスピリン	腸溶錠	胃での副作用↗
レバミピド	フィルムコーティング錠	苦み
プレドニゾロン	裸錠	苦み
クラリスロマイシン	フィルムコーティング錠	苦み
ブシラミン	糖衣錠	特異臭
アレンドロン酸	裸錠	潰瘍
リセドロン酸	フィルムコーティング錠	潰瘍
ピルジカイニド	カプセル	しびれ、麻痺

（1）苦みやにおいが強くなる

　　強い苦みや不快なにおいのする薬があり、それを感じにくくするために錠剤にコーティングを施したり、カプセルに充填したりと工夫がなされている。この薬をつぶしてしまうと強烈な苦みやにおいが発生するため、服薬拒否につながってしまうことがある。粉砕した薬を食事に混ぜて飲ませるケースが散見されるが、食事という楽しみが奪われるだけでなく、食事拒否につながる。食事拒否が長期にわたる場合には低栄養や脱水に陥り、日常動作レベルや生活の質が低下し、ときには生命にかかわる深刻な問題にもなり得ることに留意したい。突然患者の食事が進まなくなった、薬や食事を口にしたときにいつもと違う渋い表情をするなどに遭遇した時には、つぶした薬を食事に混ぜていないか、新しい薬が始まっていないか、などを確認してみるとよいだろう。

【比較的使用頻度が高い、注意しなければならない薬の例】

　　つぶすと苦くなる薬の種類は多く、かつ頻用される薬が数多く存在する。抗菌薬（抗生物質）、睡眠導入薬、胃粘膜保護薬などたくさんの種類がある。

（2）潰瘍や麻痺

　　口の中や食道に長時間とどまることで粘膜潰瘍を起こす薬や、触れた部分を麻痺させる薬がある。この薬をつぶすとその原因成分が直接粘膜に作用し、潰瘍や舌のしびれ、食道の腫れを生じやすくしてしまう。

【比較的使用頻度が高い、注意しなければならない薬の例】

　　ビスホスホネート系に分類される骨粗鬆症の薬（起床時に飲む薬）や、NSAIDsに分類される痛み止めは、口の中や食道に潰瘍を起こしやすい薬として知られている。薬が食道の1か所にとどまってしまうことを回避するためには、多めの水で飲むことや、胃の中から食道に逆流しないように服薬後すぐ横にならないようにすることが重要である。また、つぶすことで成分が直接粘膜に作用してしまうため、よりいっそう注意が必要となる。ビスホスホネート系の薬にはゼリータイプの物もある。通常「ゼリーを水で飲む」という発想には至らないと思われるが、この薬は水で飲む必要があり、注意を要する。

（3）作業者や周りの人への暴露

　　国際的に「投与を受ける患者だけではなく医療従事者にも危険がある薬品」はHD（Hazardous Drugs）と位置づけられ、「HD薬調製時および経口抗がん薬の粉砕、脱カプセル時の環境汚染および体内曝露が明らかであることから、HD薬調製時のPPE（個人防護具）の着用を推奨する。」とされている[1]。

【比較的使用頻度が高い、注意しなければならない薬の例】

　　抗がん剤の多くはHDに該当する。薬をつぶしたり脱カプセルしたりすることで飛散した薬を、吸い込んだり皮膚に触れたりすることで、作業した人や周りの人への健康に影響を及ぼす薬もあるので注意が必要である。

（4）効果が強くなる

　　徐放性製剤は、薬の粒から成分が放出するのを遅くするように設計された薬である[2]。メリットは、血中の成分濃度を長時間一定に保つことで、服用回数を減らすことや副作用を回避することである。この薬をつぶすと、成分が短時間で吸収され血中の成分濃度が想定を大きく上回り、薬の効果が強く出すぎてしまうだけでなく、副作用につながってしまうこともある。薬の名前の後ろに「L、LA、R、CR、SR、TR」などの記号のついている薬には徐放性の工夫が施されている。

【比較的使用頻度が高い、注意しなければならない薬の例】

　　1日分の成分を1錠にまとめ、24時間かけてゆっくり放出するように設計された降圧剤がしばしば使用される。この薬を粉砕することで、多くの成分が一度に吸収され、過度に血圧を下げてしまうことがある。

　　1日1回で効果を発揮するように設計された痛み止めは、粉砕することで眠気やふらつきなどを発現させてしまうため注意を要する。

（5）効果が弱くなる

　　腸溶性製剤は、胃では溶けず、腸で溶けるように設計された薬である[2]。メリットは、胃で溶けると胃粘膜障害を起こす成分や、胃酸で分解されてしまう成分を腸まで届けることで、胃粘膜障害を回避したり、効果を十分に発揮したりすることであるが、この薬をつぶすとその特徴を失うことになる。薬の名前の後ろに「腸溶錠」と書かれている薬には工夫が施されているので注意する。

【比較的使用頻度が高い、注意しなければならない薬の例】

　　胃酸の分泌を抑えて胃腸障害を予防する薬（PPI：プロトンポンプインヒビター）がある。この薬は胃酸により分解されやすいため腸溶性製剤となっているが、粉砕することで効果を失い、胃腸障害を起こしてしまう可能性がある。

（6）安定性、配合変化

　　錠剤の安定性は粒の状態で試験され、有効成分が担保される期間で使用期限が設定されている。空気中の水分で分解したり、光で分解したりする成分があり、環境から守るために錠剤をコーティングしている場合もある。この場合もつぶすことで薬の効果が失われてしまう。また、つぶされた薬どうしが混ざり合うことは薬を設計するうえで想定されていない。つぶされた薬を1つに混ぜて長期間分を渡されることがあるが、配合変化にも注意が必要である。

　　以上のように、錠剤をつぶす・脱カプセルすることによる問題点は多岐にわたり、すべてを理解することは困難を極める。ほかの服薬方法が難しく、どうしても薬をつぶす必要のある場合は必ず薬剤師に相談するべきである。

参考文献

1）　一般社団法人 日本がん看護学会，公益社団法人 日本臨床腫瘍学会，一般社団法人 日本臨床腫瘍薬学会；『がん薬物療法における曝露対策合同ガイドライン 2015年版』金原出版株式会社，2015.

2）　薬学用語解説；https://www.pharm.or.jp/dictionary/wiki.cgi　2022年3月27日参照.

〈鈴木 慶介〉

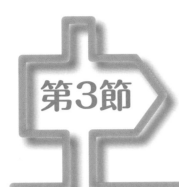

第3節 薬の効果に関する留意点・問題点

① ポリファーマシー

（1）ポリファーマシーとは

　高齢者は多病ゆえに多剤服用となりがちである。75歳以上の約4割が5種類以上、約4分の1が7種類以上の内服薬を一つの薬局から調剤されている[1]。しかし、薬物有害事象のリスクは服用する薬剤が多くなるほど増加し、特に6種類以上の多剤服用は薬物有害事象と関連するという報告もあるため[2]、一つの目安となる。また、服用薬剤数（服用回数や1回の服薬数）が多ければ、服用に伴うQOL（Quality of Life：生活の質）やアドヒアランスの低下を招く。さらに、摂食嚥下障害のある方では、これらの問題がより大きくなる。

　一方、最近の概念では、ポリファーマシーは単なる多剤服用ではなく、薬剤数増加に関連して薬物有害事象のリスク増加、服薬過誤、服薬アドヒアランス低下等の問題につながる状態、つまりポリファーマシー＝多剤服用＋（潜在的な）害とされている[1]。ここでいう潜在的な害には、薬物有害事象やアドヒアランス低下などの薬物関連問題を事前に回避するという趣旨が込められている。したがって、明らかな問題がなければ対応も必ずしもすぐに行う必要はないが、患者本人を含む関係者と十分協議したうえで、今後の処方に反映するように段階的にアクションすることが望ましい。

（2）ポリファーマシー形成と解消の過程

　図表1にポリファーマシーが形成される典型的な2つの例を示す[1]。例1は多病に由来するものである。疾患ないし症状ごとに別の医療機関または診療科を受診していると、それぞれ2、3種類の処方でも足し算的に内服薬が積み重なり、多剤服用、ポリファーマシーとなる。お薬手帳などを利用してすべての診療科からの処方全体を把握し、処方内容の適正化を図る必要がある。

　また、例2のように、薬物有害事象に薬剤で対処し続ける"処方カスケード"と呼ばれる悪循環に陥ることもある。やはり複数医療機関、診療科の受診で起きやすい問題である。

　したがって、介護施設や在宅医療で一元化された包括診療が開始されることで初めてポリファーマシーの解消に向かう流れができる。専門性や職種にかかわらず、お薬手帳などで患者の常用薬すべてを把握し、全身と薬剤の影響に気を配れる専門職であってほしい。

● 図表1 ●

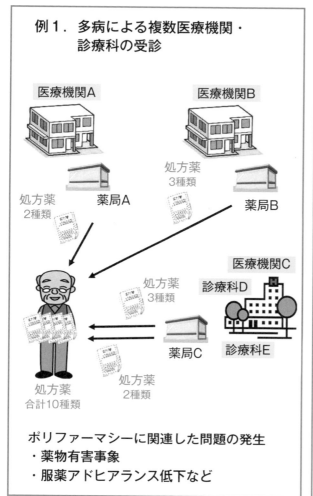

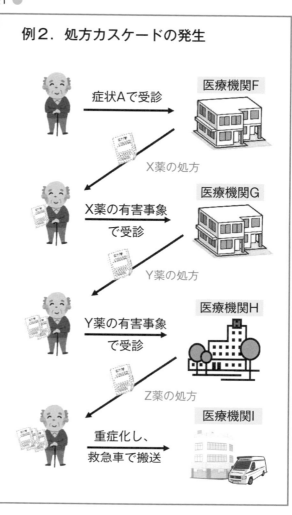

出典：参考文献1）より引用

（3）ポリファーマシー見直しの基本的な考え方

　　図表2に処方見直しのプロセスを示す[1]。処方の適正化を考えるにあたり、患者が受診している診療科・医療機関をすべて把握するとともに患者の罹病疾患や老年症候群などの併存症、ADL、生活環境、さらにすべての使用薬剤の情報を十分に把握することが必要であり、高齢者総合機能評価（Comprehensive Geriatric Assessment：CGA）を行うことが推奨される。CGAには要素ごとにツールがあり、詳細は日本老年医学会ホームページの「高齢者診療におけるお役立ちツール」（https://www.jpn-geriat-soc.or.jp/tool/index.html）などを参照いただきたい。

　　ポリファーマシー改善のための減薬手順は確立されていない。むしろ、機械的に薬剤を減らすことはかえって病状を悪化させる懸念がある。薬剤の変更について検討するうえでは、症状や日常生活の変化などの情報を踏まえて行うことが求められる。服用回数の減少や配合剤の導入など錠数の減少は服薬アドヒアランスの改善には有効であるが、薬物有害事象を回避することを目的とした場合には、①予防薬のエビデンスは高齢者でも妥当か　②対症療法は有効か、薬物療法以外の手段はないか　③治療の優先順位に沿った治療方針か、などのポイントを踏まえて処方薬に優先順位をつけるなど、各薬剤の必要性を再考してみることがすすめられる。

薬剤を中止する場合には、少しずつ慎重に行い、病状の急激な悪化など有害事象のリスクも高くなることに留意する。さらに、治療法の変更により病状の悪化ないし過剰な効果、その他の有害事象は見られないかなど、慎重な経過観察を欠かしてはならない。

ポリファーマシー見直しのタイミングとしては、施設入所時や在宅医療導入時など、療養環境の移行時が好機である。特に慢性期には、長期的な安全性と服薬アドヒアランスの維持、服薬過誤の防止、服用する患者や服用を介助する家族、介護職員などのQOL向上という観点から、より簡便な処方を心がける。漫然と処方を継続しないよう、常に見直しを行う。入院患者や外来通院患者についても基本的な考え方は同様である。

● 図表2　処方見直しのプロセス ●

高齢患者

病状、認知機能、ADL、栄養状態、生活環境、内服薬（他院処方、一般用医薬品含む）、薬剤の嗜好など多面的な要素を高齢者総合機能評価（CGA）なども利用して総合的に評価

ポリファーマシーに関連した問題点を確認する。
例・薬物有害事象の存在
　　・服薬アドヒアランス不良、服薬困難
　　・特に慎重な投与を要する薬物の使用など
　　・同効薬の重複処方
　　・腎機能低下
　　・低栄養
　　・薬物相互作用の可能性
　　・処方意図が不明な薬剤の存在

あり

関係する多職種からの情報を共有可能な範囲で協議も

あり

なし

他の医療関係者から薬物療法に関連した問題の報告

薬物療法の適正化（中止、変更、継続の判断）以下のような点を踏まえて判断する。
　　・推奨される使用法の範囲内での使用か。
　　・効果はあるか。
　　・減量・中止は可能か。
　　・代替薬はないか。
　　・治療歴における有効性と副作用を検証する。
　　・最も有効な薬物を再検討する。
　　（文献1）のフローチャート参照）

病状等（薬物有害事象、QOL含め）につき経過観察

なし

薬物療法に関連した新たな問題点の出現
例・継続に伴う有害事象の増悪
　　・減量・中止・変更に伴う病状の悪化
　　・新規代替薬による有害事象

あり

なし

慎重に経過観察

出典：参考文献１）より引用

（４）服薬管理能力を考慮した処方の工夫

高齢者では、身体的な問題や認知機能の低下などさまざまな理由により服薬管理能力の低下を認めることが多い。特に摂食嚥下障害のある方では、飲み残し、飲みこぼしなどアドヒアランスに問題を抱えることも多い。認知症では飲み忘れや服用拒否、難聴は用法や薬効に対する理解不足、視力低下や手指の障害はシートからの薬剤の取りこぼしを招きやすいので、これらの機能については主疾患にとらわれず把握しておく必要がある。

服薬管理能力の低下が見られる場合はもちろん、本来すべての患者に対して、飲みやすく、アドヒアランスが保てるような工夫をするべきである。図表3に、処方上の工夫を示した。

● 図表3　アドヒアランスをよくするための工夫 ●

問題点	詳細
服薬数を少なく	降圧薬や胃薬など同薬効2〜3剤を力価の強い**1剤**か**合剤**にまとめる
服用法の簡便化	1日3回服用から2回あるいは**1回**への切り替え 食前、食直後、食後30分など服薬方法の混在を避ける
介護者が管理しやすい服用法	出勤前、帰宅後などにまとめる
剤形の工夫	**口腔内崩壊錠**や**貼付剤**の選択
一包化調剤の指示	長期保存できない、途中で用量調節できない欠点あり 緩下剤や睡眠薬など症状によって飲み分ける薬剤は別にする
服薬カレンダー、薬ケースの利用	

出典：**日本老年医学会編；健康長寿診療ハンドブック**

服薬の意義を理解していない高齢者も多いので、重篤な疾患や合併症を予防するために服用していること、服用をやめると血圧やコレステロール値、血糖値は元に戻ること、その場合でも自覚症状でわかることは少ない、といった基本的事項を繰り返し教育することも大切である。

本人が管理できない場合には、介護者の補助や全面的管理の下で服用していただく必要がある。この場合でも、介護者の手間を考えて、なるべく服薬管理が簡便になるような工夫をする。この点は、施設職員についても同様である。例えば、同じ1回の服用でも自宅では朝1回ないし夜1回が管理しやすいとされるが、施設の場合には最も職員が多い時間帯を考慮して昼1回を基本にする方法もある。

（5）多職種協働と地域連携

薬物療法のさまざまな場面で多職種協働は重要である。特に、薬剤師と医師との連携が欠かせないことはもちろん、服用状況や症状の把握には看護師、非薬物的対応には管理栄養士や理学療法士・作業療法士の役割が期待され、各職種に積極的に関与を求めたい（図表4）[3]。

● 図表4　各職種の役割 ●

職種	役割
看護師	服用管理能力の把握、服薬状況の確認、服薬支援 ADL の変化の確認、薬物療法の効果や薬物有害事象の確認、多職種へ薬物療法の効果や薬物有害事象に関する情報提供とケアの調整
歯科衛生士	口腔内環境や嚥下機能を確認し、薬剤を内服できるかどうか（剤形、服用方法）、また薬物有害事象としての嚥下機能低下等の確認
理学療法士・作業療法士	薬物有害事象、服薬に関わる身体機能、ADL の変化の確認
言語聴覚士	嚥下機能を評価し、内服可能な剤形や服用方法の提案 薬物有害事象としての嚥下機能低下等の評価
管理栄養士	食欲、嗜好、摂食量、食形態、栄養状態等の変化の評価
社会福祉士等	入院（所）前の服薬や生活状況の確認と院内（所内）多職種への情報提供、退院（所）に向けた退院先の医療機関・介護事業所等へ薬剤に関する情報提供
介護福祉士	服薬状況や生活状況の変化の確認
介護支援専門員	各職種からの服薬状況や生活状況の情報集約と主治の医師、歯科医師、薬剤師への伝達、薬剤処方の変更内容を地域内多職種と共有

出典：参考文献3）より引用

　施設入所や在宅医療の導入に際しては、多職種カンファランスなどを通じて情報の一元化と処方の適正化を計画的に実施することができる。入退所など療養環境の変化に際しては、これまでおよび今後のかかりつけ医と連携を取り、処方意図や今後の方針について確認しながら処方見直しを進める。退所後利用する薬局の薬剤師やその他の医療介護関係者に対して処方や留意事項の情報を提供することも重要である。

　介護施設や在宅医療などの現場でも、多職種のチームを形成することが可能である。たとえば、訪問薬剤師と訪問看護師の連携により、服薬状況、残薬の確認や整理、服薬支援を行える。また、直接のやり取りがなくても、お薬手帳などの情報連携ツールを活用すれば連携・協働機能を発揮できる。

（6）患者・家族の理解

　ポリファーマシー対策には、患者と家族を含む一般の方の理解が必須である。相互作用など薬学的な問題は難解な場合があるが、少なくとも薬剤の減量や中止により病状が改善する場合があることを知っていただく必要がある。

　①自己判断で薬の使用を中断しない　②使用している薬は必ず伝える　③むやみに薬をほしがらない　④若い頃と同じだと思わない　⑤薬は優先順位を考えて最小限に、といった原則をよく理解していただきたい。

　一般向けの啓発パンフレット「高齢者が気を付けたい多すぎる薬と副作用」（日本老年医学会ホームページhttps://www.jpn-geriat-soc.or.jp/info/topics/pdf/20161117_01_01.pdf）なども活用して、十分な説明と同意の下に行わないと、ポリファーマシー対策をうまく行うことは困難である。

② 薬剤性摂食嚥下障害

（1）薬剤起因性老年症候群

　高齢者の薬物有害事象は、アレルギー症状や薬剤性腎障害・肝障害としてよりも老年症候群として現れることが多く、「薬剤起因性老年症候群」と呼ばれる。ふらつき・転倒、抑うつ、記憶障害、せん妄、食欲低下、便秘、排尿障害・尿失禁などが代表的であり（図表5）[1]、薬物とは関係なく高齢者によく見られる症状であるため、薬剤起因性と気づきにくく発見が遅れることが特徴である。これらの薬物の多くは「高齢者の安全な薬物療法ガイドライン2015」にある「特に慎重な投与を要する薬物のリスト」[2]に含まれている。同リストの詳細は日本老年医学会ホームページ（https://www.jpn-geriat-soc.or.jp/info/topics/pdf/20170808_01.pdf）にも掲載されているので参照いただきたい。これらの薬物の薬理作用を理解していれば、効果の裏返しとしての有害事象を想像することは難しくない。

　薬剤との関係が疑わしい症状・所見があれば、処方をチェックし、中止・減量をまず考慮する。それが困難な場合、より安全な薬剤への切り換えを検討する。特に、患者の生活に変化が出たり、新たな症状が出現したりした場合には、まず薬剤が原因ではないかと疑ってみることが大切である。

● 図表5　薬剤起因性老年症候群と主な原因薬剤 ●

症候	薬剤
ふらつき・転倒	降圧薬（特に中枢性降圧薬、α遮断薬、β遮断薬）、睡眠薬、抗不安薬、抗うつ薬、てんかん治療薬、抗精神病薬（フェノチアジン系）、パーキンソン病治療薬（抗コリン薬）、抗ヒスタミン薬（H2受容体拮抗薬含む）、メマンチン
記憶障害	降圧薬（中枢性降圧薬、α遮断薬、β遮断薬）、睡眠薬・抗不安薬（ベンゾジアゼピン）、抗うつ薬（三環系）、てんかん治療薬、抗精神病薬（フェノチアジン系）、パーキンソン病治療薬、抗ヒスタミン薬（H2受容体拮抗薬含む）
せん妄	パーキンソン病治療薬、睡眠薬、抗不安薬、抗うつ薬（三環系）、抗ヒスタミン薬（H2受容体拮抗薬含む）、降圧薬（中枢性降圧薬、β遮断薬）、ジギタリス、抗不整脈薬（リドカイン、メキシレチン）、気管支拡張薬（テオフィリン、アミノフィリン）、副腎皮質ステロイド
抑うつ	中枢性降圧薬、β遮断薬、抗ヒスタミン薬（H2受容体拮抗薬含む）、抗精神病薬、抗甲状腺薬、副腎皮質ステロイド
食欲低下	非ステロイド性抗炎症薬（NSAID）、アスピリン、緩下剤、抗不安薬、抗精神病薬、パーキンソン病治療薬（抗コリン薬）、選択的セロトニン再取り込み阻害薬（SSRI）、コリンエステラーゼ阻害薬、ビスホスホネート、ビグアナイド
便秘	睡眠薬・抗不安薬（ベンゾジアゼピン）、抗うつ薬（三環系）、過活動膀胱治療薬（ムスカリン受容体拮抗薬）、腸管鎮痙薬（アトロピン、ブチルスコポラミン）、抗ヒスタミン薬（H2受容体拮抗薬含む）、αグルコシダーゼ阻害薬、抗精神病薬（フェノチアジン系）、パーキンソン病治療薬（抗コリン薬）
排尿障害・尿失禁	抗うつ薬（三環系）、過活動膀胱治療薬（ムスカリン受容体拮抗薬）、腸管鎮痙薬（アトロピン、ブチルスコポラミン）、抗ヒスタミン薬（H2受容体拮抗薬含む）、睡眠薬・抗不安薬（ベンゾジアゼピン）、抗精神病薬（フェノチアジン系）、トリヘキシフェニジル、α遮断薬、利尿薬

出典：参考文献1）より引用

（2）摂食嚥下障害の原因となる薬物

薬剤起因性老年症候群の一つとして摂食嚥下障害が挙げられる。その原因となる代表的薬物として、ベンゾジアゼピン系睡眠薬・抗不安薬をはじめとする向精神薬と抗コリン系薬物が挙げられる。ベンゾジアゼピンには中枢神経抑制による認知機能低下と食欲低下および筋弛緩作用などを介した摂食嚥下抑制作用がある。非ベンゾジアゼピン系ベンゾジアゼピン受容体作動薬（ゾルピデム、ゾピクロン、エスゾピクロン）、抗精神病薬、抗てんかん薬にも中枢神経抑制作用により作用の強弱はあるが、ベンゾジアゼピン同様の作用による摂食嚥下抑制作用がある。

抗コリン系薬物は、神経伝達物質であるアセチルコリンの作用を抑えることにより、中枢神経や自律神経系を介してさまざまな側面から摂食嚥下機能に悪影響を及ぼす。その他、非ステロイド性抗炎症薬（NSAIDs）、アスピリン、抗うつ薬の選択的セロトニン再取り込み阻害薬（SSRI）、認知症治療薬のコリンエステラーゼ阻害薬、骨粗鬆症治療薬のビスホスホネートなどの消化器症状をきたす薬物も、高齢者では摂食嚥下機能を低下させることがあり、注意が必要である。これらの薬物を図表6にまとめた。

● 図表6　摂食嚥下障害の原因となる薬剤−1 ●

薬剤	代表的製品例	摂食嚥下に関連する主な副作用	主に影響する嚥下5期
抗精神病薬（定型）	クロルプロマジン塩酸塩（コントミン、ウインタミン） レボメプロマジン（レボトミン、ヒルナミン） フルフェナジン（フルメタジン、フルデカシン） プロクロルペラジン（ノバミン） ペルフェナジン（PZC） ハロペリドール（セレネース） スピペロン（スピロピタン） チミペロン（トロペロン） スルピリド（ドグマチール） チアプリド塩酸塩（グラマリール）など	・過鎮静（精神活動の低下） ・ドパミン抑制⇒サブスタンスPの低下⇒咳-嚥下反射の低下[※1] ・錐体外路症状[※2]（誤嚥のリスク） ・唾液分泌の低下・口腔内乾燥（抗コリン作用[※3]）	先行期～咽頭期
抗精神病薬（非定型）	リスペリドール（リスパダール） パリペリドン（インヴィガ） オランザピン（ジプレキサ） クエチアピンフマル酸塩（セロクエル） アリピプラゾール（エビリファイ） ブロナンセリン（エビリファイ）など	・過鎮静（精神活動の低下） ・ドパミン抑制⇒サブスタンスPの低下⇒咳-嚥下反射の低下[※1] ・錐体外路症状[※2]（誤嚥のリスク） ・唾液分泌の低下・口腔内乾燥（抗コリン作用[※3]）	先行期～咽頭期
抗うつ薬（三環系、四環系）	アミトリプチリン（トリプタノール） クロミプラミン（アナフラニール） イミプラミン（トフラニール） ミアンセリン（テトラミド）など	・唾液分泌の低下（抗コリン作用[※3]） ・過鎮静・眠気（抗ヒスタミン作用）	先行期～口腔期
抗不安薬・睡眠薬（特にベンゾジアゼピン系）	エチゾラム（デパス） ジアゼパム（セルシン） ブチゾラム（レンドルミン） ニトラゼパム（ベンザリン・ネルボン） フルニトラゼパム（サイレース）など	・嚥下関連筋の弛緩 ・唾液分泌の低下・口腔内乾燥（抗コリン作用[※3]）	先行期～咽頭期
制吐薬・消化性潰瘍薬	ドンペリドン（ナウゼリン） メトクロプラミド（プリンペラン） スルピリド（ドグマチール）など	・錐体外路症状[※2]	準備期～口腔期
中枢性筋弛緩薬	バクロフェン（ギャバロン）など	・嚥下関連筋の弛緩 ・舌の運動障害 ・唾液分泌の低下・口腔内乾燥（抗コリン作用[※3]）	準備期～口腔期

● 図表6　摂食嚥下障害の原因となる薬剤－2 ●

薬剤	代表的製品例	摂食嚥下に関連する主な副作用	主に影響する嚥下5期
抗パーキンソン薬	ビペリデン（アキネトン） トリヘキシフェニジル（アーテン） セレギリン塩酸塩（エフピー） カベルゴリン（カバサール） タリペキソール塩酸塩（ドミン） ブロモクリプチンメシル酸塩（パーロデル） プラミペキソール塩酸塩水和物（ビ・シフロール） ペルゴリドメシル酸（ペルマックス） ロピニロール塩酸塩（レキップ）　など	・唾液分泌の低下・口腔内乾燥（抗コリン作用※3） ・口唇ジスキネジア	準備期～口腔期
鎮痙薬（抗コリン薬※3）	ピペリドレート（ダクチル） ブチルスコポラミン（ブスコパン） チキジウム（チアトン） ロートエキス（ロートエキス）　など	・唾液分泌障害	準備期～口腔期
抗ヒスタミン薬・鼻炎薬、総合感冒薬、利尿薬、抗不整脈薬、過活動暴行治療薬、吸入抗コリン薬等	抗ヒスタミン薬、鼻炎薬（アタラックス、ポララミン） 総合感冒薬（PL顆粒） 利尿薬（スピロノラクトン、フロセミド） 抗不整脈薬（リスモダン、シベノール） 過活動膀胱治療薬（ベシケア、ステーブラ、バップフォー） 吸入抗コリン薬（スピリーバ）　など	・口腔内乾燥 ・覚醒レベルの低下 ・抗コリン作用	先行期～口腔期
ステロイド薬	プレドニゾロン錠（プレドニン） ベタメタゾン（ベタメタゾン） メチルプレドニゾロン（メドロール） ベタメタゾン（リンデロン） トリアムシノロン（レダコート） デキサメサゾン（レナデックス、レブラミド）　など	・ミオパチー※4	準備期、咽頭期
抗がん剤	ほぼすべての飲み薬	・味覚障害 ・口腔内乾燥 ・易感染症	先行期～口腔期

【薬の副作用と摂食嚥下障害】

※1　ドパミン抑制とサブスタンスP
　　　サブスタンスPは咳-嚥下反射を誘発し、ドパミンがドパミン受容体に結合するときに咽頭に放出される。ドパミン抑制薬によりサブスタンスPの濃度が低下すると、咳-嚥下反射が低下する。

※2　錐体外路症状
　　　自分の意志の通りにならない不随意運動症状の総称。嚥下障害に関連する以下のような症状がある。
　①アカシジア（静座不能）
　　　じっとしていられない、そわそわと歩き回る。食事中も座っていられずに食事を口に入れたまま動き回り、誤嚥等のリスクが強まる。
　②パーキンソン症状（動作が遅くなる）
　　　四肢の筋肉の硬直や手指の振戦、流延などの症状。食べ物を口までスムーズに運べない、口を開けるのに時間がかかる、咀嚼できない、舌が上手に動かず食事を咽頭に送り込めない、口腔内に食物がたまり誤嚥や窒息につながる。
　③ジストニア（筋肉が突っ張る）
　　　筋肉の異常緊張の持続。顎や口の筋肉で起こると、モノがうまくかめない、口が開かない、閉じられない、唇や舌が無意識に動くなどが生じて、食塊が形成できず食物を咽頭に送り込めなくなる。頸部後屈により、上を向いて嚥下することになり、誤嚥のリスクが高まる。
　④ジスキネジア（筋肉の動きが止まらない）
　　　顔面、口、舌、顎、四肢などに出現する不随意運動の総称。口唇ジスキネジアは、口をもぐもぐさせる動きや舌を突出させる。食物を取り込めない、咀嚼や嚥下が困難になり丸のみする。

※3　抗コリン薬、抗コリン作用
　　　抗コリン薬は、副交感神経を亢進させるアセチルコリンを抑え、消化管の運動亢進に伴う痛みや下痢などを抑える薬。アセチルコリンの働きを抑えることで、摂食嚥下や食欲に関連する副作用としては唾液分泌抑制、口喝、便秘、吐き気、食欲不振などがある。抗コリン作用を示す薬もたくさんある。

※4　ステロイドミオパチー
　　　骨格筋の萎縮を原因とする筋力の低下。

第2章　薬から見た、摂食嚥下障害への対応の問題点

参考文献

1） 高齢者の医薬品適正使用の指針（総論編）. 厚生労働省. 2018年 5 月.
　　（https://www.mhlw.go.jp/content/11121000/koureitekisei_web.pdf）

2） 高齢者の安全な薬物療法ガイドライン2015：日本老年医学会，日本医療研究開発機構研究費・高齢者の薬物治療の安全性に関する研究研究班（編）. 東京：日本老年医学会；2015.

3） 高齢者の医薬品適正使用の指針〔各論編（療養環境別）〕. 厚生労働省. 2019年6月.
　　（https://www.mhlw.go.jp/content/11120000/000568037.pdf）

〈秋下 雅弘〉

第**3**章

服薬に関する現状と問題点

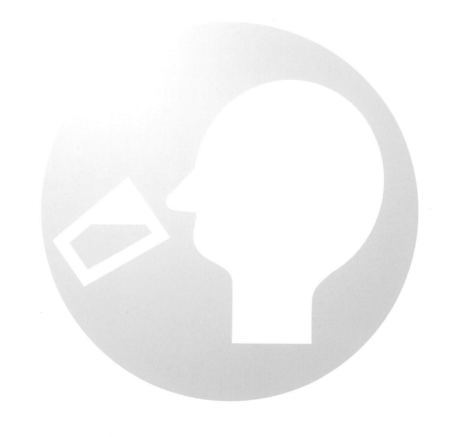

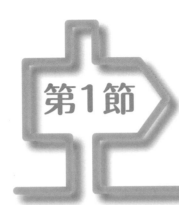

高齢者施設における服薬の現状

1 介護老人保健施設およびその他の施設における服薬の現状

　高齢者施設には介護老人保健施設、特別養護老人ホームといった介護保険施設、およびそれ以外の有料老人ホーム、サービス付き高齢者向け住宅などがある。このうち介護老人保健施設は、在宅復帰および在宅支援を目的とした高齢者施設であるが、利用者像は多様であり、比較的元気で在宅復帰をめざす方、認知症、重度障害で特養入所待ちの方、および看取りの方など多様である。したがって、その利用目的も多様である。

　図表1に介護老人保健施設における入所者のフェーズと利用目的を示した。疾病のため病院で入所した後には、急性期病院から、あるいは回復期リハビリテーション病院等を経て「1．リハビリと在宅復帰」のための施設利用が開始され、その後通所リハビリテーション等を利用した「2．在宅維持」のための利用となる。そのような利用を繰り返した後、在宅生活の維持が困難になると、特別養護老人ホーム等の他施設入所の待機のための「3．長期入所」あるいは「4．施設待機」目的との利用となるか、あるいは「5．看取り」のための利用となる。このように利用目的は高齢者の機能や在宅環境に大きく影響される。これ以外にその利用者の認知機能の程度に応じた「6．認知症ケア」が継続して行われる[1]。

　こういった高齢者の利用フェーズのうち、認知機能の進行、あるいは栄養摂食障害が進行すると食事の介助および服薬の介助が必要な方も増える。2021年に「嚥下機能低下に伴う服薬困難に対応するためのアルゴリズム等作成のための研究」で調査したところ、自分で服薬ができる人の割合は平均33％、服薬介助が必要な人の割合は平均60％、胃瘻の人の割合は平均6％となっていた（図表2）。この調査はあくまで施設における各フロア内での割合を調査したものであり、施設によってはこの分布とは異なる場合もあるが、一定の傾向を示していると考えられる。

　ただし、高齢者施設はさまざまであり、例えば特別養護老人ホームは、より重度の方を対象にしているため、自分で服薬できる方の割合がより少ない。一方、有料老人ホームやサービス付き高齢者住宅は、自分で服薬できる方の割合がより多いと考えられる。

● 図表1　介護老人保健施設の高齢者の機能、および利用フェーズに応じた入所目的 ●

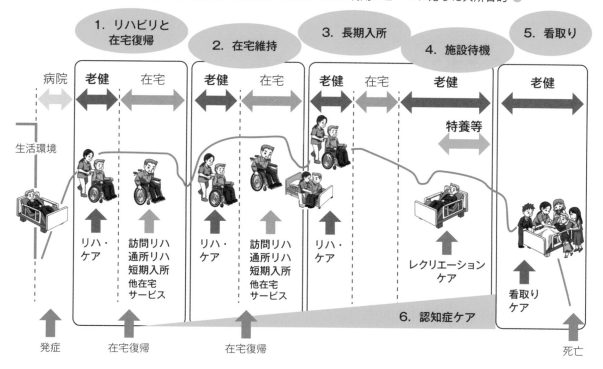

● 図表2　介護老人保健施設における服薬の現状 ●

内服薬を服用している利用者：1993人

①手渡せば自分で服用できる人
664人（33.3%）

①自分	服用方法	
粉砕なし 502人 （75%）	水で飲む	92.3%
	とろみやゼリーで飲む	6.0%
	オブラートで飲む	1.0%
	簡易懸濁して飲む	0.0%
	食事に混ぜて飲む	0.4%
粉砕あり 60人 （9%）	水で飲む	43.3%
	とろみやゼリーで飲む	38.3%
	オブラートで飲む	0.0%
	簡易懸濁して飲む	0.0%
	食事に混ぜて飲む	18.3%

②服薬介助が必要な人
1204人（60.4%）

②介助	服用方法	
粉砕なし 770人 （64%）	水で飲む	68.6%
	とろみやゼリーで飲む	27.4%
	オブラートで飲む	0.5%
	簡易懸濁して飲む	0.1%
	食事に混ぜて飲む	3.4%
粉砕あり 269人 （23%）	水で飲む	15.2%
	とろみやゼリーで飲む	54.3%
	オブラートで飲む	0.0%
	簡易懸濁して飲む	1.5%
	食事に混ぜて飲む	29.0%

83.3%

③胃瘻投与
124人（6.4%）

③胃瘻投与法	
薬局で粉砕	19.0%
施設で粉砕	40.5%
簡易懸濁法	52.4%

引用：厚生労働科学研究費補助金長寿科学政策研究事業「嚥下機能低下に伴う服薬困難に対応するためのアルゴリズム等作成のための研究」令和3年度 総括・分担研究報告書、令和4年（2022年）5月

② 自分で服薬できる人の服薬方法

　　自分で服薬できる人の多くは、薬はそのまま服用されているが、一部で粉砕されている人もいた。前記の調査では「粉砕なし」は75％、「粉砕あり」は９％であった。

　　「粉砕なし」の場合は75％の人はそのまま水で服薬でき、とろみ剤を使用する人は６％と少なかった。

　　「粉砕あり」の人では水の服用率は半分以下になり、とろみやゼリーで飲む率が多くなった。18.3％は食事に混ぜていた。

③ 服薬介助が必要な人における服薬方法

　　粉砕なしであっても服薬を介助している場合、介助なしの場合に比べて水で飲む率が 2/3 に減少した。服薬介助が必要な人においては、「粉砕あり」の割合が 23％と、自分で服薬できる人の９％に比べて高かった。

　　特記すべきは「粉砕あり」の場合、とろみやゼリーで飲むが 54.3％、食事に混ぜて飲むが 29.0％と食べ物と混ぜて口に入れられる割合が 83.3％と非常に高い点である。小児の場合、ミルク嫌いになることからミルクに薬は混ぜないが一般的になっているが、服薬介助を必要とする多くの人が食べ物に薬を混ぜて食べさせられている実態が明らかになった。

④ 胃瘻における服薬方法

　　胃瘻を造設している場合、簡易懸濁で投薬されている人は52.4％であり、依然として半数は粉砕して投与されていた。錠剤を粉砕することによりさまざまな問題が生じることから（第２章第２節）、錠剤を粉砕することは、ほかの剤形や薬がない場合の最終手段である。粉砕される場所については、施設で粉砕が40.5％、薬局で粉砕が19％であった。粉砕できない錠剤も多いことから、薬剤師の判断なしでの粉砕は避けるべきである。

⑤ 利用者背景と服薬状況

　　図表3に利用者の背景と服薬の状況を示した。「粉砕あり」の状況は疾病よりも嚥下機能の影響が強いと考えられた。また胃瘻群は、嚥下機能の低下がさらに進んでいるのがこの研究でも明らかになった。

● 図表3　利用者の疾病および機能と服薬状況 ●

服薬上の課題	服薬介助		胃瘻 (n =46)
	粉砕なし (n =56)	粉砕あり (n =55)	
脳血管障害あり	42.9%	49.1%	76.1%
神経疾患あり	19.6%	20%	8.6%
嚥下障害	42.9%	54.5%	82.6%
口腔機能障害	48.2%	58.2%	73.9%
口腔内乾燥	16.1%	27.3%	54.3%

引用：厚生労働科学研究費補助金長寿科学政策研究事業「嚥下機能低下に伴う服薬困難に対応するための
アルゴリズム等作成のための研究」令和3年度 総括・分担研究報告書、令和４年（2022年）５月

⑥ 高齢者施設入所者の服薬についての課題

　薬を飲ませる介助が必要な人において、薬を飲む際の問題点を以下の３つの群に分けて検討した。すなわち、「薬を飲む際になんらかの工夫をしているが、粉砕などの薬の加工はない群」「薬を飲ませる介助が必要で、かつ、薬の粉砕の加工がある群」および「胃瘻群」である。

　各群における服薬上の課題を図表４に示した。

● 図表4　薬剤の状態および胃瘻の有無における服薬上の課題 ●

	粉砕なし (n =56)	粉砕あり (n =55)	胃瘻 (n =46)
むせ込み	42.9%	61.8%	23.9%
薬が口の中に残っていることがある	32.1%	43.6%	4.3%
とろみに混ぜた薬が一度に飲み込めない	26.8%	36.4%	4.3%
飲み込まない	17.9%	32.7%	2.2%
薬を吐き出す	17.9%	23.6%	63.0%
異常に時間がかかる	16.1%	30.9%	2.2%
食事に混ぜた薬が一度に飲み込めない	7.1%	20.0%	4.3%

引用：厚生労働科学研究費補助金長寿科学政策研究事業「嚥下機能低下に伴う服薬困難に対応するための
アルゴリズム等作成のための研究」令和3年度 総括・分担研究報告書、令和４年（2022年）５月

　「薬を飲む際にとろみをつけるなどの何らかの工夫をしているが、粉砕などの薬の加工はない群」においては「むせ込み」（42.9%）、「薬が口の中に残っていることがある」（32.1%）、「とろみに混ぜた薬が一度に飲み込めない」（26.8%）などの頻度が高かったが、「薬を飲ませる介助が必要で、かつ、薬の粉砕の加工がある群」の方が粉砕等がない群に比べていずれの項目においても服薬の課題となる割合が高くなっていた。課題の多くは、むせ込み、残留、吐き出すなど錠剤を飲み込まないことであった。このように錠剤を飲み込まないと粉砕する率が高くなっている。第２章第２節でも述べているが、錠剤を粉砕すると成分の耐え難い味やにおいを強く感じるようになることがある。錠剤を飲み込まない場合、嚥下機能低下により飲み込めないのではなく、粉砕

した薬の味やにおいにより飲み込まないという可能性もあることを忘れてはならない。

　一方、「胃瘻群」の場合は状況が異なってくる。おそらく多くの場合、胃瘻経由で薬が投与されていると考えられるが、「吐き出す」頻度が高いのは、胃瘻を造設しても逆流が防げず、その結果、むせ込みも起きているということが考えられた。

　高齢入所者における薬剤服用困難の原因は、摂食障害の原因とほぼ重なると考えられる。例えば加齢に伴う局所および全身筋力低下、脳血管障害、認知症、筋疾患、頭頸部腫瘍およびその術後、うつ病、その他全身疾患による体力低下等、パーキンソン病などである。

　薬剤においても、メジャートランキライザー等嚥下機能低下に影響を及ぼすものもあり、これらは単独、あるいは複合的に、服薬困難の原因となっていると考えられた。本書ではこれらの服薬困難に対する対策をまとめているが、これらの高齢者には嚥下機能障害等の加齢に伴う障害が背景にあるため、これらの対策を行ったとしても老衰、あるいは嚥下機能障害に起因する状態の悪化は防げないことを利用者や家族に十分理解していただく必要があると考えられる。

⑦ 高齢者施設における多職種協働による服薬の支援

　多くの高齢者施設においては薬剤師はおらず、その支援は看護師を中心に多職種で行われている。介護老人保健施設では、摂食に対する支援は、管理栄養士、看護師、そして言語聴覚士を中心としたリハビリテーション職が担っている。服薬の支援については、薬の処方の役割を担う医師が1人であり、かつ薬剤師を配置していない施設が大半である。入居者100人に対し医師が一人ひとりにきめ細やかな対応をするには限界がある。そのため、看護職が中心になり薬剤管理を行っている。この看護職による薬剤管理は、薬剤の在庫管理・薬剤についての家族への説明・作用や副作用管理・服薬等の与薬管理・介護職への薬剤管理指導など多岐にわたっている。固有の役割に加え、薬剤師の代役も担っている看護職は負担が大きい[2]。そんな中で、多職種が共同して服薬の支援を行う体制が望ましいと考えられる。

参考文献

1）大河内 二郎. これからの介護老人保健施設に期待される役割. 日本老年医学会雑誌. 2021；58（4）：533-9.
2）田中 真, 松田 千. 介護老人保健施設における薬剤管理に対する多職種連携の検討―薬剤師を含む事例を通して―.
　摂南大学看護学研究 = Setsunan university Nursing Research. 2020；8（1）：18-26.

〈大河内 二郎、倉田 なおみ〉

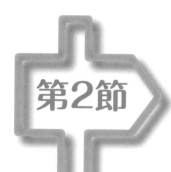

第2節　横須賀エリアの摂食嚥下障害時の服薬状況調査

　高齢化が進む中、横須賀市も高齢化率の高い都市の一つとなっており、その対応が必要とされる。横須賀地区では、嚥下障害があっても食事をおいしく楽しく食べることや誤嚥を防ぐことなどを目的とし、多職種から成るチームで多くの取り組みを行っている。

　その中から地域の医療、介護職を対象に食事と薬の研修会を行い、参加者に行ったアンケート結果から見えてくる、内服薬投与時の現状と課題について示していく。

研修会概容

『見て・聞いて・味わって！』－多職種連携体験学習講座－
（1）学会分類を五感で学ぼう！
　　　－食形態ピラミッドの各コードを試食しながら整理しよう－
（2）摂食嚥下力に合わせた薬の飲み方・飲ませ方
　　　－〝こうすれば安全に内服できる〟を体感して学ぼう－

　日本摂食嚥下リハビリテーション学会嚥下調整食分類による嚥下調整食の形態や特色を整理し、各コードの食品を実食して体感できる内容とした。同日に、薬の特性や服用方法について体験しながら学ぶ研修会を行った。

参加人数：54名（アンケート回収率96.3%）
参加職種：医師、歯科医師、管理栄養士、看護師、介護職、歯科衛生士、言語聴覚士、理学療法士

● 図表1　嚥下食ピラミッドの図 ●

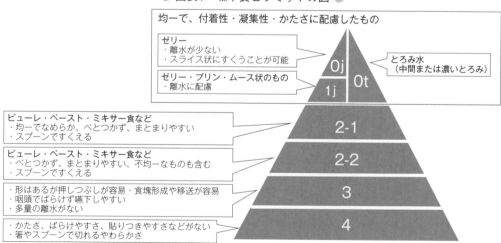

上図は、「学会分類2021（食事）早見表」の一部を改変し図式化したものです。
上図の理解にあたっては「学会分類2021（食事）早見表」および「I嚥下調整食分類2021」の本文を必ずご参照ください。
日本摂食嚥下リハビリテーション学会ホームページ「嚥下調整食学会分類2021」
https://www. jsdr.or.jp/doc/ classification2021.html

① 薬を飲むことが誤嚥リスクとなっている現状

はじめに、各施設での内服薬の服用状況についての調査結果を示す。

● 図表2　服薬状況の現状調査 ●

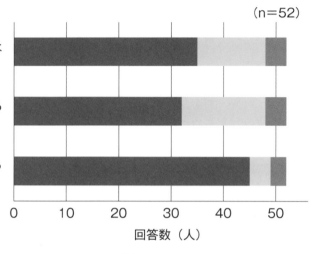

（n=52）

これは、誤嚥リスクのある内服薬投与の存在が明確に示された結果ともいえる。誤嚥が予想される患者にも内服薬の投与が継続されている、食事を止めているのに薬だけ飲ませている、食事だけ嚥下機能に形態を合わせていても薬の形態は合わせていない。これらすべてが実際に行われている現状が反映されている。薬を飲むことが誤嚥性肺炎の原因となっている可能性も否定できない。もちろんごく一部の意見にすぎないが、この現状に医療、介護に携わるすべての人が真摯に向き合うべきである。

もし、「医師が嚥下機能を確認して処方を行う」「薬剤師が嚥下機能も考慮した処方監査を行う」「服薬介助にあたる人が主治医や薬剤師に服薬が困難である現状を伝える」、この中の１つでもできるのであれば、内服薬による誤嚥が回避できることが予想される。

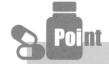

安全に食べることができる食事形態と同じにすれば、薬は安全に飲み込むことができる！

② 薬を飲ませる人は薬のプロではない

　　内服薬は成分や薬効が同じでも剤形や大きさの異なる製剤が販売されていることも多く、飲み込みやすさもそれぞれ異なる。

　　飲み込みにくい錠剤を割ったり粉砕したりする場合は、効果の減弱や作用時間の変化、副作用などさまざまな有害事象が発生する可能性があるため可否を確認する必要がある。このような薬の特徴について講義を行った後のアンケート結果を示す。

● 図表3　薬の特徴に関する知識の調査 ●

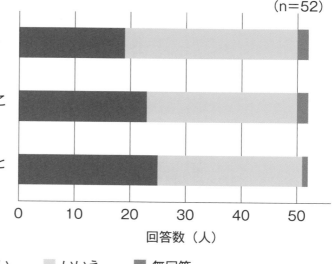

　　薬剤師にとってはあたりまえの薬の知識は、服薬介助にあたる方には知られていないことが多い。すなわち、薬のことをよく知らない人が薬を飲ませているということになる。服薬介助者が錠剤を小さく割ったり粉砕したりすることは、医師の指示どおりに薬を飲ませようとした努力の結果であり、必ずしも否定すべきことではない。それ以前に、患者さんの嚥下機能に合わせた薬ができ上がっていたら、このような問題は発生しないのである。薬のプロである薬剤師が嚥下機能も考慮した処方監査を行い、剤形や服用方法の提案ができれば、解決に結びつけられる問題の一つであると考えられる。

③ 服薬補助ゼリーは薬を飲み込みやすくできるのか

　　服薬補助ゼリーの特徴や選択方法について講義を行い、商品ごとの物性や味を比較した。また、服薬補助ゼリーで大きさの異なる偽薬を実際に服用し、飲み込みやすさの違いを体感した後のアンケート結果を示す。

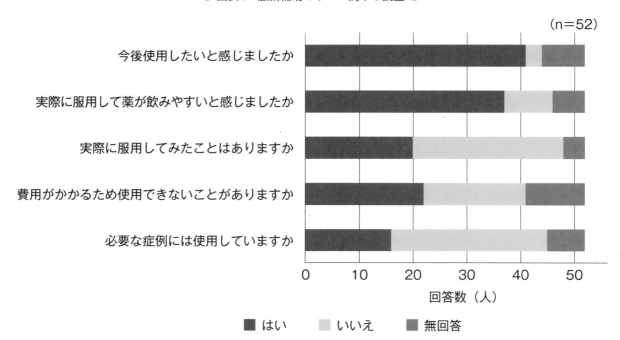

● 図表4　服薬補助ゼリーに関する調査 ●

服薬補助ゼリーは誤嚥リスクを低減させる方法の一つとされている。ゼリーを使って錠剤をそのまま飲み込むことができれば、薬の味や刺激性も変わらないのだから、場合によっては最高のアイテムともなり得る。臨床現場では費用面でその利用が難しいことも問題として挙げられたが、服薬介助者の知識不足により患者へすすめられないことも原因の一つと考えられる。薬を飲む側だけでなく、薬を飲ませる側がもっと情報を習得する必要がある。

Column

服薬補助ゼリーの選び方

　服薬補助ゼリーは、物性、液性（ｐＨ）、味などを選択することができる。販売メーカーごとに物性が異なっており、錠剤のまとまりやすさも異なる。また、酸性の商品が多くあるが、酸性では不安定な薬もあるため注意が必要だ。小児の抗生物質にはチョコレート味がよいということは知っていても、チョコレート味は中性だからということは知らない人も多いようだ。また、一般に成人用と小児用に分類されるが、小児用のゼリーは香りも味もよいので成人にも好まれる。また、物性もよいので高齢者にもおすすめだ。

④ 簡易懸濁法は内服薬の誤嚥対策として有効か

　簡易懸濁法を用いて錠剤やカプセルを崩壊・懸濁させ、とろみをつけて内服する方法について講義を行った後のアンケート結果を示す。

● 図表5　簡易懸濁法を用いた内服方法に関する調査 ●

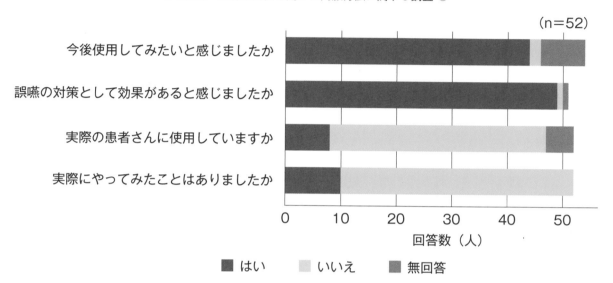

　これまで「簡易懸濁法を知らなかった」「やってみたことがない」という参加者が多い中、簡易懸濁法が誤嚥の対策として有効であるとほとんどの参加者が評価をした。嚥下調整食を実食した後の評価であるため、実際の臨床現場にも即した解答であると考えられる。簡易懸濁法がさらに普及し、活用されていくことを期待したい。

　参加者からいただいた貴重なコメントを紹介させていただく。
・同じ成分で、もっと飲みやすい形の薬があると知りました。
・医師、薬剤師に情報を提供し、変更していただけるよう働きかける必要があるとわかりました。
・食事を1〜2口しか食べず、誤嚥もあるのに内服をさせていました。主治医と相談して考えていきたいと思います。
・口腔内で錠剤が残ってしまい、飲み込めていないケースに多く出合います。剤形や服用方法の相談が気軽にできる薬剤師の方がもっと増えることを願っています。

　この研修会は嚥下調整食と薬の研修会を同日に行ったため、食事と薬の関係を考えることができる内容となった。「この食事に比べたら、この薬の飲み方はリスクがあるだろう」「この方法で飲ませるのがよいのではないか」「もっと医師や薬剤師に働きかけよう」など、今後に結び付く言葉が多く聞かれた。一方で、参加者からいただいた解答や意見は薬剤師への具体的な問題提起でもあり、病院と保険薬局のすべての薬剤師が協力し改善していかなければならない問題である。

〈白鳥 千穂〉

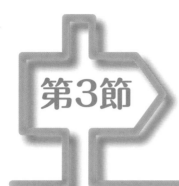

第3節　摂食嚥下障害時の服薬の現状と問題点

1　現在の栄養摂取方法は適切か？

　本書では現在の栄養摂取方法が適切であることを前提に、適した薬を選択するアルゴリズムを紹介する。つまり、現在の栄養摂取方法が適切でない場合には、適切な薬を選択することはできない。まずは、患者や高齢者施設の入居者の摂食嚥下機能評価がいつ実施されたのかを確認する。評価されてから期間がたっている場合や、摂食嚥下障害の原因となる疾患の状況が変わっている場合には、改めて摂食嚥下機能評価を行い、栄養摂取方法の見直しを行うことが重要である。

　摂食嚥下機能と栄養摂取方法に乖離がある具体例を以下のコラムに示す。

Column　摂食嚥下機能と栄養摂取方法に乖離はないか？

　本書で、薬をどのように飲んでいただければ安全かということについての知見を得ていただけることと思う。ただし書きのような形になってしまうが、注意すべき点を述べさせていただく。

　たとえば、現在食べている食形態からそのまま適切な剤形を導き出せるだろうか。そのまま導き出すことができればおそらく話は簡単だが、そこまで簡単にまとめることは実際には難しいことではないかと思う。というのも、われわれの過去の調査では摂食嚥下機能と栄養摂取方法に乖離があることがわかった[1]。より具体的に表現すると、本当は経口摂取できる摂食嚥下機能があるのにもかかわらず禁食のままになっている方、逆に本当はミキサー食などが適切なのに常食が提供されていて誤嚥したり喫食量が少なく困っている方などが多くいる。つまり、現在提供されている栄養摂取方法が適切であるという前提であれば、食形態から剤形を決定すればよい。しかし、現在の栄養摂取方法が必ずしも適切とは限らないため、そこからすぐに剤形を導き出すというわけにはいかない。

　また、エピソード的なことになるが、たとえば、禁食なのにむせることなく経口で服薬していることから、実は経口摂取ができるということが見つかるケースがある。それとは逆に、本当に嚥下機能が悪くて禁食なのに経口で服薬していて、まったくうまく飲めずひどくむせているような場面も経験する。

　つまり、食形態にしても剤形にしても現在の状況、もしくはいったんよいのではないかと判断された情報を鵜呑みにすることなく、「本当に大丈夫かな？」と必ず再評価をしていただきたいと思う。おそらく本書を手にされる皆さま方は日常的にされていることと思うので釈迦に説法にはなってしまうが、情報を単純化したフローチャートには必ず抜けも生じる。いったん何かを適用したら、実際の現場でうまくできているのかを改めて評価していただきたいと思う。

引用文献

1）　服部史子, 戸原玄, 中根綾子, 大内ゆかり, 後藤志乃, 三串伸哉, 若杉葉子, 高島真穂, 小城明子, 都島千明, 植松宏：在宅および施設入居摂食・嚥下障害者の栄養摂取方法と嚥下機能の乖離, 日本摂食・嚥下リハビリテーション学会雑誌 12（2）, 101-108, 2008.

〈戸原　玄〉

② 錠剤嚥下障害の評価

　　食物を対象とした摂食嚥下機能は、それを評価するさまざまな方法が知られている。しかし、錠剤に特化した嚥下障害の評価方法はなかった。

　　錠剤を飲みにくいと感じる人は、高齢者のみならず若年者においても少なからず存在する。相良らの報告によれば、「普通錠を服用した際、錠剤が喉につかえて飲みにくかった経験があるか？」の問いに対し、「あてはまる」と答えたのは全体（n＝964）では42％であったが、年代別に見ていくと20～34歳が58％と一番多く、高齢になるにつれその率は減っていく（図表1）[1]。われわれの経験でも、高齢者は薬を飲み慣れていることもあり10錠でも平気で一度に飲める患者もいるが、20代前半の学生では錠剤を飲んだ経験が少なく1錠ずつしか飲めないような場合も珍しくない。このように錠剤嚥下障害は年齢や摂食嚥下能力とは関係なく起こることがある。

　　そこで、錠剤が飲みにくい際に評価するアセスメントツールを紹介する。

　　PILL-5 assessment tool（ピルファイブアセスメントツール）は、2019年にPeter C. Belafskyらによって開発された錠剤嚥下障害の評価ツールである[2]。ニュートリー（株）がライセンス契約を締結したことにより、日本でもPILL-5［日本語版］アセスメントツールが手軽に使用できるようになった。服薬時の嚥下に特化した自記式のアセスメントツールである。摂食嚥下機能低下の兆候は"ない"あるいは軽度で、服薬状況を自分で記載できる人を対象とする。5つの質問に回答してもらうことで錠剤およびカプセルの嚥下の程度をスコア化し、判定結果と対処法が確認できる（図表2）。6点以上であれば錠剤嚥下障害の可能性がある。介護している際に錠剤が飲みにくそうな状況があったら、PILL-5［日本語版］を実施して評価し、6点以上であれば薬剤師に相談してより使いやすい剤形や薬剤を選択する。

● 図表1　Q. 普通薬を服用した際、錠剤が喉につかえて飲みにくかった経験はありますか？ ●

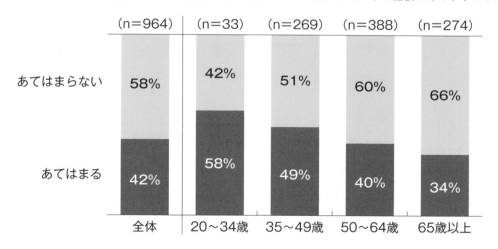

● 図表2　PILL-5［日本語版］アセスメントツール ●

PILL-5 ［日本語版］
ピルファイブ

アセスメントツール

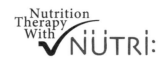

	日付	年	月	日

氏名	性別　　男　・　女	年齢　　　　　才

1. 5つの質問で、あてはまる点数をチェックしてください。あなたがこれらの症状をどれくらいの頻度で経験するかを〇で囲んでください。

錠剤※服用に関する5つの質問	なし	ほとんどなし	時々あった	頻繁にあった	毎回あった
❶ 錠剤が喉につかえる	0	1	2	3	4
❷ 錠剤が胸のあたりにつかえる	0	1	2	3	4
❸ 錠剤を飲むことに怖さを感じる	0	1	2	3	4
❹ 錠剤を飲むのが難しく、必要な薬の全てを飲みきることができない	0	1	2	3	4
❺ 粉砕したり、包んだりなど何かしら調整をしないと錠剤を飲むことができない	0	1	2	3	4

2. 5つの質問の点数を足して、合計点数を確認してください。

　　　点

※錠剤には、"錠剤"と"カプセル"を含む

3. PILL-5は、錠剤・カプセルを服用するときの嚥下の機能を測るためのものです。
合計点数が12点以上の場合、錠剤・カプセルの服用に関して、専門医にご相談ください。

判定基準	判定結果	対処法
0〜6未満 （0≦PILL-5<6）	正常	錠剤やカプセルの服用において錠剤嚥下障害はほとんどないため、薬の変更は必要ありません。
6〜12未満 （6≦PILL-5<12）	軽度から中等度の錠剤嚥下障害	錠剤やカプセルの服用において軽度から中等度の錠剤嚥下障害が考えられます。錠剤嚥下補助製品※の使用が推奨されます。 ※錠剤嚥下補助製品：錠剤を包み込むことで飲み込みを助ける服薬用のゼリーやペースト状態のオブラート
12以上 （PILL-5≧12）	中等度から重度の錠剤嚥下障害	錠剤やカプセルの服用において中等度から重度の錠剤嚥下障害が考えられます。薬の剤形変更が推奨されます。専門医にご相談ください。

PILL-5［日本語版］アセスメントツールは、ニュートリー株式会社とライセンス契約を締結しています。
PILL-5［日本語版］アセスメントツールは、Peter C.Belafsky によって開発された PILL-5 assessment tool を日本語訳したものです。

③ 患者や入所者の摂食嚥下機能が低下している場合の薬の投与経路

　摂食嚥下障害が軽度から中等度であれば食形態を変更し、食べやすいゼリー状にしたり、とろみ剤を使用したりする。この場合、錠剤も水で飲むことができなくなるから、食べられる食形態のものに包んで服用することになる。摂食嚥下障害が重度の場合、あるいは誤嚥性肺炎を繰り返すような場合には、胃瘻を増設し、薬も経管投与となる。栄養摂取においては経口摂取と経管投与を併用する場合もあるが、その場合でも薬の投与はどちらか一方からのことが多い。まずは、薬の投与が経口服薬（口から飲む）と経管投薬（胃瘻に注入）のどちらかの投与経路を確認して対応する。（図表3）

● 図表3　摂食嚥下機能低下時の食事摂取状況 ●

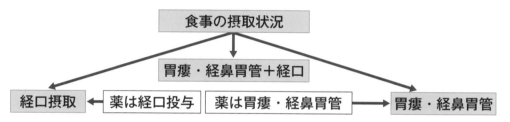

④ 経口服薬手段の現状

　錠剤とゼリーのように2つの食形態のものを同時に飲み込むには、ある程度の嚥下能力が必要になるから、錠剤が粉砕されてとろみやゼリーに混ぜられることが多い。

　図表4は第3章第1節のアンケート結果である。内服薬の服用方法は、「水で飲む」「とろみやゼリーで飲む」「オブラートで飲む」「簡易懸濁して飲む（コラム参照）」「食事に混ぜて飲む」のいずれかであった。嚥下機能が低下した際の薬の飲み方は、このいずれかの方法に集約されるようである。

Column

簡易懸濁とろみ法

　簡易懸濁法とは、経管投与する際に錠剤を粉砕したりカプセル剤を開封したりしないで、錠剤やカプセルのままお湯（約55℃）に入れて崩壊懸濁させて経管投与する方法である（詳細は第1章第3節参照）。簡易懸濁とろみ法とは、嚥下機能が低下して水で薬を服用することが困難になった場合に簡易懸濁法を応用する経口服薬方法のことである。コップなどに少量のお湯（55℃程度）を入れ、その中に1回に服用する薬を入れて10分程度置いておく。その間に錠剤が崩壊する（錠剤がお湯を吸って粉状になる）からかき混ぜて、それにとろみをつけて服用する。全部を飲み切らないと薬の全量が投与されなくなるから、お湯の量は一度に全部を飲める量にする。錠剤は少量の水でも崩壊する。

● 図表4　アンケート調査の結果（介護老人保健施設における服薬の現状）●

内服薬を服用している利用者：1993人

①手渡せば自分で服用できる人
664人（33.3%）

①自分	服用方法	
粉砕なし 502人 （75%）	水で飲む	92.3%
	とろみやゼリーで飲む	6.0%
	オブラートで飲む	1.0%
	簡易懸濁して飲む	0.0%
	食事に混ぜて飲む	0.4%
粉砕あり 60人 （9%）	水で飲む	43.3%
	とろみやゼリーで飲む	38.3%
	オブラートで飲む	0.0%
	簡易懸濁して飲む	0.0%
	食事に混ぜて飲む	18.3%

②服薬介助が必要な人
1204人（60.4%）

②介助	服用方法	
粉砕なし 770人 （64%）	水で飲む	68.6%
	とろみやゼリーで飲む	27.4%
	オブラートで飲む	0.5%
	簡易懸濁して飲む	0.1%
	食事に混ぜて飲む	3.4%
粉砕あり 269人 （23%）	水で飲む	15.2%
	とろみやゼリーで飲む	54.3%
	オブラートで飲む	0.0%
	簡易懸濁して飲む	1.5%
	食事に混ぜて飲む	29.0%

83.3%

③胃瘻投与
124人（6.4%）

③胃瘻投与法	
薬局で粉砕	19.0%
施設で粉砕	40.5%
簡易懸濁法	52.4%

　アンケート回答の服薬方法を見ると、錠剤をそのまま服用するとき（粉砕なし）で、自分で服用する場合は水で飲むがほとんど（92.3%）であり、服薬介助をする場合も水で飲む（68.6%）が多く、一部はとろみやゼリーを使って（27.4%）飲んでいる。一方、錠剤を粉砕している場合には水で飲む率は急激に減少し、とろみ、ゼリー、食事に混ぜて服薬する率が高くなる。特に服薬介助をしている場合、83.3%が薬をとろみ、ゼリー、食事に混ぜて服薬させていた。つまり、食事介助をしながら最後に食事などに薬を混ぜて服用させることが日常的に行われていると推測される。また、薬局で粉砕した薬を施設に持ってくる（100%薬局で粉砕：18.5%）よりも、投与時に施設で粉砕する率（100%施設で粉砕：81.5%）のほうがはるかに高い。そのため、粉砕できない徐放性製剤が粉砕されていたり、粉砕する必要のないOD錠（Orally Disintegrating：口腔内崩壊錠）などが粉砕されていることが散見された。錠剤を粉砕すると、強烈な原薬の味やにおいが出てくることがある。これらを食事に混ぜることで拒薬のみならず拒食を招くことにもなり、絶対に避けるべきことである（第2章第1節、第2節参照）。

⑤ 胃瘻から投薬する際の現状

　第3章第1節でのアンケート調査の結果において胃瘻から投与する場合は、錠剤を粉砕して投与、簡易懸濁法で投与がそれぞれ約50%であった。薬局で粉砕した薬を施設に持ってくる（100%薬局で粉砕：40%）よりも、投与時に施設で粉砕する率（100%施設で粉砕：60%）のほうが高かった。薬剤師の判断なしに錠剤を粉砕することは避けるべき行為である（第2章第1節、第2節参照）。

参考文献

1）　相良博典, OD錠服用中患者を対象とした剤形嗜好調査 Progress in Medicine vol.35 p1657-1662, 2015.

2）　Peter C. Belafsky,et al.　Validation of the PILL-5：A 5-Item Patient Reported Outcome Measure for Pill Dysphagia. 2019.

〈倉田 なおみ〉

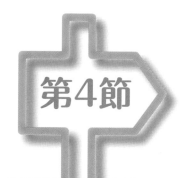

口腔内への薬の残留

1 はじめに

　介護施設・在宅医療では食事介助と同様に薬の飲ませ方に苦労した経験をもつスタッフも多い。最近こそ見かけなくなったが、病院において禁食や禁飲食と指示されているにもかかわらず、「薬のみ少量の水で内服可」というベッドサイド札に違和感をもったことのある人も多いのではないだろうか。

　本節では「口腔」という視点から薬の残留について述べていきたい。

2 薬の残留類似疾患、口腔カンジダ症

　口腔内への薬の残留は、白色の錠剤や粉末が口腔内に散在するようなイメージがあるだろうか。最初に類似症例として、急性偽膜性口腔カンジダ症と慢性肥厚性口腔カンジダ症を紹介する。

　急性偽膜性口腔カンジダ症（写真1）ではやや半球状の剥離可能な白苔が頰粘膜、軟口蓋、舌など口腔内全体に見られ、残薬と間違いやすい。擦過により剥離した白苔粘膜は発赤やびらんを呈する（写真2）ため、注意深く観察すれば鑑別できる。慢性的に病変が経過した慢性肥厚性口腔カンジダ症はぬぐっても剥離はできない白苔で、頰粘膜や口蓋歯肉に上皮の肥厚を伴った白苔が見られる（写真3）。この場合には、前がん病変の白板症との鑑別も必要となる症例も見られるため注意が必要である。いずれにしても、カンジダ菌は口腔内常在菌の一種で健康な人の場合には発症することはないが、全身的要因として基礎疾患（悪性腫瘍、血液疾患、免疫不全症、糖尿病など）や乳幼児、高齢者など抵抗力の弱い方だけではなく、局所的要因としてステロイド軟膏薬やステロイド吸入薬の使用、抗菌薬の服用、唾液分泌低下などでも発症するため、薬剤師の視点からの介入も必要である。

● 写真1　急性偽膜性口腔カンジダ症 ●

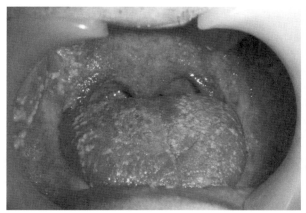

● 写真2　急性偽膜性口腔カンジダ症 ●

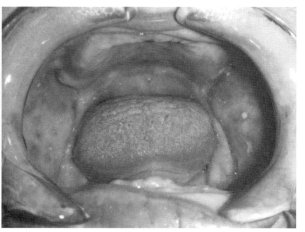

● 写真3　慢性肥厚性口腔カンジダ症 ●

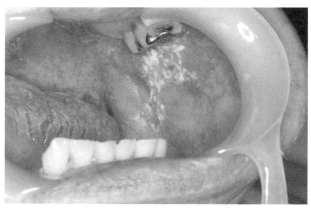

③ オーラルフレイル・口腔機能低下症

　　薬の口腔内残留ということは、すなわち薬が飲み込めないということであり、口腔機能の低下が大きく関与している。第2章で摂食嚥下障害については解説しているため、ここではオーラルフレイル・口腔機能低下症について簡単にまとめておきたい。

　　オーラルフレイルは、歯・口の機能の虚弱のことを示す概念で、オーラルフレイル概念図（図表1)[1]で示されている。歯と口腔の健康（健口）の状態から、第1レベル：プレオーラルフレイル、第2レベル：オーラルフレイル、第3レベル：口腔機能低下症、第4レベル：摂食嚥下障害に相当すると考えられている。第2レベルのオーラルフレイルの診断基準はまだ定まったものは示されていないが、簡便なものとして質問紙によるセルフチェック表（Oral Frailty Index-8〈OFI-8〉）図表2[2]がある。0〜2点：オーラルフレイルの危険性は低い、3点：オーラルフレイルの危険性あり、4点以上：オーラルフレイルの危険性が高い、とされており、地域在住高齢者において感度80％と報告[3]されている。そしてOFI-8 の1点の増加で、4年間に新たに発症するオーラルフレイルのリスクは1.3倍、障害のリスクは1.1倍に増加することも報告[3]されており、「歯磨き」と「歯を失ってしまった場合は義歯等を適切に使って硬いものをしっかり食べることができるよう治療することが大切」と口腔保健行動の重要性も示されている。

　神奈川県と神奈川県歯科医師会における調査[4]では、判定基準は異なるが歯科医院でメンテナンスを受けている通院患者の24.1%がオーラルフレイル該当者、介護施設利用者や在宅医療を受けている患者では67.2%がオーラルフレイル該当者であったと報告されている。その下位レベル（第3レベル）にある口腔機能低下症は、う蝕や歯の喪失など従来の器質的な障害とは異なり、幾つかの口腔機能の低下による複合要因によって現れる病態[5]と定義され、口腔機能低下症の7つの下位症状（口腔衛生状態不良、口腔乾燥、咬合力低下、舌口唇運動機能低下、低舌圧、咀嚼機能低下、嚥下機能低下）のうち、3項目以上該当する場合に口腔機能低下症と診断される（図表3[6]）。いずれにしても、オーラルフレイルは食環境の悪化から始まる筋肉減少を経て最終的に生活機能障害に至る構造モデルと考えられ、口の健康リテラシーの低下の状態から始まるささいな歯・口の機能の低下を軽視しないことが大切とされ、現在では50歳以上の国民を対象として口腔機能低下症検査が実施されている。

● 図表1　オーラルフレイル概念図 ●

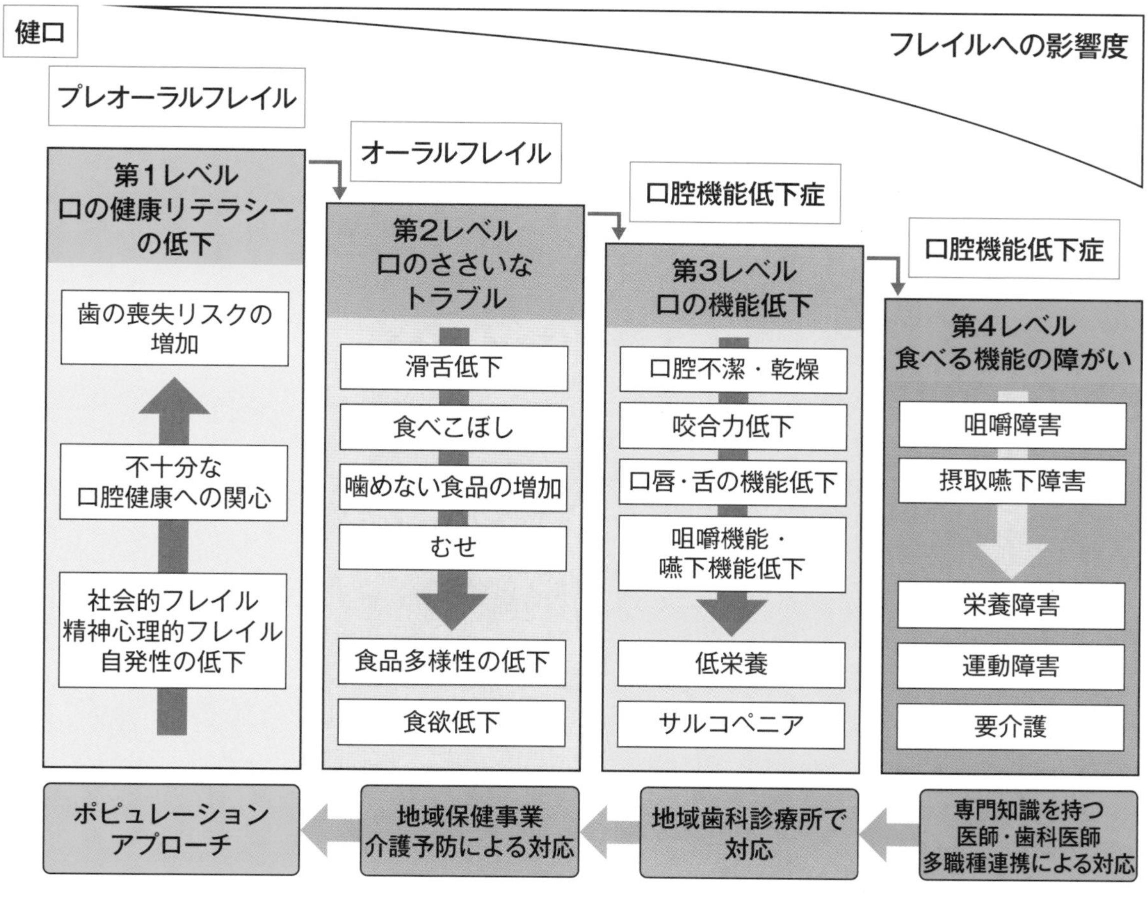

出典：日本歯科医師会歯科診療所におけるオーラルフレイル対応マニュアル2019年版
　　　https://www.jda.or.jp/dentist/oral_flail/pdf/manual_all.pdf（2021年3月閲覧）より改変作図

● 図表2　オーラルフレイルのセルフチェック表　Oral Frailty Index-8（OFI-8）●

質問項目	はい	いいえ
半年前と比べて、堅い物が食べにくくなった	2	
お茶や汁物でむせることがある	2	
義歯を入れている※	2	
口の乾きが気になる	1	
半年前と比べて、外出が少なくなった	1	
さきイカ・たくあんくらいの堅さの食べ物をかむことができる		1
1日に2回以上、歯を磨く		1
1年に1回以上、歯科医院に行く		1

※歯を失ってしまった場合は義歯等を適切に使って固いものをしっかりと食べることができるよう
　治療することが大切です。
https://www.jda.or.jp/happysmile/healthchek/index.html

出典：田中友規, 飯島勝矢：（東京大学高齢社会総合研究機構）
chrome-extension://efaidnbmnnnibpcajpcglclefindmkaj/viewer.html?pdfurl=https%3A%2F%2F
www.jda.or.jp%2Fpdf%2Foral_flail_leaflet_web.pdf&chunk=true

```
0〜2点　オーラルフレイルの危険性は低い
3点　　　オーラルフレイルの危険性あり
4点以上　オーラルフレイルの危険性が高い
```

● 図表3　「口腔機能低下症」の診断基準 ●

①口腔衛生状態不良	舌苔の付着程度
②口腔乾燥	口腔粘膜湿潤度（口腔水分計） または唾液量（サクソンテスト）
③咬合力低下	①咬合圧検査（感圧フィルム） または残存歯数で評価（20歯未満）
④舌口唇運動機能低下	オーラルディアドコキネシス
⑤低舌圧	舌圧測定器
⑥咀嚼機能低下	咀嚼能力検査（グルコース含有グミゼリー咀嚼時のグルコース溶出量を測定するもの） または咀嚼能力率スコア法
⑦嚥下機能低下	嚥下スクリーニング検査（EAT-10） または自記式質問票（聖隷式嚥下質問紙）

出典：EAT-10：The 10-item Eating Assessment Tool
　　　日本歯科医学会：口腔機能低下症に関する基本的な考え方. 平成30年3月. を基に作成

```
7項目のうち3項目以上該当→口腔機能低下症
```

④ 錠剤嚥下障害

　　薬の内服が苦手な患者は子どもから大人、高齢者までさまざまな年齢層で見られている。服薬は、水分と錠剤という異なるテクスチャーを同時に飲み込む摂食嚥下障害のある患者にとって難易度の高い行為[7]であるとされているが、口腔内に薬の残留が見られる患者すべてが摂食嚥下障害を伴っているわけではない。しかし実際に薬を飲む世代として壮年期以降が多く、薬や食事も飲み込みづらいと自覚する患者も少なくない。錠剤嚥下障害ともいわれ、服薬時の嚥下に特化した自記式アセスメントツールPILL-5［日本語版][8]による錠剤嚥下補助製品の使用や剤形変更を推奨するなど対処法も示されている。錠剤嚥下障害では服薬コンプライアンスの低下や薬剤粉砕等による薬効の変化や低下、接触粘膜の損傷、窒息、誤嚥、精神的ストレスなどの問題も指摘されている。ささいな口腔機能の低下を見逃さないように50歳以上の患者に対して服薬指導での介入や「抗うつ薬」「抗不安薬」「睡眠薬」「抗精神病薬」「制吐剤」などによる薬剤性嚥下障害にも注意を払い、調剤時の服薬確認が重要である。

⑤ 薬の残留の実際

　　薬剤嚥下障害の結果として、薬の残留の幾つかの症例を供覧する。薬の残留のパターンは、部位：①口腔内　②咽頭部、剤形：（A）錠剤、（B）散剤などがある。また、その結果として（a）薬剤の配合変化なども見られる。

★①-（A）口腔内・錠剤残留

　　口腔底や口腔前庭部、口蓋部などに薬剤（錠剤）の残留（図表4-1〜3）が見られる症例で、入院患者や施設入所者に多い。意識レベルの低下、口腔内感覚低下、口腔乾燥（酸素投与含む）、非経口摂取などのさまざまな条件が重なって患者も薬剤残留の自覚がない症例も多い。左舌縁に見えている1錠だけではなく左口腔底の白色の分泌物の中に1錠残留している症例（図表4-1）も見られるため、注意深く観察することが必要である。口蓋粘膜に錠剤が貼りついている症例（図表4-2）も多いが、その多くは乾燥した口腔内分泌物に絡まっている状態も多い。口腔底部に残留している症例は、舌可動性の低下により薬剤を移動させられない、さらに口腔乾燥が強い症例では口腔内感覚の低下も著しくなり、口腔内崩壊錠（OD錠）が内服2時間後でも口腔底部に残存し、唾液もないために口腔内での崩壊も起きずに表面の薬剤情報が読み取れる状態（図表4-3）であった。同一患者で数日にわたり錠剤残留が見られた症例（図表5-1〜3）である。下顎歯槽部から口腔前庭部に残留していた錠剤は唾液と接し、錠剤表面が少し薬剤崩壊していた（図表5-1・2）。別の日には2剤が口腔内分泌物や痰で包埋されて軟口蓋に付着しており、口腔ケア施行時の除去物と一緒に薬剤が見られた症例である。その錠剤はほとんど崩壊していなかった（図表5-3）。このような服薬状況では薬効はまったくないと考え、歯科から薬剤師・主治医へと報告を行い、現在は錠剤から散剤への剤形変更を行い残留は見られていない。

● 図表4-1～3　①-（A）　口腔内・錠剤残留の症例 ●

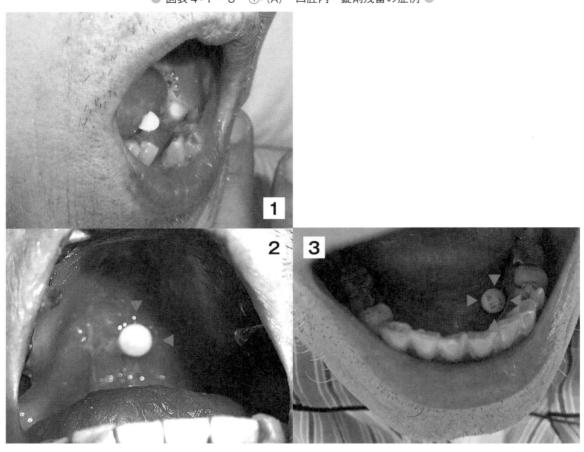

● 図表5-1～3　①-（A）　口腔内・錠剤残留の症例 ●

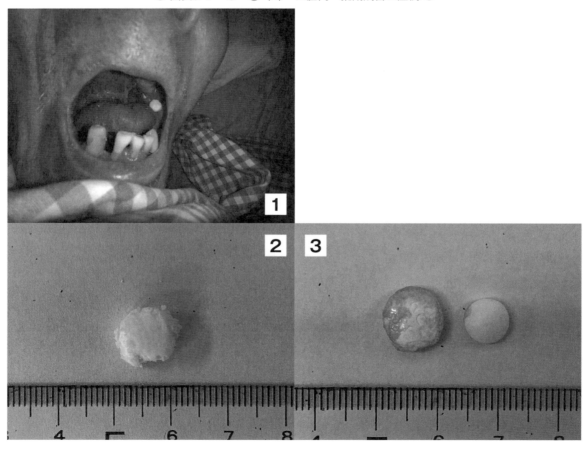

★①-（B）口腔内・散剤残留

　散剤であればよいかというと口腔環境不良・すなわち口腔ケアが不十分となりやすい在宅・施設そして入院患者では、口腔内、特に歯や義歯などへの薬剤（散剤）の固着（図表6-1・2）もよく経験する症例である。デンタルプラーク（歯垢）・口腔内汚染物と絡まった薬剤が、口腔乾燥も相まって歯や義歯などに固着している状態である。口腔ケアをすることは、固着している薬剤を除去するばかりか、前述した症例（図表5-3）のように汚染物のなかでは薬剤の崩壊はほとんど見られないため薬効の低下につながっている。

●　図表6-1・2　①-（B）口腔内・散剤残留の症例　●

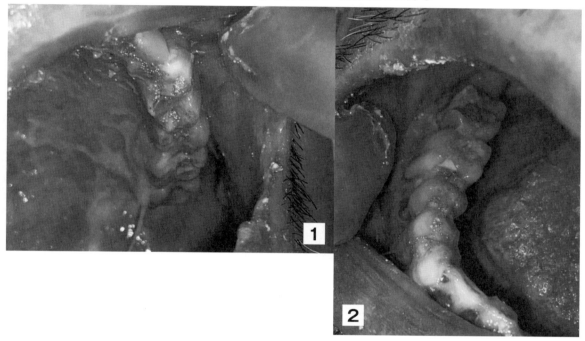

★②-（A）咽頭部・錠剤残留

　咽頭部の錠剤残留の症例（図表7-1・2）である。2症例とも食事だけではなく内服薬の嚥下障害の訴えがあったため、嚥下機能検査の一つとして嚥下内視鏡検査時に模擬薬内服を行った。梨状陥凹部に白色模擬薬が残留（図表7-1）したが、自覚はなく指示による複数回嚥下にてクリアとなった。ふだんより6〜8錠の内服をしているため7錠の模擬薬を渡した。するとまとめて口に投入し上を向いて水で錠剤を流し込んでいる状態が観察できた。そして案の定1錠は残留していたが、患者は飲めたと感じていた。頸部後屈が強い症例でも梨状陥凹に模擬薬の残留（図7-2）が見られた。喉の違和感の訴えはあったため追加嚥下の指示にクリアとなった。

● 図表7-1・2 　②-(A) 咽頭部・錠剤残留の症例 ●

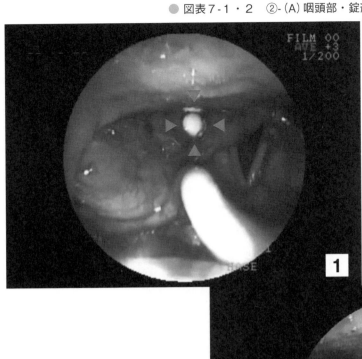

★①-(a) 口腔内・配合変化

薬剤の配合変化では、レボドパ製剤と酸化マグネシウム製剤の黒色変化（図表8-1・2）がよく知られている。この黒色変化は、摂食嚥下障害のなかでも口腔期の機能低下により薬剤をうまく送り込めず飲み込めないために薬剤の配合変化が起きていると考える。錠剤粉砕投与（図表8-1）であっても錠剤投与（図表8-2）においても黒色の配合変化が見られており、配合後のレボドパ製剤の含量低下による薬効への影響も懸念される症例である。錠剤粉砕投与症例（図表8-1）では、抜歯術後に当科で処方した抗生剤と鎮痛消炎剤と医科処方薬の内服方法について紹介医へ内服のタイミングをずらしてもらうことや簡易懸濁法を提案し、薬剤師の指導後は口腔内の色調変化は見られなくなった。

以上のように臨床現場として患者の自覚が少ないことがいちばんの問題点であり、歯科専門職だけではなく、看護師、薬剤師、管理栄養士、言語聴覚士など口にかかわる関連職種での口腔内・咽頭部への薬剤残留の対応が重要である。

● 図表8-1・2　①-(a) 口腔内・残留による配合変化の症例 ●

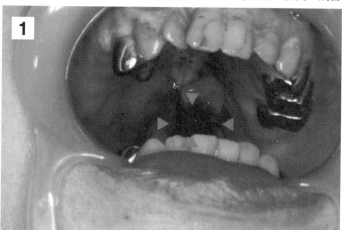

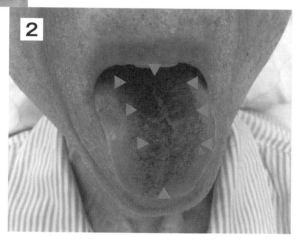

⑥ 口腔機能の観察ポイント

　　薬剤の口腔内残留観察ポイントとして口腔機能低下症の診断基準（**94頁の図表3**参照）を用いて考えてみたい。前項でも述べたように「①口腔衛生状態不良」「②口腔乾燥」「④舌口唇運動機能低下」「⑤低舌圧」「⑦嚥下機能低下」の5項目は服薬指導で確認しておきたいが、コロナ禍ではマスクを外して口腔内を直接観察することはなかなか難しい。「①口腔衛生状態不良」では舌苔の付着や歯磨きなどの確認、「②口腔乾燥」では水分摂取状況や尿、むくみなどについても聞き取る。「④舌口唇運動機能低下」は会話から発語の状態を聞き取る。「⑤低舌圧」では舌を両側の頬粘膜に交互に動かせるかを確認する。「⑦嚥下機能低下」では食事時の食べづらさだけではなく薬剤服用の状況も聞き取る、ことでそれぞれの機能を想像することができる。その中でも施設や在宅の患者において、「②口腔乾燥」は口腔内感覚低下の大きな要因と考えられるため、口腔内を観察できるのであれば、口腔水分計など特殊な機器（口腔湿潤度測定機器　ムーカス®）がなくても舌背の状態から口腔乾燥を簡便に「0度：正常」「1度（軽度）：唾液の粘性亢進」「2度（中等度）：泡沫状唾液」「3度（重度）：ほとんど唾液みられず」の4段階評価する柿木分類[9]をしておくことは有用である。口腔乾燥が強い場合には口腔内崩壊錠（OD錠）も崩壊せず薬効低下となるので、唾液腺マッサージやガム刺激療法、口腔ケアや口腔保湿剤の使用など歯科対応を依頼していただきたい。

また舌背面や口蓋に残留している症例では、舌の口蓋へ押しつける力が弱い「⑤低舌圧」も考えられるため、「①口腔衛生状態不良」もきたしやすいなど相互の悪影響をきたす結果となる。「③咬合力低下」との直接的関連ではないが、口腔底部（歯列の内側）や口腔前庭部（歯列の外側）に薬剤の残留が見られる症例には下顎臼歯が欠損することが多いので、歯の欠損状態や義歯の使用についても確認しておくとよい。通院・訪問患者にかかわらず、「④舌口唇運動機能低下」と「⑦嚥下機能低下」については注意をしておきたい。オーラルディアドコキネシス：「パ」「タ」「カ」を発声して5秒間に30回未満を「④舌口唇運動機能低下」と評価している。患者との会話のなかで滑舌や呂律障害、特に奥舌を用いる「カ」の発音を意識して傾聴することも大切である。「⑦嚥下機能低下」は、服薬情報を聴取するときに「お茶や汁物でむせることがありますか」を追加して聞き出していただきたい。

⑦ 文献的考察

口腔内への残留の影響として寺田ら[10]は、口腔粘膜潰瘍の形成、必要量の薬剤が体内に吸収されない、の2点を挙げている。Wright[11]は介護施設入居者の平均15％が錠剤やカプセルを飲み込むことが困難であり、5％が定期的に薬を吐き出し、1％が薬を隠していた、と報告している。さらに看護師の服薬対応方法は、「薬を食べ物の中に隠す56.5%」「服用を省略する26.9%」「投与前に薬を粉砕や脱カプセルをする61.3%」「液体の代替品に変更する87.6%」とも報告[11]している。しかしながらさまざまな工夫を行って服薬させても、患者の糞便中に未崩壊の錠剤が排泄された経験をもつ施設は28.6%との報告[12]もあり、とろみ剤溶解液の種類や濃度によっても、錠剤の崩壊時間が延長する場合があることが明らかにされている。服薬介助にとろみ調整剤や服薬補助剤を利用する際には、易嚥下性の改善効果のみを基準にして安易に選択するのは避け、薬物動態への影響が少ないことが確認されている製品を選択する必要がある[13]。

⑧ おわりに

厚生労働省の令和2年（2020年）医師・歯科医師・薬剤師統計の概況[14]によると、全国の届け出「薬剤師数」医師・歯科医師・薬剤師統計32万1,982人、主に従事している施設・業務の種別では「薬局の従事者」18万8,982人（58.7％）、「医療施設の従事者」6万1,603人（19.1％）であり、処方箋に基づいた薬剤の調剤と患者への服薬指導に4分の3以上の薬剤師がかかわっている。

以前は良好な「服薬コンプライアンス・服薬遵守」が大きな指導目標であったが、近年では患者が自身の病気を理解し、治療に対しても主体的にかかわることで、より高い治療効果が期待できる「服薬アドヒアランス」の向上が求められ、患者の生活にも配慮し、患者が適正使用に参加する「患者中心の医療」が重要な要素とされている。

内服薬・外用薬・注射剤の3種類のなかでも、いちばん患者に近い薬剤として内服薬は錠剤、カプセル剤、散剤・顆粒剤、内服液剤・シロップ剤だけではなく、徐放性製剤や口腔内崩壊錠などさまざまな工夫がなされ、創薬されている。内服薬の薬物動態への影響の少ない服薬補助剤の

　　進歩開発に期待しつつ、服薬管理役として薬剤師が患者の生活に寄り添い活躍をするためにも、口腔機能の変化についていままでと違った視点で見ていただければ幸いである。

参考文献

1）日本歯科医師会：歯科診療所におけるオーラルフレイル対応マニュアル2019年版.
https://www.jda.or.jp/dentist/oral_flail/pdf/manual_all.pdf（2021年3月閲覧）

2）日本歯科医師会：オーラルフレイル　当てはまるものはありませんか？　2018年12月発行.
chrome-extension://efaidnbmnnnibpcajpcglclefindmkaj/viewer.html?pdfurl=https%3A%2F%2Fwww.jda.or.jp%2Fpdf%2Foral_flail_leaflet_web.pdf&chunk=true（2022年8月閲覧）

3）Tomoki Tanaka, Hirohiko Hirano, Katsuya Iijima, et al. Corrigendum to "Oral Frailty Index-8 in the risk assessment of new-onset oral frailty and functional disability among community-dwelling older adults Archives of Gerontology and Geriatrics, Volume 94（2021）104340.

4）神奈川県健康医療局保健医療部健康増進課：平成28年度神奈川県「口腔ケアによる健康寿命延伸事業」調査報告書 平成29年6月.
chrome-extension：//efaidnbmnnnibpcajpcglclefindmkaj/https://www.pref.kanagawa.jp/documents/6679/h28chousahoukokusho.pdf（2022年8月閲覧）

5）水口俊介, 津賀一弘, 池邉一典, 他「高齢期における口腔機能低下－学会見解論文 2016 年度版－」：老年歯学第31巻　第2号 81-99、2016.

6）日本歯科医学会：口腔機能低下症に関する基本的な考え方　平成30年3月
chrome-extension://efaidnbmnnnibpcajpcglclefindmkaj/viewer.html?pdfurl=https%3A%2F%2Fwww.jads.jp%2Fbasic%2Fpdf%2Fdocument_02.pdf&chunk=true（2022年2月閲覧）

7）藤谷順子：摂食・嚥下障害の看護と介護. 薬局 2000；51：1350-1355.

8）https://www.nutri.co.jp/nutrition/pill-5/diagnose.html（2022年10月閲覧）

9）柿木保明　高齢者における口腔乾燥症　九州歯科学会雑誌　60 巻 2.3号　43-50　2006.

10）寺田泉, 大野友久, 藤島一郎, 高柳久与；薬剤の口腔内残留により潰瘍を形成した摂食・嚥下障害の1例　日摂食嚥下リハ会誌 16（1）：70-74, 2012.

11）David Wright；Medication administration in nursing homes Nurs Stand. 2002 Jul；16（42）：33-8. doi：10.7748/ns2002.07.16.42.33.c3223.

12）富田隆, 酒井明稀, 佐藤如那, 他；服薬時における嚥下補助製品の使用実態　日摂食嚥下リハ会誌　23（1）：37-43, 2019.

13）森田俊博, 高根浩, 大坪健司, 家入一郎：食品用粘度調整剤と嚥下補助剤の薬物動態への影響, 医療薬学, 37：13-19, 2011.

14）厚生労働省：令和2（2020）年医師・歯科医師・薬剤師統計の概況. https://www.mhlw.go.jp/toukei/saikin/hw/ishi/20/index.html（2022年10月閲覧）

〈石井 良昌〉

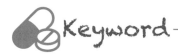

Keyword

●口腔内薬剤残留　　●錠剤嚥下障害　　●オーラルフレイル　　●口腔機能低下症

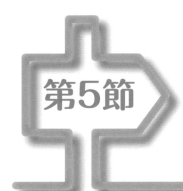

口腔内残留に関する調査報告

① はじめに

　日本の総人口は減少傾向にある一方で、65歳以上の高齢者人口は2021年に3,640万人、総人口に占める割合も29.1%となり、いずれも過去最高となった[1]。高齢者では、複数の合併症を有することが多く、ポリファーマシーが問題になっている。加齢に伴う生理機能や身体機能の低下のほか認知機能の低下もあり、服薬上の問題が多いことが知られている。内服薬は、口から服用、消化管から吸収されることでその薬効を発揮するが、高齢者では、薬の服用に困難さを感じている方も少なくない。薬を確実に服用できないと、薬物療法の効果を正しく評価することができない。したがって、高齢者の服薬状況についての詳細な調査を行うことは、適切な薬物療法を実施する上での基礎データとなり得る。

　本節では、厚生労働省科学研究費補助金（長寿科学政策研究事業）「嚥下機能低下に伴う服薬困難に対応するためのアルゴリズム等作成のための研究」（研究代表者：倉田なおみ）の一環で実施された「服用した薬の口腔内、咽頭・食道残留に関する調査、研究」について報告する。本研究では、臨床現場における服薬困難事例の実態を調査し、嚥下障害のある患者における口腔内の薬の残留が発生する頻度について明らかにすることを目的とした。

② 口腔内残留に関する調査

■対象・方法

【研究対象者】

　本研究開始前から、研究実施医療機関に入院歴または通院歴がある65歳以上の患者のうち、継続して内服薬を服用中の患者かつ、経口摂取が可能な患者を対象とした。本研究への参加について、本人から文書による同意を取得した。患者本人が服薬していることを自覚できない、または開口しないなどの理由で研究担当医師が本研究への参加が不適合と判断した患者は除外した。

【調査方法】

　研究実施機関の医師、歯科医師、歯科衛生士、言語聴覚士、栄養士、介護福祉士等に薬剤残

留の有無について、以下のタイミングで注意深く観察するよう依頼した。評価のタイミングは、①診察時に口腔内評価を実施した場合、もしくは②嚥下内視鏡検査（videoendoscopic evaluation of swallowing：VE）または嚥下造影検査（videofluoroscopic examination of swallowing：VF）実施時とした。

また、図表1に示す調査票を用い、研究対象者の背景に関する情報、最終の薬剤服用時間等を収集した。

【調査項目】

入院・外来の別、年齢、性別、現病歴、介護度、意識レベル、認知症の有無、脳血管障害の有無、脳血管障害以外の神経疾患の有無、摂食嚥下障害の有無、口腔機能障害の有無、口腔乾燥の有無、口腔ケアの有無、服薬時の介助の要不要、服薬媒体、最終の服薬時間、最終の服用薬の数、服薬困難を感じたことの有無、食事を飲み込みにくいと感じたことの有無、嚥下障害のグレード、日常服用している食形態の21項目について調査した。

図表1　調査票

口腔内、咽頭・食道残薬調査　患者背景記入用紙

＿＿＿＿年＿＿月＿＿日

担当者：＿＿＿＿＿＿＿＿

調査方法：　目視確認　、VF　、VE

薬の残薬：　口腔内（　無　　有　）、咽頭（　無　有　）

1. 外来患者　　入院患者（○を付ける）
2. 年齢：＿＿＿＿歳
3. 性別：　男　　女
4. 現病歴：＿＿＿＿＿＿＿＿＿＿＿＿＿＿＿＿
5. 介護度：要支援（　1　　2　）
   要介護（　1　　2　　3　　4　　5　）
6. 意識レベル：　清明　　傾眠あるいは完全でない　意識なし
7. 認知症：　無　　　有（重症度：強　中　弱）
8. 脳血管障害：　無　　　有（球麻痺：有　無）
9. 脳血管障害以外の神経疾患の有無：
   無　　有　（重症度：強　中　弱：病名＿＿＿＿＿＿＿＿）
10. 摂食嚥下障害の有無：　無　　有
11. 口腔機能の障害の有無
    無
    有（衛生状態不良、舌の動きが悪い、義歯の不適合、齲歯・歯の損失、口内炎）
12. 口腔乾燥：
    無
    有（軽度(唾液の粘性亢進)、中等度(泡沫状唾液)、重度(ほとんど唾液なし)）
13. 口腔ケアの有無：　無　　　有（　　日　　回）
14. 服薬時の介助：　不要　　必要
15. 服薬媒体：　水、とろみ、ゼリー（デザート）、食事、その他（＿＿＿＿＿＿）
16. 最終の服薬時間：＿＿＿＿時間前
17. 最終の服用薬（外用薬は除く）：
    錠剤＿＿種類＿＿錠、　散剤＿＿種類、　水剤＿＿種類

裏面に続く

18. 服薬困難を感じたことの有無：

    <u>無</u>

    <u>有（うまく飲み込めない、飲み込みに時間がかかる、のどの違和感がある、</u>

        <u>その他（　　　　　　　　　　　　　　）</u>

19. 食事を飲み込みにくいと感じたことの有無： <u>無</u>   <u>有</u>

20. 嚥下障害のグレード（**FILS**）： <u>**Level**　　　　</u>

摂食・嚥下障害を示唆する何らかの問題あり	経口摂取なし	Level 1	嚥下訓練を行っていない
		Level 2	食物を用いない嚥下訓練を行っている
		Level 3	ごく少量の食物を用いた嚥下訓練を行っている
	経口摂取と代替栄養	Level 4	1食分未満の（楽しみレベルの）嚥下食を経口摂取しているが、代替栄養が主体
		Level 5	1-2食の嚥下食を経口摂取している。代替栄養は行っていない
		Level 6	3食の嚥下食経口摂取が主体で、不足分の代替栄養を行っている
	経口摂取のみ	Level 7	3食に嚥下食を経口摂取している。代替栄養は行っていない
		Level 8	特別食べにくいものを除いて、3食経口摂取している
		Level 9	食物の制限はなく、3食を経口摂取している
正常		Level 10	摂食嚥下障害に関する問題なし（正常）

図III-21　FILS（Food Intake Level Scale）[53]

21. 日常服用している食形態（下表に☑を記載）

食事形態	☐ 普通食
	☐ 軟菜食
	☐ 嚥下調整食：歯茎で押しつぶせるかたさ（ソフト食など）
	☐ 嚥下調整食：舌と口蓋間で押しつぶせるかたさ（粒のあるペーストなど）
	☐ 嚥下調整食：押しつぶしの必要がないピューレ，ペースト，ミキサー食など
	☐ 嚥下調整食：少量をとってそのまま丸呑みできる
	☐ 嚥下訓練食：丸呑みできるゼリー，とろみ水など

【医療倫理的・社会的配慮】

　本研究は「ヘルシンキ宣言」及び「人を対象とする生命科学・医学系研究に関する倫理指針（生命・医学系指針）」（2021年6月30日）を遵守して実施した。本研究は昭和大学大学院薬学研究科人を対象とする研究等に関する倫理委員会で承認を得た（承認番号：399号）。また、データの提供元となる各医療機関において倫理委員会の承認を得た。

【データ解析】

　各医療機関にて収集した調査票は、特定の個人を識別することができないよう個人情報を加工し、研究責任者の元に送付された。集められた情報は記述的に解析された。JMP Pro Ver.16（（株）SAS Institute Japan、東京）を用いた。

■結果

・残薬の有無

　5施設から調査票が回収された。調査対象は123例であった。残薬が確認されたのは、4例（3.3％）であった。4例すべてが口腔内の残薬で、咽頭の残薬は確認されなかった（図表2）。

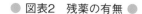

● 図表2　残薬の有無 ●

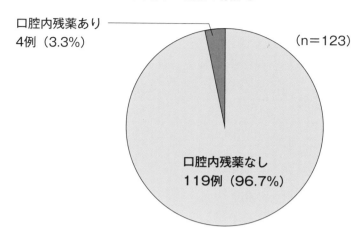

口腔内残薬あり
4例（3.3%）

（n＝123）

口腔内残薬なし
119例（96.7%）

・**対象者の背景**

　　対象となった患者の背景の詳細は**図表3**に示す。

　　評価時の研究対象者の意識レベルは、清明116例（94.3%）、傾眠あるいは完全ではない7例（5.3%）であった。調査対象者の最終服薬時間は、調査時刻の3時間前が最多で42例（34.1%）であった。

● 図表3　患者背景 ●

外来／入院	28例／76例（無回答：19例）
年齢（歳）	76.8±11.3*
男／女	60／63
介護度	
要支援1	3例
要支援2	3例
介護度1	9例
介護度2	10例
介護度3	17例
介護度4	4例
介護度5	15例
無回答	62例

（n=123）
*平均±SD

　　続いて、研究対象者の神経疾患の合併の有無を**図表4**に示す。認知症のある患者29例の重症度は、軽症19例（15.4%）、中等症6例（4.9%）、重症1例（1.0%）、不明3例（2.4%）であった。神経疾患のある患者23例の重症度は、軽症9例（7.3%）、中等症4例（3.2%）、重症2例（1.6%）、不明8例（6.5%）であった。なお、神経疾患の内訳はパーキンソン病が最多で6例、筋萎縮性側索硬化症（ALS）4名、多発性ラクナ梗塞2例、脳血管型認知症2例、症候性てんかん2例、多系統萎縮症1例、頸髄損傷1例、精査中もしくは不明5例、であった。

● 図表4　認知症などの神経疾患の合併の有無 ●

	あり	なし	不明
認知症	29例（23.6%）	94例（76.4%）	－
脳血管障害	37例（30.1%）	86例（69.9%）	－
球麻痺	3例（2.4%）	70例（56.9%）	50例（40.7%）
神経疾患	23例（18.7%）	100例（81.3%）	－
嚥下障害	74例（60.2%）	48例（39.0%）	1例（0.8%）

(n=123)

・口腔機能と口腔ケアの必要度

　研究対象者の口腔機能障害について、①口腔衛生状態の不良　②舌の動きが悪い　③義歯の不適合　④虫歯・歯の損失　⑤口内炎　⑥口腔乾燥、の6項目について、その有無を評価した（図表5）。

● 図表5　口腔機能障害の有無 ●

	あり	なし	不明
衛生状態不良	19例（15.4%）	98例（79.7%）	6例（4.9%）
舌の動きが悪い	23例（18.7%）	92例（74.8%）	8例（6.5%）
義歯の不適合	17例（13.8%）	102例（82.9%）	4例（3.3%）
虫歯・歯の損失	87例（70.7%）	32例（26.0%）	4例（3.3%）
口内炎	5例（4.1%）	110例（89.4%）	8例（6.5%）
口腔乾燥	29例（25.4%）	94例（74.6%）	－

(n=123)

　調査票が回収できた123例のうち、66名（53.7%）は口腔ケアの必要があった。その頻度は、1日1回18例（27.2%）、1日2回9例（13.6%）、1日2～3回1例（1.5%）、1日3回23例（34.8%）、1日3～4回1例（1.5%）、1日4回2例（3.0%）、7日に1回2例（3.0%）、無回答10例（15.1%）であり、1日3回が最多であった（図表6）。

● 図表6　口腔ケアの回数 ●

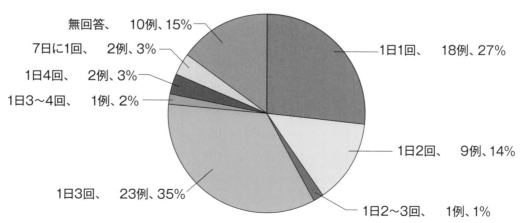

・嚥下障害と日常食形態

　調査票が回収できた123例の嚥下障害の有無について評価した。嚥下障害あり74例（60.2％）、なし48例（39.0％）、未回答1例（0.8％）であった。Food Intake Level Scale（FILS）[2]を用いた嚥下障害のレベルは、図表7に示す。

● 図表7　FILSにより嚥下障害の評価 ●

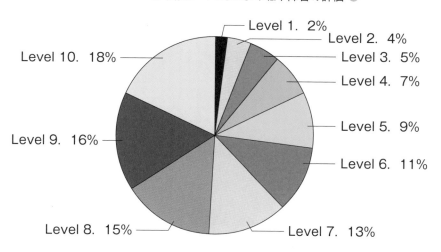

摂食・嚥下障害を示唆する何らかの問題あり	経口摂取なし	Level 1	嚥下訓練を行っていない
		Level 2	食物を用いない嚥下訓練を行っている
		Level 3	ごく少量の食物を用いた嚥下訓練を行っている
	経口摂取と代替栄養	Level 4	1食分未満の（楽しみレベルの）嚥下諸君を経口摂取しているが、代替栄養が主体
		Level 5	1-2食の嚥下色を経口摂取している。代替栄養は行っていない
		Level 6	3食の嚥下食経口摂取が主体で、不足分の代替栄養を行っている
	経口摂取のみ	Level 7	3食に嚥下食を経口摂取している。代替栄養を行っていない
		Level 8	特別食べにくいものを除いて、3食経口摂取している
		Level 9	食物の制限はなく、3食を経口摂取している
正常		Level 10	摂食嚥下障害に関する問題なし（正常）

　また、日常摂取している食形態についての情報も収集した。通常食50例（40.7％）、軟菜食27例（22.0％）、歯茎で押しつぶせる17例（13.8％）、押しつぶしの必要ない11例（8.9％）、少量丸のみ1例（0.8％）、丸のみ4例（3.3％）、その他（絶食中）1例（0.8％）、未回答10例（8.1％）であった（図表8）。

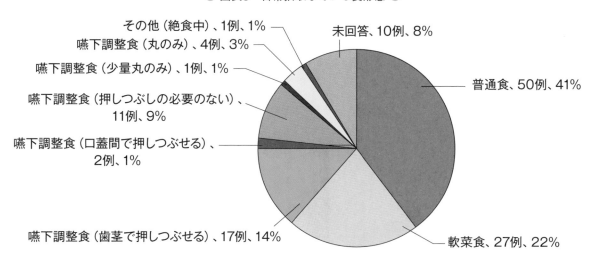

● 図表8　日常摂取している食形態 ●

その他（絶食中）、1例、1%
嚥下調整食（丸のみ）、4例、3%
嚥下調整食（少量丸のみ）、1例、1%
嚥下調整食（押しつぶしの必要のない）、11例、9%
嚥下調整食（口蓋間で押しつぶせる）、2例、1%
嚥下調整食（歯茎で押しつぶせる）、17例、14%
未回答、10例、8%
普通食、50例、41%
軟菜食、27例、22%

　調査対象者のうち、服薬時が必要な者43例（35.0%）、不要77例（62.6%）、未回答3例（2.4%）であった。服薬時に用いる媒体は、水70例（56.9%）、とろみ水47例（38.2%）、ゼリー6例（4.9%）、食事5例（4.1%）、ヨーグルト2例（1.6%）、唾液2例（1.6%）、ごぼう茶もしくは麦茶1例（0.8%）であった（複数回答）。

　服薬困難を感じた経験や食事を飲み込みづらいと感じた経験について、それぞれ33例（26.8%）、50例（40.7%）の者が「経験がある」と回答した。

■考察

　Mannらは、脳卒中慢性期の嚥下障害の頻度について、①脳卒中発症6か月後の生存者のうち87%の患者は発症前の食事形態に戻っていたが、②50%の患者で臨床的に嚥下障害を認めたことに加え、③発症から10日（中央値）に嚥下の初期評価を行い 嚥下障害があった患者（67名）の6か月後の嚥下造影検査では、喉頭侵入34名、誤嚥17名であった[3]と報告している。また、橋本らは老人ホーム43施設、特別養護老人ホーム1施設、高齢者住宅3施設の計47施設を実施し、65歳以上の入居者の27.1%の入居者に「薬剤が喉や胸（食道）につっかえる感じになった経験（つっかえ感経験）」があるとの報告している[4]。日本国内の65歳以上に一般化した際の口腔内残薬の発生頻度は、これまでに調査検討されていない。本研究は、偶発的に口腔内や咽頭に残薬があることを発見する頻度を明らかにすべく実施された。口腔内残薬の発生頻度は4例/123例（3.3%）であった。口腔内残薬が発生しやすい患者の条件を探るべく、以下に4例の詳細について述べる。

　4例はいずれも入院中の患者で、介護度は要介護2であった。年齢の中央値は77歳（最小値：52歳、最大値：90歳）であり、意識レベルが意識清明3例、傾眠あるいは完全ではない状態が1例だった。認知症の合併は2例あり、その重症度は軽症、中等症それぞれ1例だった。神経疾患の合併は1例でみられ、多系統萎縮症の診断であった。口腔ケアを要する者は1例のみで、頻度は1日1回であった。口腔内の状態は、①口腔衛生状態が不良2例　②舌の動きが悪い1例　③義歯の不適合1例　④虫歯・歯の損失1例　⑤口内炎が全例で見られた。⑥口腔乾燥状態の者はなかった。嚥下に関連する評価では、嚥下障害あり3例、なし1例であった。

Food Intake Level Scale（FILS）を用いた嚥下障害のレベルは、1：1例、7：1例、8：2例であった。4例が日常摂取している食形態は、通常食3例、軟菜食1例であった。服薬に関連する項目では、服薬時に介助が必要な者は3例、不要1例であった。患者が服薬時に用いる媒体は、水2例、とろみ水2例であった。薬や食事の飲み込みづらさを感じた経験がある者はそれぞれ1例、3例であった。今回の調査では、口腔内残薬の頻度が少なく、統計学的に残薬が発生しやすい患者の特徴を明らかにすることはできていない。

　患者自らが口腔内残薬について訴えることは少ないため、発見が遅れるケースも多々あるが、口腔内に薬が残存することによって口腔粘膜の損傷を引き起こす可能性がある。また、嚥下機能が低下している患者では、不顕性誤嚥も懸念される。そればかりでなく、必要量の薬が体内に吸収されないため、期待される薬効が得られないといった問題もある。薬の効果が不十分な場合には用量を増やす、新規薬剤の追加処方などの対応が必要となるため、口腔内残薬は医療経済の観点からも看過できない問題となり得る。

　口腔内残薬は、介助者による口腔ケアの際に偶然発見されるケースがほとんどである。しかし、医師は限られた1人当たりの診療時間内で、在宅での患者の食事や口腔ケア、服薬状況で詳細に把握することは困難である。したがって、薬物治療の効果が過小評価され、用量を増やす、処方薬の追加等の対応を行っている可能性がある。患者の日々の食事や服薬状況を観察する介護職、看護師、家族からの情報を取りまとめ、今回作成したアルゴリズム（4〜15頁）を参考とすることが重要である。

　これまで、内服薬の剤形、服薬方法、患者の嚥下能力、日常食形態の関連について、十分検討が行われておらず、現場での経験的判断に基づく服薬方法が取り入れられてきた。患者・入居者等の摂食可能な食形態から服薬方法を判定し、各服薬方法に適した薬の剤形を選択できるようにし、服薬介助者が安全に服薬の介助ができるようにするアルゴリズムの作成を目指すことが、われわれの目指すゴールであり、今後もさらなる症例集積、検討が必要である。本アルゴリズムを活用し、処方医・看護師・薬剤師・介護スタッフが連携して、患者の服薬上の問題点を解決するための糸口になることを期待している。

参考文献

1） https://www.stat.go.jp/data/topics/topi1291.html#:~:text=%E6%88%91%E3%81%8C%E5%9B%BD%E3%81%AE%E7%B7%8F%E4%BA%BA%E5%8F%A3%EF%BC%882021,%E9%81%8E%E5%8E%BB%E6%9C%80%E5%A4%9A%E3%81%A8%E3%81%AA%E3%82%8A%E3%81%BE%E3%81%97%E3%81%9F%E3%80%82
2022年4月19日閲覧.

2） Kunieda K, Ohno T, Fujishima I, Hojo K, Morita T.：Reliability and Validity of a Tool to Measure the Severity of Dysphagia. The Food Intake LEVEL Scale. J Pain Symptom Manage 2013；46：201-206.

3） Mann G, Hankey GJ, Cameron D：Swallowing function after stroke：prognosis and prognostic factors at 6 months. Stroke 1999；30：744-748.

4） 橋本隆男：高齢者の服薬の実態と錠剤に対する意識調査. Ther Res 2006；27：1219-1225.

〈肥田 典子〉

介護施設・在宅医療のための「食事状況から導く、薬の飲み方ガイド」

第4章

摂食嚥下障害のサイン

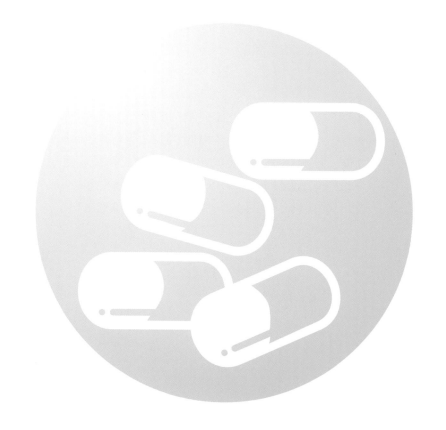

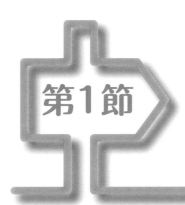

第1節　食事介助で気づく 摂食嚥下障害時のサイン

1 食事介助における注意点

　食事介助の前に、高齢者が食事摂取のできる状態なのか、あるいは食事摂取を見合わせたほうがよい状態なのかを確認する必要がある。

　まず、食欲の有無について覚醒状況も含めて検討する。摂食嚥下機能が低下している高齢者に、覚醒していない状況で食事介助をすると誤嚥のリスクが高まる。高齢者のなかには抗不安薬や睡眠薬を常用している人もいる。一日中、傾眠傾向の高齢者は、意識障害や薬による影響の可能性があるため、医師や薬剤師に相談して食事の時間に合わせて覚醒する生活リズムの確立をめざしたい。では、どのように覚醒を確認するとよいのだろうか。

　自発的に開眼していることが重要である。呼びかけて返答があるだけでは覚醒しているとはいえない。食事を楽しむという意味でも、高齢者が視覚や聴覚からの刺激を受け取ることができる状態であることを確認する。覚醒つまり自発的開眼を促すためにも、離床をすること、ベッドから離れた場所で食事のセッティングをすること、会話をすること、着替えること、洗面・整容をすること、手を洗うこと、トイレに行くこと、食前に嚥下・口腔体操を実施することなど、すべての活動が覚醒につながる刺激となる。洗面や手洗いをすることが難しい場合は、おしぼりで顔や手をふくと効果的である。身体を動かすことや爽快感を得ることによって高齢者の感覚を刺激し、高齢者自身に食事の時間であることを訴えかける工夫をしよう。五感を刺激しても覚醒を促せないときは、体調の変化の有無を確認する。高齢者の場合、「いつもの活気がない、何か違う」ことが意識障害をはじめ、さまざまな身体疾患の手がかりになることが多い。そのため、ふだんから高齢者をしっかりと観察することが重要になる。

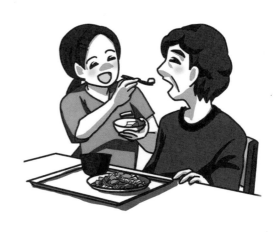

自発的な開眼があっても、食欲がなければ食事を摂取することはできない。

高齢者は、味蕾の減少によって食事をおいしく感じることが難しく、消化酵素の分泌が低下することによって食欲が減退する。また、白内障などの視覚障害があれば、食事がおいしそうに見えなくなる。心疾患などの既往がなく、療養上食事療法が必要のない高齢者には、少し味つけの濃いもののほうが食欲増進につながる。また、視覚的に食欲の増進をねらうのであれば、鮮やかな色味の食材を使用することも効果的である。

そのほか、日中の活動量が少なくなれば、空腹を感じることが少なくなり、摂取量が減る。高齢者の生活リズムを整えて、日中の離床時間を十分に確保すること、集中して取り組める活動があること、他者との交流などの社会活動の機会があることなどが、食事をおいしく摂取できることにつながっている。

口腔内のトラブルも高齢者にとっては大きな問題である。口腔内に炎症があったり、義歯が合わなかったりする状態では咀嚼ができず食欲の低下につながる。口臭や舌苔、口腔内の乾燥、痰の付着の有無など、日ごろから注意して観察する必要がある。特に免疫機能の低下した高齢者の場合は、薬による日和見感染で口腔内カンジダを発症することがある。潰瘍ができれば経口からの栄養摂取が難しくなるため、定期的な歯科受診の機会をもつこと、正しく適切な口腔ケアについて指導することが重要である。

また、食欲の低下や意欲の減退に影響するのは、その日の体調である。基礎疾患の治療経過や症状コントロールの状況はもちろん、ストレスや不安などの心理状態も含む。介助者は食事摂取の状況だけではなく、高齢者のふだんの生活をよく観察し、「良い状態」「悪い状態」を見極めておくことが必要である。発熱の有無や血圧の変化などは測定をすれば数値で判断できるが、数値で表すことのできない体調の悪さについては、高齢者本人にも説明できないことのほうが多い。この場合、ふだんの様子と比較することによって、高齢者の体調がよいのか、悪いのかを判断することになる。日ごろから常に高齢者のいちばん近くで生活の支援をしている介護士・看護師だからこそ、体調の悪さに気づくことができる。

食事が摂取できるような覚醒状況ではなかった場合、つまり自発的な開眼がない場合は、どのように対応するとよいのだろうか。まず、自発的開眼ができない状態になっている原因について考えてみよう。

・**薬の使用状況**

　睡眠薬の使用量・投与時間から薬の血中濃度や作用時間を検討する。

・**日中の活動状況**

　レクリエーションやリハビリ直後で疲労していないかを検討する。また、入浴後などエネルギー消費の多いケアは食前を避けるほうがよい。

・**体調の変化**

　意識障害を疑う。てんかん等の既往歴の有無、栄養摂取状況から脱水や電解質異常の可能性を検討、脳血管疾患や心疾患の可能性を検討、肝機能や腎機能の影響の可能性を検討する。

自発的開眼が見られない原因が薬の使用状況や日中の活動状況の影響であれば、食事の時間を遅らせるなど、高齢者の覚醒を待って食事摂取することにより誤嚥のリスクを減らすことができる。体調の変化が原因の場合は、医師に報告し、治療や処置を優先することになる。

（1）食事前のサイン

　食事前には、これまで述べてきたように「食事摂取が可能かどうか」を判断することが重要である。以下の「食事摂取が可能である項目」を確認する。

　　□自発的開眼がある。

　　□呼びかけに対して返答がある、視線が合う、または呼びかけられた方向に顔を向けることができる。

　　□疲労感や倦怠感がない。

　　□全身状態が安定している（発熱がない、血圧や脈拍の数値に異常がない、呼吸状態の悪化がない）。

　　□食欲がある。

　　□口腔内に異常がない（義歯が合っている、粘膜の乾燥・炎症・潰瘍がない）。

　さらに、摂食嚥下機能に変化がないかを確認する。

　食事の前に、嚥下・口腔体操を実施している施設がある。高齢者の摂食嚥下機能の程度にかかわらず、嚥下・口腔体操は食前に継続して実施することをおすすめする。継続して行っているからこそ、次のような様子が見られた場合、摂食嚥下機能に変化があったと判断することができる。

【嚥下・口腔体操時のチェック項目】

　　□認知機能の低下

　　　・嚥下・口腔体操の指導員の指示を理解できない。

　　　・そわそわして落ち着かない。体操の途中で別のことを始める。

　　　・体操に参加しない。

　　　・表情に変化がない。無表情。

　　□構音障害

　　　・声量が小さい。

　　　・発話速度が遅い。

　　　・発話が不明瞭。

　　□運動機能の低下

　　　・動きにくさがある。

　　　・四肢にしびれがある。

　　　・姿勢保持が困難。

　以上の項目にチェックがなければ、食事の準備にとりかかる。

　１つでも該当するものがあれば、医師や看護師に相談することをおすすめする。高齢者の発する「異常」のサインはとても小さく分かりにくいことが多いからである。「たぶん大丈夫だろう」という判断が誤嚥や窒息につながる可能性がある。

（2）食事中のサイン

　食事中は誤嚥や窒息につながるリスクが高まる。おいしく食事を摂取するためには、誤嚥や窒息を防ぐ必要がある。特に施設では介助者と高齢者が一対一で食事をすることが難しい状況が

ある。介助者 1 人で複数名の高齢者の食事介助を担当しているところもあるだろう。サインを見落としやすい状況のなかでどのように高齢者の摂食嚥下に関する事故を予防するとよいのか、つまり、摂食嚥下障害につながるサインを見逃さず、リスクを回避できるよう、ポイントを押さえて観察する必要がある。

[咳]

むせ込みがあって咳をしている高齢者の場合は、誤嚥を疑って対応することができる。しかし、高齢者のなかには反応が乏しく、うまく咳をすることができない人もいる。

口を開けて唾液の流涎が見られる高齢者は、咳をしたくてもできない可能性がある。すぐに食事は中断して、咳嗽の補助をしたり、必要時は吸引を行ったり、窒息に至らないよう対応する。

[表情・顔色]

食事中の高齢者に苦渋表情があれば、いったん食事は中断する。口腔内の食塊が大きすぎて嚥下ができなかった場合は、完全に気道がふさがれている。完全に気道がふさがれると発声も呼吸もできなくなるため、苦渋表情や顔色不良に陥る。気道が完全に閉塞していなくても、つまり食塊によって気道が狭窄している場合も表情や顔色に変化がある。また、表情や顔色はその日の体調の影響も受ける。誤嚥や窒息のサインを見分けるためには、表情や顔色の変化がどのタイミングで生じたのかを把握しておく必要がある。体調の影響を受けている場合は、食事の初めから表情が優れなかったり、顔色不良だったりする。食事の初めは特に問題がなく、食事の途中で突然に表情や顔色の変化があった場合は誤嚥や窒息の可能性が高まる。また、固形物を嚥下した直後であればさらに可能性は高くなる。

[反応]

表情や顔色とともに、誤嚥や窒息が起こると高齢者の反応に大きな変化が見られる。発語がなくなる、嗄声が起こるようなことがあれば食事を中断する。呼吸困難を伴った場合は、すぐに医師や看護師を呼び、気道確保の対応が必要になる。呼吸困難から意識消失や心停止に陥った場合は、心肺蘇生が必要となる。

嚥下の途中で高齢者と会話をすることは誤嚥のリスクを高めるが、食事中に適宜会話をすることは高齢者の反応を確認することにつながる。

[姿勢]

食事中に大切なのは姿勢の保持である。食事前には必ず姿勢を整えるが、食事を食べ終わるまでずっと同じ姿勢のままでいることは不可能である。時間が経過するにつれて、腰や臀部が痛くなったり、疲労によって姿勢が崩れたりすることがある。姿勢が崩れてしまうと、顎が挙上したまま食物を嚥下することになるなど、誤嚥や窒息につながる可能性が高くなる。運動機能に問題がなく、姿勢の保持が可能な高齢者は、落ち着いて食事ができるようにいすの座面に深く腰かけ直すなど、視線の位置や腕の位置など細かく修正する。しかし、運動機能に問題があって姿勢保持が困難な高齢者の場合は、介助者が食事摂取に適した姿勢の保持をサポートする必要がある。食事中も高齢者の姿勢には常に注意を向けるようにする。

では、食事摂取に適した姿勢と姿勢の保持が困難になる原因について考えてみよう。

≪いすに座って食事をする場合≫

　座面に深く腰をかけて両足底が床に着いていることを確認する。ふだんから車いすを使用している高齢者は、そのまま車いすで食事をすることが多いかもしれない。しかし、車いすは移動のための手段であって、落ち着いて食事をするためのものではない。食事のときは、テーブルの高さに合ったいすに座るということも環境を整える工夫の一つである。車いすからいすに座り直すだけで、高齢者は食事を意識することができる。

　車いすに乗ったまま食事を摂取する場合、足を置くフットサポートは外し、足底がじかに床に着くほうがよい。フットサポートに足を置くと、股関節や膝関節が90度にならない。良肢位の保持という点でも、足底が床に着いているかどうかが重要になる。

　また、体の中心が上半身と下半身でねじれが生じないように、ポジショニングピロー等を使用して調整する。関節の拘縮がある高齢者の場合は、可動域を考慮して良肢位をとれるように工夫する。

　テーブルの高さは、高齢者が肘をテーブルに置いたときに、肘関節が90度になる高さがよい。また、テーブルと高齢者の身体は拳1個分程度離す。近すぎると圧迫感が生じ、肩関節が屈曲してしまう。離れすぎると、食べこぼしが多くなる。

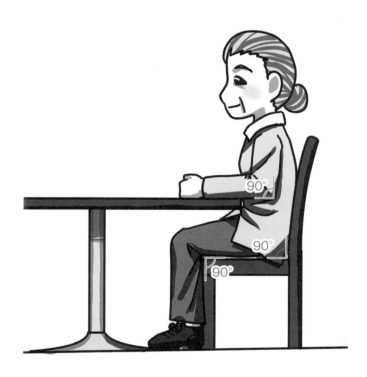

≪ベッド上で食事をする場合≫

　頭部を挙上するが、挙上しすぎると頭部から上半身にかけて圧迫感が残り、高齢者は食事に集中できない。頭部の挙上は、セミファウラー位やファウラー位、または60度くらいの間で調整する。高齢者が安楽な姿勢で食事ができるように、食事中に適宜背抜きをして除圧やポジショニングを行う。

　大切なのは、高齢者の顎の角度である。顎が胸部に近づきすぎると視線が下がり、嚥下も難しくなる。顎と胸部の間は3横指から拳1個分離れているとよいだろう。拳1個分以上離れてしまうと、顎が上がっていることになるため、誤嚥のリスクが高まる。

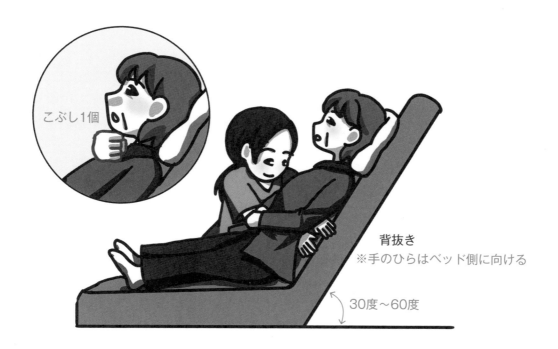

こぶし1個

背抜き
※手のひらはベッド側に向ける

30度～60度

　介助方法そのものが、高齢者の姿勢を崩す原因になっていることがある。介助者の目線と高齢者の目線の高さが異なる場合、たとえば高齢者は座っているけれど介助者が立ったまま介助していると、高齢者の目線が徐々に上を向くことになる。目線が上を向くと自然に顎が挙上するため、誤嚥しやすくなる。

　また、介助者が高齢者のすぐ横に位置どりをして介助する場合、介助者は高齢者の視界や視線に意識を向ける必要がある。高齢者の視線が常に食事に向けられるように、食事は高齢者の真正面に配膳する。このときに、介助者が介助しやすいように介助者側へお膳を引き寄せてしまうと、高齢者の視線は自然に介助者のほうへ向くことになる。また、介助者が横から介助をすると、高齢者の顔が介助者のほうへ向きやすくなることを把握しておこう。誤嚥を予防するためにも、高齢者はまっすぐ前を向いて嚥下をする必要がある。施設の構造上、真横から介助したり、真正面に座って介助したり、介助者の位置には制限があるかもしれないが、介助者はどの位置で介助することになっても、常に高齢者が正しいポジションで嚥下ができるように工夫する必要がある。

[食べ方]

　高齢者が自身で食事摂取可能である場合、利き手を使って箸やスプーンを持って食事をとることができるのか、あるいは利き手が使えないために反対の手や足を使って食事をとることができるのか考える。利き手が使えるのであれば、細やかな作業も可能であるため、自分の食べやすい大きさに食物を切りきざむ、すくい取ることができる。

　一方で、麻痺や拘縮などで利き手が使えない場合は、自身で食物を切りきざむことは難しい。また、どちらかの手が使えないと食器を持ち上げることができないため、顔を食器やお盆に近づけて食物を口に運ぶ人もいるかもしれない。

　このような場合、口腔内に食物をかき込んでしまうことがある。食物を食べやすい大きさに調整できなかったり食物をかき込んで食べたりすることにより、誤嚥や窒息のリスクは高まる。高

齢者が自立して食事をとれるということは大変すばらしいことだ。自立は最大限に尊重して、食事の形態を変更する（きざみの大きさを細かくする等）、かき込み防止で皿の大きさを小さくする、または、盛りつける量を少なくするなどの工夫を検討する。

　介助者が口腔内まで食物を運ぶ場合、嚥下反射の確認とペース配分が重要になる。高齢者にむせ込みが見られないことが、誤嚥していないことにはならないからだ。高齢者のサインは小さくて気づきにくいものがある。むせ込みなのかどうか、判断が難しい反応もある。介助者は、必ず高齢者の喉頭の上下運動を確認し、口腔内の残渣の有無を適宜観察するようにする。また、食事の途中で自発的な咳を促したり、会話を挟んだりすることも食事介助のペースアップの予防に効果的である。

［疲労］

　虚弱な高齢者の場合、食事のためにいすに座って姿勢を保持するだけでも大変エネルギーを使う。食事の時間が長くなると、疲労のために食欲が低下してしまう。さらに姿勢の保持が難しくなり、傾眠傾向になる人もいる。このような状況になると誤嚥や窒息のリスクが高まる。高齢者がしっかりと覚醒している間に、疲労を感じない間に食事ができるよう、食事にかける時間を意識する必要がある。

（3）食後のサイン

　食後は口腔ケアを必ず行う。口腔内残渣物が多い高齢者は嚥下機能の低下が顕著であるといえる。義歯を使用している場合は、毎食後、義歯の洗浄も行う。

　また、食後に臥床して過ごす場合は、頸部後屈とならないよう介助者が枕の位置を調整する。不顕性誤嚥のリスクを回避するためにも、仰臥位ではなく側臥位で過ごすことが望ましい。

　逆流性食道炎は高齢者に多く見られる。円背のある高齢者の場合は身体の構造上、胃や消化管を圧迫するため逆流性食道炎を起こしやすい。また嘔吐によって誤嚥や窒息のリスクが高まる。食後すぐに仰臥位や側臥位になるのではなく、ベッドで臥床してもよいが頭部を挙上したまましばらく過ごす時間も必要である。

〈西村 美里〉

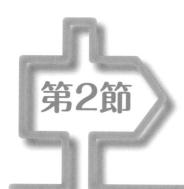

第2節　医師が気づく摂食嚥下障害のサイン

1 摂食嚥下障害を疑う主訴

　「水や食べ物でむせる」「飲み込みにくい」などは摂食嚥下機能低下を疑う際にわかりやすい訴えである。そのほかに、「食べる量が減った」「嗜好が変化した」「食べるのに時間がかかる」なども摂食嚥下障害を表す主訴であることもある。「よく風邪をひく」「痰が増えた」などは誤嚥を想起させる主訴である。さまざまな主訴を図表1に示す。摂食嚥下障害はその存在を疑って問診や観察を行わないと見過ごされてしまうことも多い。

● 図表1　摂食嚥下障害を疑う所見 ●

> 飲んだり、食べたりするときにむせる
> 喉に食べ物がつかえる、胸に食べ物がつかえる
> 飲み込みにくい
> 喉に残った感じがする
> 食べ物の好みが変わった、特定の食べ物を避けるようになった
> 食事に時間がかかる
> 食事中や食事後にがらがら声になる
> 食事中や食後に咳や痰が増える
> やせてきた
> よく熱を出す

2 摂食嚥下障害の診察

（1）原疾患

　摂食嚥下障害の原因は多岐にわたる。摂食嚥下障害を合併する頻度の高い疾患を頭に置き、その疾患があればまずは摂食嚥下障害の存在を疑い、丁寧に問診や観察を行う。摂食嚥下障害の原因疾患を図表2に示した。

● 図表2　摂食嚥下障害の原因疾患 ●

	口腔・咽頭	食道
器質的原因	舌炎、アフタ、歯周疾患、扁桃炎、扁桃周囲膿瘍、咽頭炎、喉頭炎、咽後膿瘍、口腔・咽頭腫瘍（良性、悪性）、口腔咽頭部の異物，術後、外からの圧迫（甲状腺腫，腫瘍など）、その他	食道炎、潰瘍、ウェッブ、憩室、狭窄、異物、腫瘍（良性、悪性）、食道裂孔ヘルニア、外からの圧迫（頸椎症、腫瘍など）、その他
機能的原因	脳血管障害、脳腫瘍、頭部外傷、 脳膿瘍、脳炎、多発性硬化症、Parkinson 病、筋萎縮性側索硬化症、末梢神経炎（ギランバレー症候群など）、重症筋無力症、筋ジストロフィー、筋炎、代謝性疾患、薬剤の副作用、その他	脳幹部病変、アカラジア、筋炎、強皮症、SLE、薬剤の副作用、その他
心理的原因	神経性食欲不振症、認知症、拒食、心身症、うつ病、その他	
医原性の原因	気管内挿管後、口腔・咽頭・頸部の術後、経管栄養チューブ、 薬剤の副作用	

（2）病歴

　原疾患によっては進行期に摂食嚥下障害が顕在化する場合があり、発病からの経過や治療歴、症状の推移を確認する。摂食嚥下障害の訴えがある場合には、いつから、どのような症状が出ているのか、症状の増強があるか、これまでに嚥下機能検査を受けたことがあるか、食事の工夫をしているかなどを確認する。

（3）内服薬

　内服薬の副作用として摂食嚥下障害が生じることもある。頻度の多い薬剤の種類としては、抗精神病薬、抗不安薬、睡眠薬、抗けいれん薬、抗うつ薬、認知症治療薬などがある。また、薬の副作用としての口腔乾燥が嚥下困難感につながることもある。摂食嚥下障害が生じやすい薬の種類と薬剤名を図表3に示す。

● 図表3　摂食嚥下機能に悪影響を及ぼす薬剤 ●

中枢神経を抑制する薬剤[1]では覚醒レベルが低下して誤嚥を誘発しやすくなる。
口腔乾燥を生じやすい薬剤[2]では口腔期の障害や咽頭残留を起こしやすくなる。
錐体外路症状を生じやすい薬[3]では、舌や嚥下関連筋群の運動低下から流涎、嚥下反射惹起遅延、口腔・咽頭残留、誤嚥などを起こしやすくなる。

種類	一般名（商品名）
抗てんかん薬	バルプロ酸ナトリウム（デパケン）[1]、カルバマゼピン（テグレトール）[1]、ゾニサミド（エクセグラン）[1]
抗うつ薬	塩酸アミトリプチン（トリプタノール）[1,2]、塩酸ミアンセリン（テトラミド）[1]、塩酸パロキセチン（パキシル）[1]、塩酸マプロチリン（ルジオミール）[1,2]、マレイン酸フルボキサミン（デプロメール）[1,2]、塩酸ミルナシプラン（トレドミン）[3]、塩酸イミプラン（トフラニール）[3]、アモキサピン（アモキサン）[3]
抗精神病薬	ハロペリドール（セレネース）[1,3]、リスペリドン（リスパダール）[1,3]、塩酸クロルプロマジン（ウインタミン、コントミン）[1]、フマル酸クエチアピン（セロクエル）[3]
抗不安薬	エチゾラム（デパス）[1]、ジアゼパム（ホリゾン）[1]、ロラゼパム（ワイパックス）[1]
抗ヒスタミン薬	塩酸ヒドロキシジン（アタラックス）[1,2]、塩酸ジフェンヒドラミン（レスタミン）[1]、塩酸プロメタジン（ピレチア）[1]、d-マレイン酸クロルフェニラミン（ポララミン）[1,2]、塩酸シプロヘプタジン（ペリアクチン）[2]
抗コリン薬	臭化ブチルスコポラミン（ブスコパン）[2]、塩酸プロピベリン（バップフォー）[2]、塩酸トリヘキシフェニジル（アーテン）[2]
消化性潰瘍治療薬	スルピリド（ドグマチール）[3]
制吐薬	メトクロプラミド（プリンペラン）[3]
中枢性筋弛緩薬	塩酸エペリゾン（ミオナール）[1,2]、バクロフェン（リオレサール）[1]、塩酸チザニジン（テルネリン）[1,2]、メシル酸プリジノール（ロキシーン）[2]
利尿薬	スピロノラクトン（アルダクトン）[2]、フロセミド（ラシックス）[2]
睡眠薬	フルニトラゼパム（ロヒプノール、サイレース）[1,2]、ニトラゼパム（ベンザリン）[1,2]、クアゼパム（ドラール）[1]、塩酸リルマザホン（リスミー）[2]

　ポリファーマシー（多剤服用）は薬剤の副作用を生じやすく、同じ効果の薬が重複して処方されていれば服薬数を調整することが重要である。向精神薬に嚥下機能に悪影響を与える薬剤が多いが、嚥下機能にあまり影響しない薬剤（図表4）もあるため、必要に応じて薬剤を選択することが望ましい。抗うつ薬として用いられる選択的セロトニン再取り込み阻害薬（SSRI）、セロトニン・ノルアドレナリン再取り込み阻害薬（SNRI）は口腔乾燥を起こすことがあるが誤嚥などの嚥下障害の原因になることは少ない。睡眠薬ではベンゾジアゼピン系といわれる薬は催眠作用だけでなく筋弛緩作用もあり、嚥下時に関連する筋に影響を与え誤嚥の原因となることがある。また、体内の脂肪に蓄積されやすいため、相対的に体脂肪が多い高齢者では薬剤の効果が翌日まで持ち越されることがあり注意を要する。非ベンゾジアゼピン系の薬剤は筋弛緩の作用が比較的少なく、嚥下機能障害として誤嚥が問題となることは少ない。統合失調症、認知症高齢者の夜間せん妄や幻覚などに対して処方される抗精神病薬はドーパミンの働きを阻害し、パーキンソニズムを生じさせる。また、サブスタンスPの分泌を減少させて、嚥下・咳嗽反射を弱めるため誤嚥のリスクを高める。比較的新しい非定型抗精神病薬も嚥下障害原因となっているとの報告があり、代替薬とならない。嚥下機能低下が問題となる場合は精神症状とのバランスを考え可能な限り、抗精神病薬の中止を考慮する必要がある。

● 図表4　誤嚥に至るような嚥下障害を起こす頻度が少ない向精神薬 ●

抗うつ薬	SSRI	フルボキサミン（デプロメール、ルボックス） パロキセチン（パキシル） セルトラリン（ジェイゾロフト） エスシタロプラム（レクサプロ）
	SNRI	ミルナシプラン（トレドミン） デュロキセチン（サインバルタ） ベンラファキシン（イフェクサー）
睡眠薬	非ベンゾジアゼピン系睡眠薬	ゾルピデム酒石酸塩（マイスリー） ゾピクロン（アモバン） エスゾピクロン（ルネスタ）
	メラトニン受容体作動薬	ラメルテオン（ロゼレム）
	オレキシン受容体拮抗薬	スボレキサント（ベルソムラ）

（4）経口摂取の状況、嗜好の変化

　摂食嚥下障害があると、徐々に摂取量が減少することがある。また、摂取が難しい形態が出てくると自然とその形態の摂取を避けるようになり、嗜好の変化としてとらえられることもある。現在摂取している食形態は何か、以前の形態から変更があるのか、いつからその食形態を摂取するようになったのか、摂取量はどのくらいか、摂取を制限している要因は何か（咀嚼ができない、むせるなど）、介助の必要性などを確認する。

（5）栄養状態、体重変化

　低栄養、体重減少は摂食嚥下障害の症状の一つである。低栄養の評価方法にはさまざまなものがあるが、簡易栄養状態評価表（Mini Nutritional Assessment-Short Form：MNA-SF）がよく用いられる（図表5）。過去3か月の食事量の減少、体重減少、歩行能力、ストレスの有無、神経・精神的問題の有無、体格指数（Body Mass Index：BMI）をスコア化して栄養状態が良好か、低栄養のおそれがあるか、低栄養であるかを判断する。

● 図表5　簡易栄養状態評価表（Mini Nutritional Assessment-Short Form：MNA-SF）●

簡易栄養状態評価表
Mini Nutritional Assessment
MNA®

Nestlé Nutrition Institute

氏名：　　　　　　　　　　　　　　性別：

年齢：　　　　　　体重：　　　　　kg　身長：　　　　　cm　調査日：

スクリーニング欄の□に適切な数値を記入し、それらを加算する。11 ポイント以下の場合、次のアセスメントに進み、総合評価値を算出する。

スクリーニング

A 過去3ヶ月間で食欲不振、消化器系の問題、そしゃく・嚥下困難などで食事量が減少しましたか？
0 = 著しい食事量の減少
1 = 中等度の食事量の減少
2 = 食事量の減少なし

B 過去3ヶ月間で体重の減少がありましたか？
0 = 3 kg 以上の減少
1 = わからない
2 = 1〜3 kg の減少
3 = 体重減少なし

C 自力で歩けますか？
0 = 寝たきりまたは車椅子を常時使用
1 = ベッドや車椅子を離れられるが、歩いて外出はできない
2 = 自由に歩いて外出できる

D 過去3ヶ月間で精神的ストレスや急性疾患を経験しましたか？
0 = はい　2 = いいえ

E 神経・精神的問題の有無
0 = 強度認知症またはうつ状態
1 = 中程度の認知症
2 = 精神的問題なし

F BMI 体重 (kg) ÷ [身長 (m)]²
0 = BMI が 19 未満
1 = BMI が 19 以上、21 未満
2 = BMI が 21 以上、23 未満
3 = BMI が 23 以上

スクリーニング値：小計 (最大：14 ポイント)
12-14 ポイント：　　　　栄養状態良好
8-11 ポイント：　　　　低栄養のおそれあり (At risk)
0-7 ポイント：　　　　低栄養

「より詳細なアセスメントをご希望の方は、引き続き質問 G〜Rにおすすみください。」

アセスメント

G 生活は自立していますか（施設入所や入院をしていない）
1 = はい　0 = いいえ

H 1日に4種類以上の処方薬を飲んでいる
0 = はい　1 = いいえ

I 身体のどこかに押して痛いところ、または皮膚潰瘍がある
0 = はい　1 = いいえ

J 1日に何回食事を摂っていますか？
0 = 1回
1 = 2回
2 = 3回

K どんなたんぱく質を、どのくらい摂っていますか？
・乳製品（牛乳、チーズ、ヨーグルト）を毎日 1品以上摂取　　はい □ いいえ □
・豆類または卵を毎週 2品以上摂取　　はい □ いいえ □
・肉類または魚を毎日摂取　　はい □ いいえ □
0.0 = はい、0〜1 つ
0.5 = はい、2 つ
1.0 = はい、3 つ

L 果物または野菜を毎日 2 品以上摂っていますか？
0 = いいえ　　1 = はい

M 水分（水、ジュース、コーヒー、茶、牛乳など）を 1日どのくらい摂っていますか？
0.0 = コップ 3 杯未満
0.5 = 3 杯以上 5 杯未満
1.0 = 5 杯以上

N 食事の状況
0 = 介護なしでは食事不可能
1 = 多少困難ではあるが自力で食事可能
2 = 問題なく自力で食事可能

O 栄養状態の自己評価
0 = 自分は低栄養だと思う
1 = わからない
2 = 問題ないと思う

P 同年齢の人と比べて、自分の健康状態をどう思いますか？
0.0 = 良くない
0.5 = わからない
1.0 = 同じ
2.0 = 良い

Q 上腕（利き腕ではない方）の中央の周囲長(cm)：MAC
0.0 = 21cm 未満
0.5 = 21cm 以上、22cm 未満
1.0 = 22cm 以上

R ふくらはぎの周囲長 (cm)：CC
0 = 31cm未満
1 = 31cm 以上

評価値：小計（最大：16 ポイント）
スクリーニング値：小計（最大：14 ポイント）
総合評価値（最大：30 ポイント）

低栄養状態指標スコア
24〜30 ポイント　　　　　栄養状態良好
17〜23.5 ポイント　　　　低栄養のおそれあり (At risk)
17 ポイント未満　　　　　低栄養

Ref.　Vellas B, Villars H, Abellan G, et al. *Overview of MNA® - Its History and Challenges.* J Nut Health Aging 2006; 10: 456-465.
Rubenstein LZ, Harker JO, Salva A, Guigoz Y, Vellas B. Screening for Undernutrition in Geriatric Practice: *Developing the Short-Form Mini Nutritional Assessment (MNA-SF).* J. Geront 2001; 56A: M366-377.
Guigoz Y. The Mini-Nutritional Assessment (MNA®) *Review of the Literature – What does it tell us?* J Nutr Health Aging 2006; 10: 466-487.
® Société des Produits Nestlé, S.A., Vevey, Switzerland, Trademark Owners
© Nestlé, 1994, Revision 2006. N67200 12/99 10M
さらに詳しい情報をお知りになりたい方は、
www.mna-elderly.com にアクセスしてください。

（6）姿勢

　食事時の姿勢も摂食嚥下機能に関連する。体が傾いている、頭部伸展している、仙骨座りになっているなど、不良姿勢では食塊の送り込みや喉頭挙上が不良となり誤嚥を誘発することがある。車いすやいすで食事を摂取する場合には足底がしっかりと床に着くようにし、体幹の崩れがないよう座面や背部をクッションで調整する。ベッド上リクライニング姿勢で食事を摂取する場合には、リクライニングに対して体がずり下がっていかないように、3モーターベッドでは足もとを高くしてから背上げを行い、体幹が傾かないようにクッション等で適宜両脇を支えるようにする。腹部を圧迫しないように足、背の角度は患者ごとに調整する。頭部伸展位は誤嚥リスクを高めるため、自分でできる患者には自分の爪先を見るように指示し顎を引かせる。頸部の支えが必要な患者には枕やタオル等で頭部屈曲位となるように調整する。姿勢調整の要点を図表6に示す。

● 図表6　食事姿勢 ●

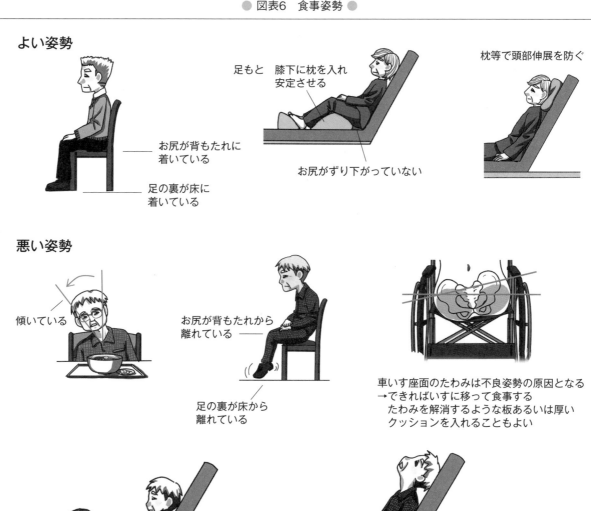

（7）認知機能

認知機能障害は主に先行期に影響する。食べ物の嗜好が変化し拒食や異食につながることがある。また、十分咀嚼せずに丸のみしてしまうことがあれば窒息のリスクにも注意する必要がある。

（8）下位脳神経所見

摂食嚥下機能に関連するのは、三叉神経（V）、顔面神経（VII）、舌咽神経（IX）、迷走神経（X）、副神経（XI）、舌下神経（XII）、である。口腔内を観察し、「舌の偏位や萎縮がないか」「発声時の軟口蓋挙上は左右差なくしっかりあるか」「口腔内の感覚や味覚には正常か」「声がかすれている」「がらがら声ではないか」「指示に応じて唾液の飲み込みができるか」「嚥下時にしっかりと喉頭挙上しているか」などを観察する。

（9）口腔内所見

舌の運動のほかに衛生状態も重要である。舌の運動低下があると舌上に白く舌苔が付着していることが多い。また、食物残渣があれば口腔期の障害を考える。痰や分泌物で汚染されていれば誤嚥性肺炎の徴候としてとらえ、精査を進める。

（10）呼吸状態

咳嗽力が弱いと誤嚥した食べ物を喀出することができないため、安全な食形態を慎重に決定する必要がある。常に唾液や痰が咽頭でゴロゴロしている状態は誤嚥あるいは誤嚥性肺炎の徴候と考え、嚥下機能の精査を行う。

（11）胸部X—P、CT所見

誤嚥性肺炎の所見がないか、胸部X—Pで確認する。正面像では下肺背側の肺炎像を見ることができないため、可能であれば側面像や胸部CTで確認する。

（12）血液検査所見

炎症所見として白血球（WBC）、好中球数、分葉核球数、C反応性たんぱく（C-reactive protein：CRP）を確認する。栄養状態の指標として、総たんぱく（total protein：TP）、アルブミン（Albumin：Alb）を確認する。

〈柴田 斉子〉

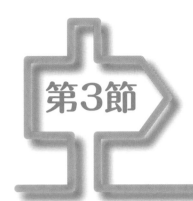

第3節 歯科医師が気づく 摂食嚥下障害のサイン

　口腔内を観察することで得られる摂食嚥下障害のサインは少なくない。口腔内だけでなく全身の評価もあわせて行うことで、有用な情報はさらに増える。施設や在宅の現場では、実際の食事場面を観察するのもよい。放射線装置を用いるVF（嚥下造影検査）など、おおがかりな機材を用いる検査は専門施設の受診が必要になることが多いため、検査の必要性を検討するためにも下記にまとめたようなポイントと関連づけられる嚥下障害について把握し、多職種と情報を共有することは重要である。

1 問診中に気づくサイン

● 図表1　問診中に気づくサイン ●

	予想される機能低下	追加で確認するとよいこと
覚醒していない、返答に乏しい	嚥下反射と咳反射の惹起性低下	服薬による影響はないか
呼吸が浅い、速い、一定のリズムでない	嚥下時無呼吸のタイミングがとれない	呼吸器疾患の既往
かすれ声	声門閉鎖不良	咳を出す力の強さ
ガラガラ声	唾液の咽頭貯留、誤嚥	咳払いや追加嚥下等が可能か
発音がはっきりしない、聞き取りにくい	鼻咽腔閉鎖不全、嚥下関連器官の運動障害	いつごろから出現したか徐々に悪化しているか
喉仏の位置が低い	嚥下動作不良	経口摂取時の咽頭残留感、疲労の有無
円背が著しい、首が硬い	適切な姿勢がとれない	動く範囲の確認、左右差の有無
誤嚥性肺炎の既往がある	予備力・回復力の低下、耐性菌の出現	直近の血液検査結果やバイタル

■覚醒状態

　治療やケアに入る前、まず患者が覚醒しているか、コミュニケーションが取れ指示に従えるレベルであるかを確認する。覚醒不良の状態では嚥下反射と咳反射が起こりづらい。抗精神病薬、抗不安薬、睡眠薬などのなかには嚥下機能に不利に働くものがある[1,2]ため、患者の服薬状況もあわせて確認し、その量・頻度が妥当であるか慎重に管理することが望まれる。

■呼吸状態

　次に、呼吸の状態を確認する。嚥下と呼吸は相互に調整を保って協調運動をとっているが、極端に呼吸が浅く、速い場合は、この協調運動がとれないことがある。通常の嚥下では、嚥下中に息をこらえ、嚥下後に呼気となるパターンが多い。一方で、嚥下後に吸気となるパターンでは、喉に残っているものなどを気管に吸い込んでむせる原因となる。疾患によりパターンがくずれむせやすくなるが、特に慢性閉塞性肺疾患などは注意を要する。

■発声状態

　患者から返答がある場合は、声の状態にも注目する。気息性嗄声（しゃがれ声）がある場合は、声門が十分に閉じていない可能性がある。声門閉鎖が不良だと誤嚥のリスクが高くなるだけでなく、咳をするのにも不利になり誤嚥物を十分に喀出できない。また、湿性嗄声（ガラガラと痰が絡むような声）がふだんからある場合は、常に唾液が喉頭内に貯留して誤嚥している可能性が高い。このような場合は、咳払いや唾液の嚥下等の代償法によって湿性嗄声がなくなるかどうかもあわせて確認する。

　さらに、構音の様子も診査できるとよい。「パ」は口唇、「ラ」「タ」「カ」はそれぞれ舌尖、舌背、奥舌と口蓋が接して構音される。構音障害がある場合は、口唇、舌、鼻咽腔閉鎖などの嚥下関連器官の運動障害が疑われる。会話時の滑舌の低下は、オーラルフレイルの所見の一つであり、加齢による唾液分泌の低下や舌の筋力低下が疑われる。このような口腔内トラブルの放置は、将来的にフレイルへつながりかねない。パーキンソン病等の進行性神経疾患は、声がかすれる、出にくくなる、発音がはっきりしなくなる、協調性を失う等の音声・構音障害が発症初期から出現する場合も多く、発声に関するアセスメントが疾患の早期診断につながる可能性がある。

■姿勢

　高齢者特有の円背（猫背）がないか、床上や車いすでの生活時間が長い患者において頸部が硬くなっていないかを確認する。首や体幹を自由に動かすことができないと嚥下のための適切な姿勢がとれなくなる。不適切な姿勢での食事は筋肉に過度な緊張が入り、誤嚥の原因になることがある。

■口腔周囲の確認

　口腔周囲を確認するポイントとして、気管切開、気管カニューレ・カフの有無や喉仏（甲状軟骨）の大まかな位置が挙げられる。喉頭下垂が見られる（喉仏の位置が低い）と、嚥下時の喉頭挙上距離が長くなり、嚥下しづらくなる（図表2）。疾患による影響は定説がないが、加齢による影響は喉頭を支える筋や靭帯の緊張が低下し、頭蓋に対する喉頭位置が相対的に低くなる[3]。さらに、誤嚥性肺炎の既往についても確認するとよい。特に肺炎の頻度、つまり繰り返しているかどうか、また直近の肺炎の時期を把握することが大切で、仮に何度も肺炎を繰り返しているのであれば食べる機能の低下が強く疑われる。

● 図表2　喉頭下垂が見られる男性 ●

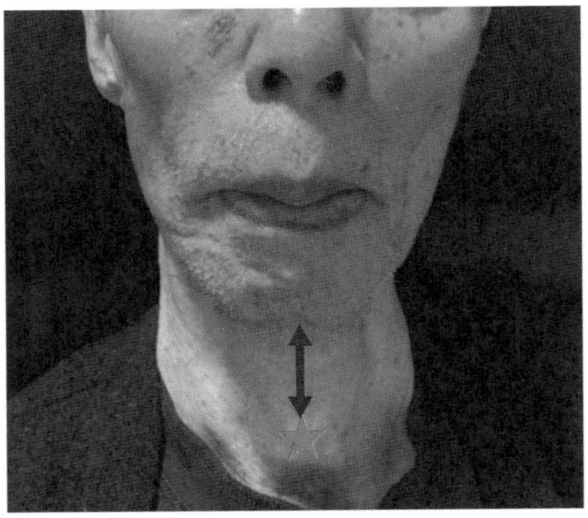

喉仏（★）と下顎の距離（矢印）が長い

② 歯科治療、ケア中に気づくサイン

（1）口腔衛生状態不良

　パーキンソン病では上肢の固縮や動作緩慢が見られ、自立した口腔清掃が困難になる。脳血管疾患が原因で片麻痺が見られる患者は、麻痺側の歯肉や歯に食物残渣が停滞する。義歯を使用している場合は上肢や手指の麻痺によって義歯の着脱や清掃が困難になりやすく、清掃不良によるカンジダ感染症のリスクが上昇する。食道期障害がある患者では胃食道逆流により口腔内のpHが低下するため酸蝕症やう蝕のリスクが高く、不潔になりやすい。このような口腔衛生不良は嚥下障害の指標になる。

（2）機能歯数が少ない

　機能歯とは咬合に関与している（上下でかみ合っている）歯を指し、自身の歯のほかに義歯・インプラント等人工歯も含まれる。機能歯の喪失（図表3）は咬筋や側頭筋等の咀嚼関連筋の廃用を招く。機能歯数の低下は、咀嚼が必要な食物の摂取を困難にし、摂取できる食品の多様性が低下する。容易にかむことができる炭水化物は過多になり、咀嚼が必要な肉や魚等のたんぱく質は不足しやすい。また、食物を粉砕し唾液と混和し一塊にできないため、食塊形成が不良な状態になる（図表4）。

● 図表3　機能歯数が低下した口腔内。左右奥歯のかみ合わせが喪失し、咀嚼が困難な状態 ●

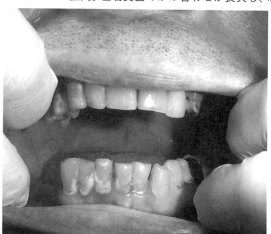

● 図表4　食塊形成不良によって丸ごと咽頭に流れ込んできたブロッコリー（嚥下内視鏡検査）●

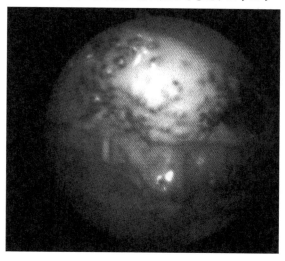

（3）口腔乾燥がある

　口腔乾燥は、シェーグレン症候群・頭頸部がんの放射線治療後等の唾液腺の器質的疾患、加齢や内服薬による唾液分泌量の低下によって起こる。降圧剤、向精神病薬は副作用で唾液の分泌量が低下することがあるため、服薬状況を確認する。さらに、脱水や栄養状態の低下等、全身状態が口腔乾燥の修飾因子として付与されている場合もある。前述した食塊形成は機能歯だけでなく、咀嚼したものをひとまとめにする唾液の働きも重要であるため、口腔乾燥の存在は嚥下に不利に働く。

（4）うがいがうまくできない

　うがいがうまくできない場合、歯ブラシ等の清掃器具で除去した汚染物を誤嚥する可能性がある。ガラガラうがいは頸部を伸展させた誤嚥しやすい姿勢で咽頭に水を保持しながら鼻咽腔を閉鎖し、息を吐き出す必要があるため、わずかな嚥下機能の低下で実施が難しくなる。ブクブクうがいは口唇閉鎖、口唇や頬の協調運動が必須である。口唇と頬は食べ物を口に捕らえる捕食から食塊形成の至るまで中心的な役割を果たすため、ブクブクうがいが困難な場合、嚥下機能の低下が強く疑われる。

（5）治療中にむせる

　歯科治療中の注水による患者の頻繁なむせは、嚥下機能の低下と関連している。たとえば、加齢などによって舌の筋力が低下すると、舌を口蓋に押しつける力が弱くなる。水をうまく口の中にためられないため、注水した水が意図しないタイミングで咽頭に流れ込み、むせが起こる。同様に、鼻呼吸が行えない場合もむせ込みは起こりやすい。鼻呼吸は上気道狭窄が要因となって阻害される。上気道狭窄はアデノイド肥大等による上咽頭狭窄、加齢や舌の筋力低下による舌根沈下などによって起こり、これらの呼吸障害は、摂食嚥下障害と密接に関連している。

③ 食事観察中に気づくサイン

　摂食嚥下障害患者のうち経口摂取している者では、食事の場面をよく観察することで多くの情報を得られる。食事場面において見逃してはいけない兆候を図表5に示した。注意する点としては、すべての項目があてはまるわけではなく、また、どの項目が出現すれば重症かということでもない点である。また、経口摂取は本人の食べる機能だけでなく、姿勢や食事介助といった適切な環境づくりも重要である。

● 図表5　食事中や食後に注意したい兆候 ●

咀嚼に時間がかかりなかなか飲み込まない、ため込んでしまう 早食い、口に入れる量が多すぎる 食事中、食後に湿性嗄声（ガラガラと痰が絡むような声）がある 食事中や食後しばらくしてからむせる 食後に喉に違和感（詰まった感じ）がある 食事の摂取量が減った

　注意するべきポイントについて図表6にまとめた。初めて診察する患者の摂食状態を把握するために、患者に疑わしい兆候がないか、どのような環境で食べているか観察・聴取することから始めるとよい。

● 図表6　姿勢や食事介助のポイント ●

姿勢	体幹が前かがみになっていないか、深く腰かけているか 頸部が後屈していないか いす（車いす）と身体の間に隙間はないか、いす（車いす）と机の高さは合っているか
食事介助	一口量やペースは適切か コップや食具の角度が原因で顎が上がっていないか 麻痺側から介助していないか

参考文献

1）Koshiishi T., Koinuma M., Takagi A., Nakamura H.：Pharmacological considerations in antipsychotic drug selection for prevention of drug-induced dysphagia. Die Pharmazie-An International Journal of Pharmaceutical Sciences 2020, 75, 595-598.

2）中村智之, 藤島一郎, 片桐伯真, 西村立, 片山直紀, 渡邉浩司：精神疾患を持つ患者における向精神薬の内服種類数・総量と摂食・嚥下障害の帰結との関係－高齢者を主な対象とした事後的検証. The Japanese Journal of Rehabilitation Medicine 2013, 50, 743-750.

3）Logemann J.A., Pauloski B.R., Rademaker A.W., Colangelo L.A., Kahrilas P.J., Smith C.H.：Temporal and biomechanical characteristics of oropharyngeal swallow in younger and older men. Journal of Speech, Language, and Hearing Research 2000, 43, 1264-1274.

〈長澤 祐季、中川 量晴、戸原 玄〉

第5章

食べる・飲むの基本を理解する

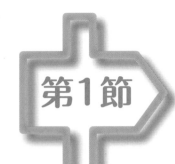

第1節 摂食嚥下障害の病態と原因

　摂食嚥下機能とは、口から食べる機能を指す。食べ物や飲み物を認識し、手や食具を使って口腔に取り込み、咀嚼が必要なものは嚥下可能な状態まで粉砕、唾液と混和し、食塊としてまとめて舌によって咽頭に送り込み嚥下する。嚥下した食塊は食道の蠕動運動によって胃へと搬送される。この一連の運動は、顎、口腔および咽喉頭の30以上の筋が互いに協調して動くことによってスムーズに行われる。これらの解剖学的構造、神経機構を知ることが摂食嚥下障害の病態を理解し、対応を考えるうえでの基礎となる。

① 口腔の構造

　口腔は呼吸器としての役割と消化管としての役割を持つ。口腔内の粘膜表面には痛覚、触覚、圧覚、温度覚などの受容器が存在する。唾液により常に潤うことで機械的刺激や細菌の侵入から深部組織を保護する。

● 図表1　嚥下に関与する主な表情筋 ●

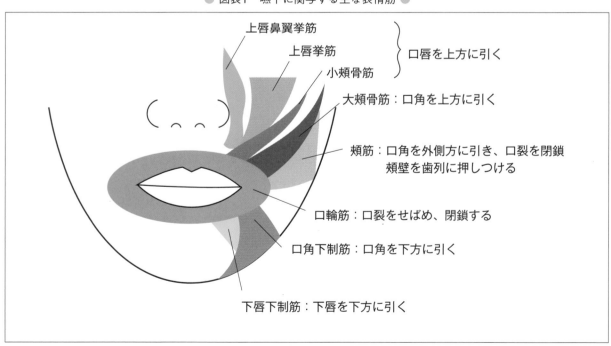

● 図表2　咀嚼筋 ●

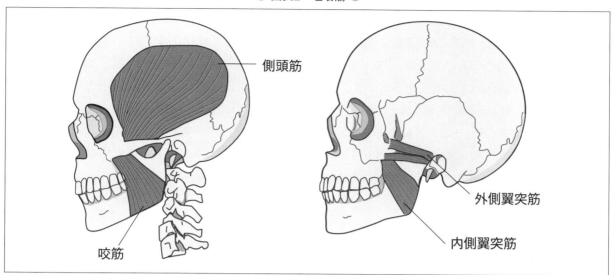

側頭筋
外側翼突筋
内側翼突筋
咬筋

● 図表3　軟口蓋、舌 ●

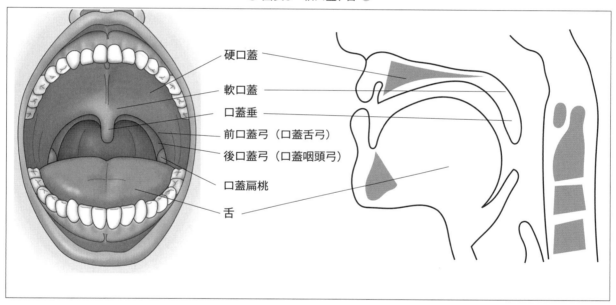

硬口蓋
軟口蓋
口蓋垂
前口蓋弓（口蓋舌弓）
後口蓋弓（口蓋咽頭弓）
口蓋扁桃
舌

（1）口唇

　中心となる口輪筋に、頬筋や口角下制筋など多くの筋がつながり口裂の動きを調整し、摂食の際に食物が口腔からこぼれるのを防ぐ。運動は顔面神経、感覚神経は三叉神経がつかさどる。

（2）軟口蓋

　口蓋帆張筋、口蓋帆挙筋、口蓋舌筋、口蓋咽頭筋、口蓋垂筋の5つの筋肉と腱膜によって構成される。嚥下時には軟口蓋が挙上して鼻咽腔閉鎖を行うと同時に舌根部とも接触して食塊が口腔に戻るのを防ぐ。運動は口蓋帆張筋のみ三叉神経第3枝の分枝である内側翼突筋神経、その他の筋は咽頭神経叢の支配である。感覚は三叉神経第2枝が分布する。

（3）舌

　　舌は口腔底から喉頭蓋谷に達する筋肉である。舌先端を舌尖、上面を舌背、後ろ３分の１を舌根と呼ぶ。舌背表面に舌乳頭が分布し、味蕾が存在し味覚を感知する。４つの内舌筋とオトガイ舌筋、舌骨舌筋、茎突舌筋の３つの外舌筋により構成されており、頬筋と協調して咀嚼運動を行い、口腔での食塊形成と食塊の送り込みを行う。舌は食塊の推進圧を形成するため、萎縮や運動低下があると口腔内残留だけでなく咽頭残留や誤嚥の要因にもなる。運動は舌下神経支配である。舌前３分の２の感覚は三叉神経第３枝（下顎神経）の枝である舌神経、味覚は顔面神、後ろ３分の１は中央部を除き感覚、味覚ともに舌咽神経の枝である舌枝の支配である。舌根の中央部から喉頭蓋は迷走神経の枝の上喉頭神経が分布する。

②　咽頭の構造

　　咽頭は頭蓋底から第６頸椎の高さまで約12cmの長さであり、口腔、鼻腔、喉頭、食道につながっている。上咽頭、中咽頭、下咽頭に分けられる。喉頭挙上、咽頭収縮に関与する筋として耳管咽頭筋、茎突咽頭筋、口蓋咽頭筋、上咽頭収縮筋、中咽頭収縮筋、下咽頭収縮筋が存在する。

● 図表4　咽頭の構造 ●

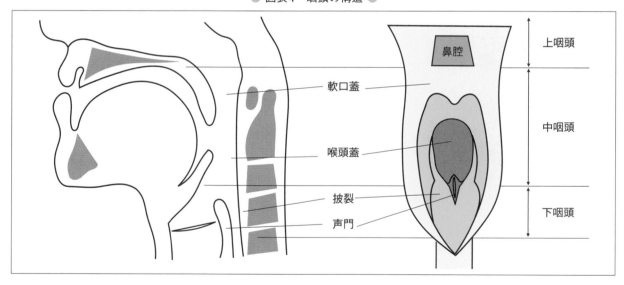

（1）上咽頭

　　上咽頭は軟口蓋の高さより上で鼻腔の後鼻棘より後ろの空間を指す。耳管開口部があり、耳管扁桃や咽頭扁桃が存在する。

（2）中咽頭

　　軟口蓋の下方から舌骨上縁（喉頭蓋谷底部）までを指し、前方は舌根の一部を含む。喉頭蓋谷が存在する。

（3）下咽頭

　舌骨上縁（喉頭蓋谷底部）から食道入り口部上縁までを指す。喉頭口、梨状窩、食道入り口部を含む。

③ 喉頭の構造

　喉頭は第4−6頸椎の高さにあり、甲状軟骨と輪状軟骨で構成される長さ約5cmの器官である。上方は舌骨と、下方は気管とつながっており喉頭は下気道の入り口である。喉頭蓋と声門が下気道への侵入を防ぐ弁の役割をする。声帯運動は反回神経の枝である下喉頭神経がつかさどり、喉頭感覚は迷走神経の枝である上喉頭神経の内枝がつかさどる。

● 図表5　喉頭の構造 ●

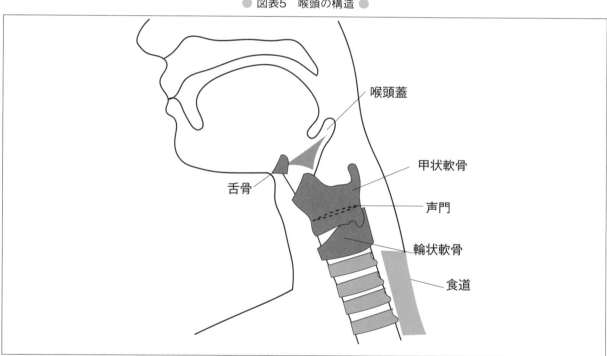

④ 食道の構造

　咽頭と胃をつなぐ食道は約25cmの長さで頸部食道、胸部食道、腹部食道に分けられる。3か所の生理的狭窄部を有し、第1狭窄部が食道起始部（食道入口部）、第2狭窄部が気管分岐部、第3狭窄部が横隔膜貫通部である。食道入口部には輪状咽頭筋があり、通常は食道からの逆流を防ぐために筋が収縮し閉じているが、嚥下時やげっぷの際に筋が弛緩し食道入口部が開大する。

● 図表6　食道の構造 ●

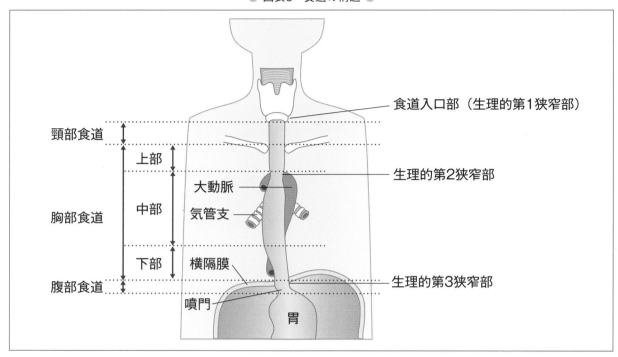

● 5 ● 摂食嚥下機能の神経機構

　　摂食嚥下中枢は延髄に存在する。咽頭粘膜にある機械受容器、温度受容器、化学受容器などからの感覚入力が上喉頭神経を介して嚥下中枢にある孤束核と延髄網様体に伝えられ、一定の閾値を超えると嚥下運動が惹起される。嚥下運動の惹起には、味覚、咀嚼や食塊形成に関連する口腔内の感覚や大脳皮質からの情報入力も関与する。

● 図表7　嚥下の神経機構 ●

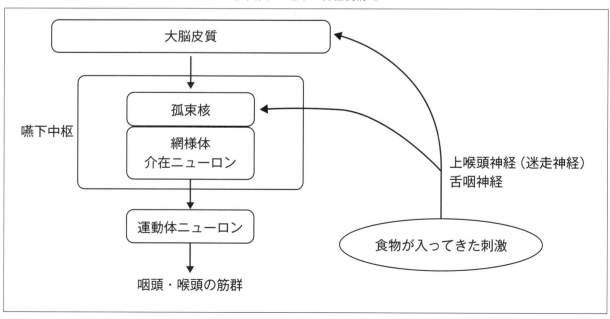

6　嚥下モデル

　嚥下モデルとは、摂食嚥下の流れを示すもので、生理学的モデルを用いて摂食嚥下障害の病態やメカニズムが説明される。また、臨床的には摂食嚥下の流れを概念的に示した5期モデルが広く使われている。

（1）先行期

　食物を口に入れる前に、目で見て匂いを感知し、食具で口へ運ぶ過程を含む。食物の見た目や匂いは食欲を刺激し、唾液分泌を促進させる効果がある。食具の違いによって頸部の角度、下顎や口唇、舌運動は自動的に調整される。先行期はそれ以降のステージに影響を及ぼし、口腔期の障害を招くこともある。

（2）準備期

　口に入れた食物を嚥下しやすいように食塊としてまとめる時期を指す。液体では口腔底から液体をすくい上げ、くぼませた舌上に保持する。固形物では、食物を咀嚼して粉砕し、唾液と混和して飲み込みやすい形態に変化させる過程を含む。

（3）口腔期

　口腔期では、舌が前方から後方へと順に硬口蓋と接触し、食塊を咽頭へ送り込む。このとき咬合によって下顎が安定すると、舌運動や喉頭挙上がスムーズに起こりやすくなる。

（4）咽頭期

　嚥下反射が起こり、口腔から送り込まれた食塊が咽頭を通過して食道に流入する時期を指す。嚥下中枢によって高度にプログラミングされた反射運動で、軟口蓋の挙上により鼻咽腔閉鎖が起こり、舌骨・喉頭が前上方に動き、喉頭蓋が反転して気道をふさぐ。このとき、声門も閉鎖し披裂軟骨が喉頭蓋基部に近づき喉頭口を閉鎖する。舌によって食塊が咽頭に押し込まれ、食道入り口部開大に合わせて食塊が食道に流入する。

（5）食道期

　食道に入った食塊は蠕動運動によってスムーズに胃まで運ばれる。

　食べているところを観察し、5期のどこに問題があるかを考え、それぞれの対応策をとっていくことが摂食嚥下障害を管理するうえでの基本となる（図表8）。

● 図表8　嚥下各期の障害による症状と病態 ●

	症状	考えられる病態
先行期	ぼーっとしている 食物を認識できない 食事に集中できない 食物を口に詰め込む、ため込んで飲み込まない 食具の使用ができない 食事姿勢が保持できない	・意識障害 　脳卒中急性期、発熱、せん妄 ・高次脳機能障害（注意障害、失行、失認） ・認知症 ・片麻痺、四肢麻痺
準備期	食物の取り込みができない 口から食物がこぼれる 咀嚼困難、咀嚼に時間がかかる 食塊形成不良 口腔内残留	・三叉神経、顔面神経、舌下神経の障害開口障害、 　閉口障害、咀嚼 　舌の運動低下、舌圧低下 ・構造の問題 　歯の欠損 ・口腔内の感覚障害、味覚障害
口腔期	なかなか飲み込めない 上を向いて飲み込もうとする 飲み込む前にむせる 口腔内残留	・咬合不安定 ・舌の運動低下、舌圧低下 ・舌・軟口蓋閉鎖不良 ・口腔内の感覚障害、味覚障害
咽頭期	嚥下反射が起こらない むせる 食物がのどに残る、詰まる 声がガラガラする（湿性嗄声） 声がかすれる（気息性嗄声） 鼻から水や食物が出てくる	・嚥下中枢の障害 　球麻痺、偽性球麻痺 ・舌咽神経、迷走神経の障害 　咽頭収縮不良、喉頭挙上不良 　食道入口部開大不全 　声帯麻痺 ・鼻咽腔閉鎖不全
食道期	胸に食物が詰まる感じがする 胸焼け、食道逆流感がある 夜間の咳	・迷走神経障害による食道蠕動不良 ・円背に伴う食道の走行異常 ・胃食道逆流

⑦ 摂食嚥下障害の原因

　摂食嚥下障害の原因は、嚥下に関連する器官に器質的原因がある場合と、神経や筋の働きが悪くなる機能的原因に大きく分けられる。そのほか、心理的原因や医原性の原因などにも注意を払う必要がある（第4章120頁の図表2参照）。

　器質的原因には、口腔や咽頭の腫瘍やその術後、あるいは炎症後の構造の異常などが含まれる。高齢となり、頸椎の前弯の増強や骨棘による圧迫で咽頭腔の狭小化や嚥下運動の阻害が生じることもある。

　機能的原因は脳卒中やパーキンソン病を含む神経変性疾患などの中枢神経障害や末梢神経障害、筋炎や重症筋無力症などの筋疾患、薬剤性嚥下障害などが挙げられる。

　最近では、サルコペニアの摂食嚥下障害にも注目が集まっている。サルコペニアは全身の筋肉量の減少と身体機能の低下をきたす状態であり、2016年に国際疾病分類（ICD-10）のコードを取得して、独立した疾患として位置づけられた。加齢以外の原因がないものを「1次性サルコペニア」、悪性腫瘍や慢性閉塞性肺疾患、慢性心不全、慢性腎臓病などの臓器疾患、活動性低下（廃用）、栄養障害などの原因があるものを「2次性サルコペニア」と分類する。全身性のサルコペニ

アがあり、脳卒中や神経筋疾患など摂食嚥下障害の原因となる疾患がない場合に、サルコペニアの嚥下障害と診断される.

　疾患が原因でなくても老化により、味覚の減退、唾液分泌の減少や咀嚼力の低下、舌圧の低下、咽頭収縮力の低下などさまざまな嚥下機能の低下が生じる。健康な高齢者に生じるこれらの状態を「老嚥」(presbyphagia）と呼ぶ。老嚥の状態に健康障害や低栄養が加わると嚥下障害が顕在化しやすい。

〈柴田 斉子〉

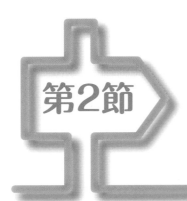

第2節　口腔状況から見た摂食嚥下障害の原因

① 口腔状況と摂食嚥下の関連

　口腔の問題は「食べる」機能に直結する。摂食嚥下機能の評価や訓練の実施には、歯科による口腔内の評価と、必要に応じて適切な歯科治療を行うことが望ましい。口腔状況は、大きく口腔衛生と口腔機能に分けられる。それぞれについて評価し問題点を抽出したうえで、歯科の対応と看護・介護職、家族の対応を検討する。

（1）口腔衛生状態と摂食嚥下の関連

　口腔衛生状態は、十分な唾液の分泌と、食事をしたり会話をするなど日常的に口腔を動かすことによる自浄作用により保持される。唾液には抗菌作用や粘膜保護作用があり、安静時だけでなく、食べ物をかむ、唾液腺をマッサージするなどの刺激によっても分泌される。唾液分泌が減少すると口腔内が乾燥する（図表1）ため、むし歯や歯周炎のリスクが高まることに加え、口が動かしづらい、歯や義歯により粘膜が傷つく、口臭の発生などの問題が起きやすくなる。特に摂食嚥下障害により経口摂取していない場合は、常時開口している、口腔の動きがないなどの要因により重度の口腔乾燥が見られやすい。さらに、乾燥痰や剥離上皮が口腔の粘膜や歯に付着し、口腔内が汚染されやすい（図表2）。口から食べなければ口腔内も汚れないと思われる方もいるかもしれないが、口を使わないことは口腔汚染を増悪させるいちばんの問題となる。口腔環境の悪化が原因で摂食嚥下リハビリテーションに支障をきたすことも経験するため、早期の対応が望ましい。

● 図表1　口腔乾燥 ●

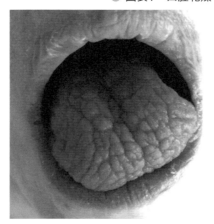

舌のひび割れが見られる

● 図表2　経口摂取をしていない患者の口腔内 ●

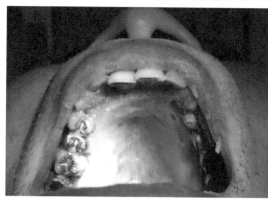

口蓋に剥離上皮や乾燥痰が貼りついている

　一方、経口摂取をしている場合には、「義歯や歯の間に食べ物が入り込む」「口の中に食べ物が残る」など食べ物やプラークによる汚れが見られやすく、毎食後の口腔清掃、義歯のケアが必要となる（図表3）。口腔衛生状態が不良な状態が続くと誤嚥性肺炎の発症につながる。安全な経口摂取のためには日常の口腔衛生管理が不可欠である。

● 図表3　部分義歯を使用している患者の食事後の口腔内 ●

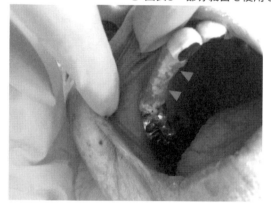

上の部分義歯を外すと、多量の残渣が付着している（▶印）

（2）口腔機能と摂食嚥下の関連

　歯や歯肉の状態を観察することも大切だが、「食べる」機能の評価では、「よくかめるか」「現在の食事の形態が適切であるか」など口腔機能に注目することが重要である。図表4に、口腔機能の低下と食事への影響をまとめた。

● 図表4　口腔機能低下の所見と食事への影響 ●

部位	機能低下の所見	食事への影響
口唇	・口唇閉鎖機能の低下 ・滑舌の低下	・食べこぼしが多い ・咀嚼中の食物が口腔外へ出てくる
舌	・舌の動き（上下・左右）が悪い ・舌の筋力（舌圧）の低下	・舌での押しつぶしが困難 ・上顎に食べ物が貼りつく ・口腔から咽頭への送り込みに時間がかかる ・咀嚼機能の低下（食塊を舌で歯の上にのせる） ・食塊形成能力の低下（食物が口腔内でばらける）
咬合状態	・義歯が合っていない、使用していない ・臼歯がなく前歯でしかかめない ・咬合力の低下	・咀嚼機能（臼歯部でかみ食塊を粉砕する、すりつぶす）の低下 ・食事に時間がかかる ・固い食品や肉類がかめない ・咀嚼せずに丸のみする
口腔乾燥	・泡沫状の唾液 ・舌のひび割れ	・焼き魚などぱさついた食品が食べられない ・食物が口腔内や咽頭に貼りつく ・口を動かしづらい

　たとえば、「最近食事量が減った」「食事に時間がかかるようになった」という患者の場合、義歯を確認すると義歯の不具合や歯の痛みが原因で食べられないということに気づくかもしれない。さらに、咀嚼機能が低下しているため固い食品や繊維質の食品が食べられず残す、舌や口唇の機能が低下して口の中に食べ物が残る、食べこぼす、食事中によくむせる、などが見られるかもしれない。また要介護高齢者では、義歯が壊れたり、歯が抜けることで食事に支障が出る場合も多い（図表5）。

● 図表5　義歯が使用できなくなり食事に支障が出たケース ●

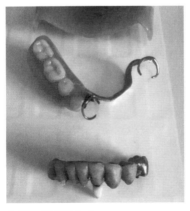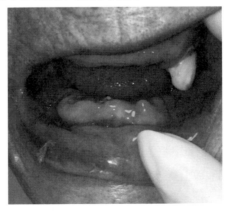

主訴：歯が取れた
　（左）下のブリッジが歯ごと抜けてしまい、下の義歯が使用できなくなった
　（右）歯が抜けた後の口腔内。常食を摂取していたが、義歯がないと咀嚼ができないため食事形態の変更を指示し、早急に新しい義歯を作製した。歯が抜ける前からも、歯が痛い、歯が揺れて食べづらいなどの症状があったのかもしれない

　口腔の器質的な部分でなく機能的な部分に原因がある場合は、口腔・嚥下機能に合わせた食形態の提案や、口腔機能向上のための訓練指導など、口腔機能へのアプローチもあわせた歯科管理が必要である。

（3）摂食嚥下のプロセスで口腔に注目すべき点

①準備期

　準備期は、口に入れた食べ物をよく咀嚼し嚥下しやすくするステージである。咀嚼は、まず食べ物を細かく粉砕してから奥歯ですりつぶし、唾液と食物をまとめることで食塊を形成する（図表6）。

● 図表6　食塊形成（VE画像）●

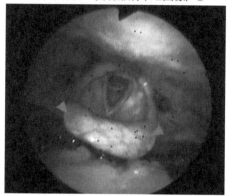

米飯を咀嚼している様子。口の中で米をすりつぶし、唾液と混ぜてペースト状になって咽頭に流れてくる（▶印）

　このプロセスで口腔状況が影響するのは、まず咬合状態である。もともとのかみ合わせの問題だけでなく、要介護高齢者では歯が抜けたまま放置していることも少なくない。たとえば上下の前歯のみが残っているような場合には、奥歯でかむことができないため摂取できる食品が制限されたり、食事に時間がかかるようになる。また義歯を使用していても、義歯の歯が著しくすり減っていたり、かみ合わせが合わない、かむと義歯が外れる、などの問題は咀嚼に大きく影響する。

　次に、舌や口唇の機能も大きく影響する。健康な歯が多数残存し、よくかめそうに見えても、口腔機能に問題があると咀嚼や食塊形成が困難となる。特に舌機能が低下すると、左右の臼歯の上に舌で食物を置く、口腔内に散らばった食片を舌でまとめ、さらに咀嚼するというような複雑な動作が困難になる。また、義歯を装着し咬合状態（かみ合わせ）を改善しても、機能そのものが障害されている場合には回復が難しい（図表7、図表8）。

● 図表7　準備期が障害されているケース① ●

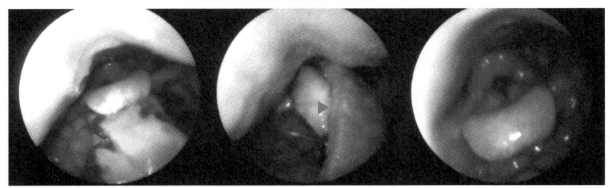

パーキンソン病。上下義歯を使用しており、咬合状態に問題はない。常食を摂取しているが、咀嚼時の下顎の動きがほとんど見られない

（左）3cmほどのベーコンがまったくかめておらず、そのまま咽頭に流れてきた（▶印）

（中）喉頭を乗り越えるように食塊が通過している

（右）嚥下後。咽頭残留は見られない。咽頭期は維持されているが、日常的に咀嚼できない食品はほぼ丸のみの状態で摂取していると推測される

● 図表8　準備期が障害されているケース② ●

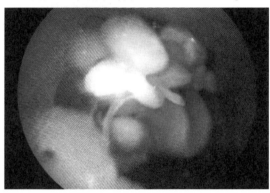

脳卒中後。咬合状態に問題はないが、咀嚼時の下顎の動きは上下運動のみである。舌の動きも不良である。納豆と米飯はほとんど咀嚼できておらず、そのまま咽頭へ流れてきている

　咀嚼の簡易な評価方法として、ソフトせんべいを用いたサクサクテストを紹介する。ソフトせんべいを摂取しているときの下顎の動きと、嚥下内視鏡検査での食塊形成の評価を解析したもので、図のように上下だけの動きでは咀嚼が不十分であり、左右方向へ弧を描くような動きが見られる場合にはよく咀嚼ができている（図表9）。

● 図表9　咀嚼の簡易な評価方法（サクサクテスト）●

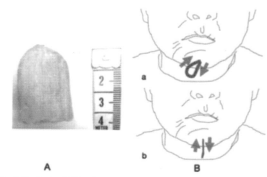

Fig. 1. Test food and SST evaluation criteria.

（A）ソフトせんべいを食させる
（B）よく咀嚼できているとaのような下顎運動が見られる。bのような上下運動のみでは、食物を粉砕できても、すりつぶしが困難である場合が多い

Tagashira I et al., A new evaluation of masticatory ability in patients with dysphagia: The Saku-Saku Test. Arch Gerontol Geriatr. 74:106-111, 2018.

　ミキサー食など咀嚼を要しない食事を摂取している患者で、食事形態が変更できるか検討したい場合の参考となる。
　さらに、舌の押しつぶし能力も適切な食事形態を設定するうえで重要な目安となる。健常成人の舌圧（舌の筋力）は30kPa以上で、25kPaを下回ると常食摂取が困難になり始めるとされる。地域の訪問歯科でも舌圧計（図表10）での測定ができる場合があるので、口腔機能や食事形態を評価するうえでの参考にするとよい。

● 図表10　舌圧計（JMS社製）●

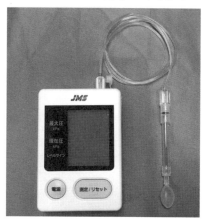

プローブを口腔内に入れ舌で押しつぶすと、本体に舌圧が数値で表示される

　また、口の中に食物がたまったままの状態は、口腔機能の障害だけでなく高次脳機能障害や認知機能低下の影響による可能性もある。患者の状態から準備期の障害の要因をよく検討する必要がある。

②口腔期

　嚥下が開始され、食塊を咽頭へ送り込むまでのステージである。舌の上にのせた食品を、舌の前後運動により前方から後方へ送り込む。この際、舌は口蓋に接触するように挙上するが、舌の筋力（舌圧）や機能が低下すると舌がうまく口蓋に接触しなくなる。舌圧がおおよそ20kPa以下になると口蓋に食べ物が貼りついたり、舌上に食べ物が残ることがある。また構音障害も見られる場合がある。特に口腔がんの患者では、舌の切除や舌運動の制限により、送り込みが難しくなりやすい。口腔期が障害されると、患者によっては錠剤を飲みづらいと感じることがある。

　口腔期を代償する方法として、「口腔から咽頭へ送り込みやすい食事形態に変更する」「リクライニングをかける」などはよく実施される。舌の機能が著しく障害されている場合には、シリンジや専用のボトルを使用してペースト食を摂取する場合もある。口腔がんの患者は、歯科で嚥下機能補助装置を作成することで、嚥下機能を代償的に回復させることができる場合もある（図表11）。

● 図表11　嚥下機能補助装置（舌接触補助床：PAP）●

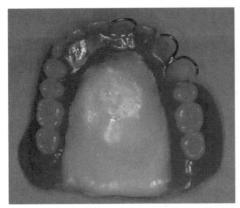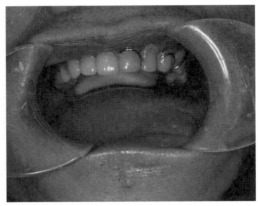

（右）上顎に装着する。舌が接触しない部分に材料を盛り、装置の厚みを調整する。上顎全体に白い材料を盛っている
（左）舌がんの患者。PAPを装着している

〈吉見 佳那子、中川 量晴、戸原 玄〉

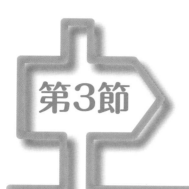

摂食嚥下障害の評価

第3節

摂食嚥下障害の評価は質問紙、機器を用いないスクリーニング、機器を用いた嚥下機能検査までさまざまである。また、検査者、実施場面、被検者の病状、摂食嚥下障害の重症度により使い分けることも重要である。摂食嚥下障害では、QOLの低下、脱水や低栄養、誤嚥性肺炎や窒息などと関連するため、単なる咽頭機能だけでなく、全身状態、意識状態、栄養状態、呼吸状態、身体機能などさまざまな側面について総合的に評価することが重要となる。摂食嚥下障害の主な評価について**図表1**に記した。

ここでは、本人、家族などが記載する質問紙、介護施設や在宅施設を想定したスクリーニング評価から、病院などで実施している詳細な嚥下機能検査までを紹介する。

● 図表1　摂食嚥下障害の評価 ●

```
1．質問紙
    ①EAT-10(eating assessment tool)
    ②聖隷式嚥下質問紙

2．摂食場面の観察

3．嚥下スクリーニング
    ①改定水飲みテスト（MWST）
    ②反復唾液嚥下テスト（RSST）

4．評価ツールを用いた評価
    ①KT（口から食べる）バランスチャート（KTBC）
    ②MASA（The Mann Assessment of Swallowing Ability）

5．機器を用いた嚥下機能評価
    ①嚥下造影検査（VF）
    ②嚥下内視鏡検査（VE）
```

① 質問紙

質問紙は主に患者本人や家族により日常生活や食事場面を想定して回答してもらう評価である。主な評価項目として、国際的に信頼性、妥当性を検証されているEAT-10[1]と、わが国で広く用いられている聖隷式嚥下質問紙[2]を挙げた。在宅患者の自宅での摂食状況など、後述する食事場面の観察などが難しい外来診療などの場面で用いることが多い。介護施設などでは入所中の

第5章　食べる・飲むの基本を理解する

患者の医療機関などの受診時に記載することで、施設での摂食状況などを網羅的に聴取することができる。

（1）EAT-10（eating assessment tool）

米国で開発された摂食嚥下障害のスクリーニング質問紙。嚥下時の症状や体重減少などに関する10項目の質問に対して患者の自覚症状を問う。日本語翻訳版[3]もある。評価基準は合計得点3点以上で嚥下障害の疑いあり。診断精度は摂食嚥下障害患者において、EAT-10原版がVFでの喉頭侵入、誤嚥との関連が報告[4]されている。

（2）聖隷式嚥下質問紙（図表2）

わが国で開発され、広く使用されている摂食嚥下障害に対する質問紙である。嚥下時状況、肺炎の既往、栄養状態などに関する15項目に対して、患者本人または患者家族に3段階（A〜C）で評価を行う。評価基準として、1つでもA.回答があれば、摂食嚥下障害の存在を疑う。VFでの摂食嚥下障害との関連が報告されている。

● 図表2　聖隷式嚥下質問紙（大熊ら 2002より一部改変）●

聖隷式嚥下質問紙

氏名　　　　　　　　　　年齢　　歳　　男・女

回答者：本人・配偶者・（　　　　）

年　　月　　日

あなたの嚥下（飲み込み、食べ物を口から食べて胃まで運ぶこと）の状態についていくつかの質問をいたします。

いずれも大切な症状ですので、よく読んでA,B,Cのいずれかに丸をつけて下さい。

ここ2,3年から最近のことについてお答えください。

質問	A	B	C
1.肺炎と診断されたことがありますか？	A.繰り返す	B.一度だけ	C.なし
2.やせてきましたか？	A.明らかに	B.わずかに	C.なし
3.物が飲み込みにくいと感じることがありますか？	A.しばしば	B.ときどき	C.なし
4.食事中にむせることがありますか？	A.しばしば	B.ときどき	C.なし
5.お茶を飲むときにむせることがありますか？	A.しばしば	B.ときどき	C.なし
6.食事中や食後、それ以外の時にものどがゴロゴロ（痰がからんだ感じ）することがありますか？	A.しばしば	B.ときどき	C.なし
7.のどに食べ物が残る感じがすることがありますか？	A.しばしば	B.ときどき	C.なし
8.食べるのが遅くなりましたか？	A.たいへん	B.わずかに	C.なし
9.硬いものが食べにくくなりましたか？	A.たいへん	B.わずかに	C.なし
10.口から食べ物がこぼれることがありますか？	A.しばしば	B.ときどき	C.なし
11.口の中に食べ物が残ることがありますか？	A.しばしば	B.ときどき	C.なし
12.食物や酸っぱい液が胃からのどに戻ってくることがありますか？	A.しばしば	B.ときどき	C.なし
13.胸に食べ物が残ったり、つまった感じがすることがありますか？	A.しばしば	B.ときどき	C.なし
14.夜、咳で眠れなかったり目覚めることがありますか？	A.しばしば	B.ときどき	C.なし
15.声がかすれてきましたか？（がらがら声、かすれ声など）	A.たいへん	B.わずかに	C.なし

② 摂食場面の観察

　　食事場面では摂食嚥下障害の多くの項目について評価することができる。介護施設や在宅施設での日常的に食事場面に立ち会うことで、非常に有用な情報を得ることが多い。食事場面では食物認知、覚醒状態、食事姿勢、食物の取り込み、咀嚼機能、咽頭への送り込み、嚥下反射惹起性、咽頭クリアランス、誤嚥防御機能、食道機能などについて観察する。食事場面で異常がなくても、日々の生活場面の中で摂食嚥下障害を認める場合がある。代表的なものとして、「発熱や痰の増加」「夜間の咳」「声のかすれ」「痩せてきた」「元気がない」などが代表的な所見となる。また、口腔ケア時は、食物の口腔内残留、口腔内乾燥、う歯、歯周病、歯垢、舌苔など、粘膜潰瘍、口臭、義歯不適合なども口腔機能低下が予想される。摂食場面の観察ポイント[5]を図表3に示す。摂食場面では、「むせの有無」のみを観察するのではなく、特に姿勢調整、食形態調整、食べ方などに着目して観察し、食事場面の中でこれらを修正することが重要である。

● 図表3　摂食場面の観察ポイント[5] ●

観察項目・症状	観察ポイント	主な病態・障害
物の認知	ボーとしている。キョロキョロしている。	食物の認知障害、注意散漫
食器の使用	口に到達する前にこぼす。	麻痺、失調、失行、失認
食事の内容	特定のものを避けている。	口腔期、咽頭期、味覚、唾液分泌低下、口腔内疾患
口からのこぼれ	こぼれてきちんと口に入っていない。	取り込み障害、口唇・頬の麻痺
咀嚼	下顎の上下運動だけで、回旋運動がない。	咬筋の障害
	硬い物が噛めない。	齲歯、義歯不適合、歯周病など
嚥下反射が起こるまで	長時間口にため込む、努力して嚥下している。	口腔期、咽頭期
	上を向いて嚥下している。	送り込み障害
ムセ	特定の物（汁物など）でむせる。	誤嚥、咽頭残留
	食事のはじめにむせる。	誤嚥、不注意
	食事の後半にむせる。	誤嚥、咽頭残留、疲労、筋力低下、胃食道逆流
咳	食事中、食事後に咳が集中する。	誤嚥、咽頭残留、胃食道逆流
声	食事中、食後に声が変化する。	誤嚥、咽頭残留
食事時間	1食に30〜45分以上かかる。	認知、取り込み、送り込みなど
食欲	途中から食欲がなくなる。	認知、誤嚥、咽頭残留、体力
疲労	食事の途中から元気がなくなる。	誤嚥、咽頭残留、体力

出典：『ナースのための摂食・嚥下障害ガイドブック』P45

③ 嚥下スクリーニング

摂食嚥下障害の有無についておおまかに把握する目的で実施する。食品などを用いない評価であるため、これから経口摂取を開始したい場合や食事再開時など、日常の食事場面を観察する以前に実施することが多い。実施にあたり、検査前に口腔内の衛生状態がよいこと、喉のアイスマッサージによる空嚥下を施行してからスクリーニングを行うことが重要である。

（1）改定水飲みテスト（MWST）[6]

冷水3 mlを口腔底に注ぎ、嚥下を指示する。咽頭に直接水が流れ込むのを防ぐために、舌背ではなく、口腔底に水を注ぐ。評価点が4点以上であれば、最大でさらにテストを2回繰り返し、最も悪い場合を評価点とする（図表4）。評価不能の場合はその旨を記載する。30mlの水を一気に飲む水飲みテスト[7]に比べて安全性が高いが、むせがない誤嚥があることに注意が必要である。

● 図表4　改定水飲みテスト（MWST）●

> 冷水3ml を口腔底に注ぎ、嚥下を命じる。嚥下後反復嚥下を2回行わせる。
> 評価基準が4点以上なら、最大2回繰り返し、最も悪い場合を評点とする。
> 1. 嚥下なし、むせる and/or 呼吸切迫
> 2. 嚥下あり、呼吸切迫
> 3. 嚥下あり、呼吸良好、むせる and/or 湿性嗄声
> 4. 嚥下あり、呼吸良好、むせなし
> 5. 4に加え、反復嚥下が30秒以内に2回以上

カットオフ値を4点とした場合、摂食嚥下障害において、改訂水飲みテストがVFで検出された誤嚥を検出する感度1.0、特異度0.71と報告。臨床場面では、とろみ水を用いて改訂水飲みテストの基準を参考にして評価を行う場面がある。とろみ水で評価した場合には、調整食分類2013（とろみ）を参考に、使用したとろみの程度を明期する。

（2）反復唾液嚥下テスト（RSST）[8]

口腔内を湿らせた後に、喉頭隆起および舌骨に人差し指と中指の指腹を軽くあて、30秒間に何回空嚥下ができるかを数える（図表5）。随意的な嚥下の繰り返し能力を見る検査であり、30秒で2回以下が異常となる。簡便で安全に施行できるが、指示の入らない患者には施行できない。

● 図表5　反復唾液嚥下テスト（RSST）●

反復唾液嚥下テスト

・30秒間に何回空嚥下ができたかを数える。
・嚥下運動で喉頭隆起が指腹を十分に超えて上
　前方に挙上し、元の位置に下降して戻る時点
　を空嚥下1回と判定する。
・評価基準：3回未満は陽性（問題あり）
※口頭指示理解が不良な場合は判定不可。

・診断精度：嚥下造影検査（VF）での誤嚥に
　対して感度0.98、特異度0.66と報告されて
　いる。

小口和代, 他：機能的嚥下障害スクリーニングテスト
「反復唾液嚥下テスト」
（the repetitive saliva swallowing test：RSST）の
検討（2）妥当性の検討. リハ医学. 2000：37（6）：
383-388

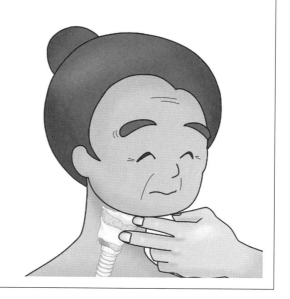

④ 評価ツールを用いた評価

（1）KT（口から食べる）バランスチャート（図表6）

　2015年にKoyamaらが開発した経口摂取への移行と維持を支援する包括的評価ツール[9]であり、2017年に信頼性・妥当性が検証された内容を反映し第2版が出版[10]された。特徴は、4つの側面、13項目から構成、1（かなり不良もしくは困難）～5（かなり良好）点で点数化する。それぞれの点数をレーダーチャートとしてグラフ化することで、可視化しやすく、変化を共有しやすい。また、嚥下機能検査の結果や特別な機器などを用いず、患者を包括的視点で総合的に評価することができる。専門的な病院のみならず福祉施設や在宅などで広く用いることができる。多職種でのチームアプローチ、病院間、施設間などの地域連携のツールとして有用である。2人以上の複数名、多職種で評価することが望ましく、多面的、客観的に患者の全体像が把握できる。また、カンファレンスなどで変化を確認することで、チームアプローチの方向性、介入に対する効果が見えやすい。

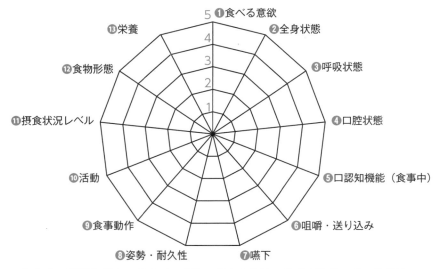

● 図表6　KTバランスチャート（小山 2017）●

1）心身の医学的視点：①食べる意欲　②全身状態　③呼吸状態　④口腔状態
2）摂食嚥下の機能的視点：⑤認知機能（食事中）　⑥咀嚼・送り込み　⑦嚥下
3）姿勢・活動的視点：⑧姿勢・耐久性　⑨食事動作　⑩活動
4）摂食状況・食物形態、栄養的視点：⑪摂食状況レベル　⑫食物形態　⑬栄養

　筆者の勤務する病院では看護師を中心に本チャートを活用しており、平成30年度の浜松市『多職種連携による在宅医療・介護連携推進事業』の一つとして採択され、高齢者の"口から食べる"をサポートする事業をスタートさせている。脳卒中後のリハビリテーションに本チャートを用いることで在宅復帰率やmotorFIM上昇の報告がある。

（2）MASA（The Mann Assessment of Swallowing Ability）

　2002年米国のGiselle Mannによって開発[11]され、わが国では2014年に日本語訳[12]が出版（藤島、2014）されている。臨床評価により摂食嚥下障害と誤嚥を効率よく診断するツールであり、信頼性、妥当性の検証もされている優れた臨床ツールとして広く用いられている。評価は24項目で構成されており、嚥下障害と関連する重要な所見を無駄なくかつ見落としなく網羅するように作成されている。また、各項目のスコアを合計し、基準値と比較することで、嚥下障害と誤嚥の重症度を判定できる。嚥下障害のスクリーニングや嚥下リハビリテーションの定量的効果判定が可能である。ただし、検査者は嚥下障害診療に従事し、音声・言語障害の知識が不可欠で、知識と経験のある医師、歯科医師、言語聴覚士、看護師などが想定されている。また、簡素化された修正MASA[13]（MMASA: Antonios. 2010）があり、こちらは慣れれば5分程度の短時間で、一般医師、看護師などでも実施可能である。

⑤ 機器を用いた嚥下機能評価

　嚥下機能評価は、患者の嚥下機能を詳細に把握するのに非常に重要である。一般的な摂食嚥下障害の詳細な検査は嚥下造影検査（VF）と嚥下内視鏡検査（VE）の2つがある。それぞれが長所、短所を補完する関係にあり、両者の検査を同時に実施することで、より詳細に嚥下障害の病態を

把握することができる。嚥下機能検査の意義、目的は、①摂食嚥下障害の原因と病態を探る　②適切な治療計画を立てる　③安全な摂食条件を設定する　④リスク管理をする　⑤チームで共通した理解をもつ、などが挙げられる。機器を用いた嚥下機能検査には、嚥下障害の病態を把握するという「診断的検査」の意義と、検査中にさまざまな物性の食形態、姿勢調整、リハビリテーション手技を用いて、いかに安全な摂食条件を模索するかという「治療的検査」としての意義がある。常に「口から食べる」ためにどのようにしたらいいかを考え、患者のbest swallowを模索し、必要な訓練を検討することを考えながら実施する。介護施設や在宅施設のみで実施することは通常困難であるが、医療機関と連携して実施することで、より効果的で安全な経口摂取や嚥下リハビリテーションを実施することができる。

（1）嚥下造影検査（VF）[14]

　X線透視下で造影剤入りの検査食を嚥下してもらい、口腔、咽頭、喉頭、食道の動き、食塊の動きを評価する検査である。嚥下の全体的な動態を観察することができる。検査中にさまざまな姿勢調整、食形態、リハビリテーション手技を組み合わせて用いることで、安全な摂食条件を模索する。X線が禁忌である妊婦やX線透視室に移動が難しい全身状態不良患者には検査を実施できない。

● 図表7　嚥下造影検査の様子 ●

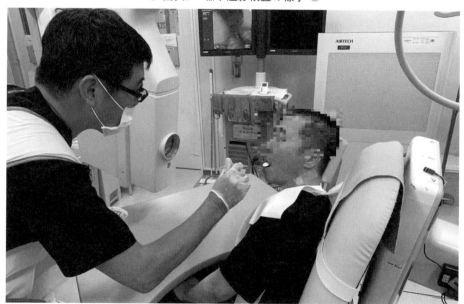

（2）嚥下内視鏡検査（VE）[15]

　鼻腔から鼻咽腔喉頭ファイバースコープを用いて嚥下諸器官や食塊の動態などを観察する検査である。わが国では2010年に内視鏡下嚥下機能検査として保険収載され、広く普及した。咽喉頭の器質的異常や機能的異常の診断に有用である半面、口腔や食道の異常の診断は困難であり、実施は限定的である。また、嚥下反射の瞬間は、ホワイトアウトと呼ばれ、咽頭収縮により画面が白色となり見えなくなるため、観察が困難である。しかし、嚥下後に咽喉頭や気管内を観察することで、咽頭残留、喉頭侵入、誤嚥はかなり詳細に診断することができる。指示が入らない認知機能低下患者や乳幼児には検査を実施できない。

● 図表8　嚥下内視鏡検査の様子 ●

引用文献

1）Belafsky PC, Mouadeb DA, Rees CJ, et al.：Validity and reliability of the Eating Assessment Tool（EAT-10）. Ann Otol Rhinol Laryngol 117（12）：919-924, 2008.

2）大熊 るり, 藤島 一郎, 小島 千枝子, 北條 京子, 武原 格, 本橋 豊：摂食・嚥下障害スクリーニングのための質問紙の開発, 日本摂食嚥下リハビリテーション学会雑誌, 2002, 6 巻, 1号, p. 3-8.

3）若林 秀隆, 栢下 淳：摂食嚥下障害スクリーニング質問紙票EAT-10の日本語版作成と信頼性・妥当性の検証, 静脈経腸栄養, 2014, 29巻, 3号, p. 871-876.

4）Rofes L, Arreola V, Mukherjee R, Clavé P,：Sensitivity and specificity of the Eating Assessment Tool and the Volume-Viscosity Swallow Test for clinical evaluation of oropharyngeal dysphagia. Neurogastroenterol Motil. 2014 Sep；26（9）：1256-65.

5）藤島一郎, 藤森まり子, 北條京子：ナースのための摂食・嚥下障害ガイドブック 新版. 2013, 中央法規出版株式会社. 東京, 2013.

6）才藤栄一, 水野雅康, 向井美恵他：摂食・嚥下障害の治療・対応に関する統合的研究 平成11年度厚生科学研究費補助金 研究報告書. 2000；長寿-035.

7）窪田俊夫, 三島博信, 花田実 他：脳血管障害における麻痺性嚥下障害スクリーニングテストとその臨床応用について. 総合リハ. 1982；10（2）：271-276.

8）小口和代, 才藤栄一, 馬場尊, 楠戸正子, 田中ともみ, 小野木啓子：機能的嚥下障害スクリーニングテスト「反復唾液嚥下テスト」（the repetitive saliva swallowing test：RSST）の検討（2）妥当性の検討. リハ医. 2000；37（6）：383-388.

9）小山珠美編：口から食べる幸せをサポートする包括的スキル-KTバランスチャートの活用と支援-医学書院、2015.

10）小山珠美編：口から食べる幸せをサポートする包括的スキル-KTバランスチャートの活用と支援-第2版, 医学書院、2017.

11）Mann G：The Mann assessment of swallowing ability. Delmar Cengage Learning（NY）, 2002.

12）藤島一郎監訳：MASA日本語版 嚥下障害アセスメント。医歯薬出版, 2014.

13）Antonios N, Carnaby-Mann G, Crary M, Miller L, Hubbard H, Kelly Hood, et al.：Analysis of a Physician Tool for Evaluating Disphagia on an Inpatient Stroke Unit：The Modified Mann Assessment of Swallowing Ability. Journal of Stroke and Cerebrovascular Disease 19（1）, 49-57, 2010.

14）植田耕一郎, 岡田澄子, 北住映二, 小山珠美, 高橋浩二, 武原格, 谷本啓二, 椿原彰夫, 馬場尊, 堀口利之, 山本弘子, 藤島一郎, 日本摂食・嚥下リハビリテーション学会医療検討委員会：嚥下造影の検査法（詳細版）, 日本摂食・嚥下リハビリテーション学会医療検討委員会2011版案, 日本摂食・嚥下リハビリテーション学会雑誌（1343-8441）15巻1号 Page76-95（2011.04）.

15）武原格（日本摂食嚥下リハビリテーション学会）, 石井雅之, 勝又明敏, 小山珠美, 高橋浩二, 藤原百合, 堀口利之, 弘中祥司, 藤島一郎, 日本摂食・嚥下リハビリテーション学会医療検討委員会：嚥下内視鏡検査の手順2012改訂, 日本摂食・嚥下リハビリテーション学会雑誌（1343-8441）16巻3号 Page302-314（2012.12）.

〈藤島 一郎、重松 孝〉

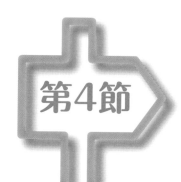

第4節　摂食嚥下障害と合併症

① 誤嚥性肺炎

　誤嚥性肺炎は、日本社会の高齢化、すなわち嚥下障害のある高齢者の数と比例して増加している。一時は日本人の死因の第3位となったが、死因統計の方法の変更等により、令和2年は第6位となっている[1]。

　誤嚥性肺炎は、死亡の原因となるだけではなく、誤嚥性肺炎による入院を契機に、要介護の程度が悪化する、自宅に帰れない、などが起きる。Yagiらの検討[2]では、誤嚥性肺炎の入院では死亡が20％、自宅退院は43％、退院時胃瘻が7％、退院時経鼻胃管が10％となっている。また多くの嚥下障害症例において、誤嚥性肺炎を避けるために、経口摂取が禁じられる状態となっている。

　「誤嚥」は、食道に入るべき食物や唾液などが気道（厳密には声帯より下の気管以遠）に入ることであり、しばしば、誤嚥すると「むせ」が生じる。しかし、誤嚥しても、その反射である「むせ」が生じない場合もあり、それを「不顕性誤嚥」という。また、飲み込んだ際に誤嚥していなくても、声帯よりも上の喉頭に侵入してそこに残った食物や、喉頭蓋谷や梨状陥凹に残留した食物を、食後に誤嚥することもある。したがって、食事中にむせていないからといって誤嚥がないと判断するのは正しくない。

　誤嚥するのは食品ばかりではない。自分の唾液も、本来は1日に何回も嚥下しているが、嚥下機能が低下すると誤嚥することもある（加齢とともにその頻度は高くなるので、どこからを病的とするかは難しい）。胃食道逆流で逆流した胃液や胃内容物を誤嚥することもある（その場合には、酸を含んでいるので、肺への侵襲が大きい＝肺炎になりやすいといわれている。高齢者が多量嘔吐した場合なども、嘔吐中に吐物を呼吸とともに吸引しがちであるため、嘔吐後に肺炎を起こすことがある）。

　「誤嚥＝誤嚥性肺炎」、すなわち、誤嚥をすれば必ず肺炎になるわけではない。誤嚥性肺炎には、誤嚥の量、誤嚥したものの内容、身体の防御能力、の3者が関係する。すなわち、誤嚥性肺炎の予防には図表1のような多方面からの対策が必要である。

● 図表1　誤嚥性肺炎予防策 ●

目的	手法
誤嚥量を減らす	経口摂取を禁止
	食事方法（形態・食べ方）の変更
	嚥下機能の改善（リハビリテーション）
口腔内細菌を減らす	口腔ケアの励行・専門的口腔ケア
咳反射を高める	内服薬など
咳の力を強くする	喀出力の強化訓練
防衛体力・免疫力の改善	栄養状態の改善・体力強化

　また、慢性的に誤嚥するようになると、感覚閾値の変化が生じ、誤嚥してもむせが出ないなど、誤嚥が気づかれにくくなるうえに、高齢者は、肺炎を起こしても典型的な咳・発熱などの症状を出さないことも多い。意識障害や自発性の低下、体動困難などでも誤嚥性肺炎の発症を疑い、受診して早期に治療を開始することが肝要である。

　ヒトの気管は、左右に分岐する際に、左側に心臓がある関係から、右の気管支のほうがより垂直に近いため、かつては誤嚥性肺炎は右下肺野に多いとされていた。しかし今日では、臥床の多い症例では左右の背側の下側肺病変であることや、体動困難・拘束性換気障害では右中葉の無気肺で発見されることなどもある。他疾患で入院した場合に、臥床姿勢や体調不良による誤嚥等に加えて喀出困難や体力低下等により誤嚥性肺炎を併発・続発することも少なくない。

② 窒息

　令和3年の不慮の窒息による死亡は7,989名で、交通事故（3,536名）の倍以上である[3]。窒息も高齢者の死因で頻度が高く[4]、咀嚼機能や嚥下機能の低下が関連することが示唆されている。
　窒息を予防する食べ方については、内閣府の食品安全委員会[5]が　①食品の物性や安全な食べ方を知る　②一口量を多くせず、食物を口の前のほうに取り込む　③よくかみ、唾液と混ぜる　④食べることに集中する、という4項目を挙げて注意喚起をしている。

③ 栄養障害

　摂食嚥下障害を有する症例は低栄養を有する比率が多い。図表2に示すように、嚥下障害と低栄養は双方に作用して悪循環になりやすい病態である。十分量の経口摂取ができないうえに、その経口摂取の内容も栄養的に偏ったりしがちである。また、スムーズに嚥下できないために複数回嚥下を要したり誤嚥のために咳ばらいを要したり、エネルギー必要量も多い。少量の誤嚥が、局所免疫の必要性を賦活し慢性炎症となっていることもありうる。低栄養の回避のためには、図表3のような対策が必要である。

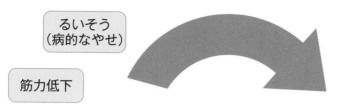

● 図表2　嚥下障害と低栄養の悪循環 ●

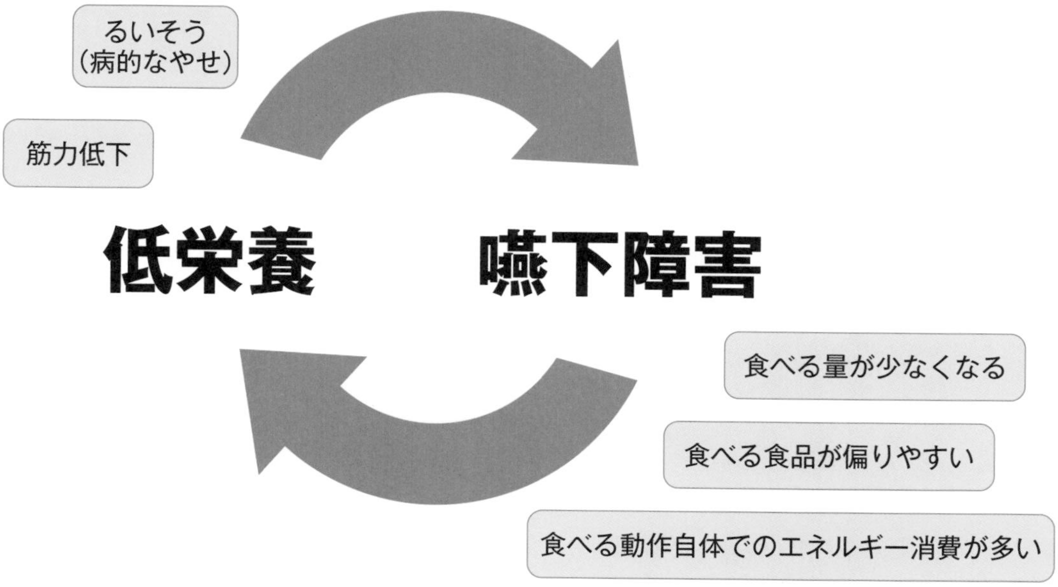

るいそう
（病的なやせ）

筋力低下

低栄養　　嚥下障害

食べる量が少なくなる

食べる食品が偏りやすい

食べる動作自体でのエネルギー消費が多い

● 図表3　摂食嚥下障害症例での低栄養の改善のための対策 ●

・非経口の栄養投与方法を確保する。
・経口からの摂食内容を栄養面で強化する。
　・「やわらかくする」工程で「栄養がうすまらない」ような調理方法や材料の工夫
　・1cc 当たりのカロリーやたんぱく質などが高い食品の活用
　・栄養補助食品の活用
・経口摂取の回数を増やす。

④ 脱水

　摂食嚥下障害症例では、経口摂取量が少なくなるために脱水の頻度も高くなる。

　それに加えて、液体の性状の問題もある。また、サラサラの液体は誤嚥を招きやすいため、とろみをつけた液体の摂取が推奨されがちであるが、とろみのある液体は、腹もち感があったり、さっぱり感に欠けることが多いため、摂取量が少なくなりがちであるとの報告もある。

　また、摂食嚥下障害を有する症例は高齢者に多く、高齢者は、身体の保水量が少ないことや、渇きを感じにくいことから、脱水症を起こしやすいリスク群でもある。さらに、摂食嚥下障害を有する症例は、要介護状態等である比率も高く、みずから飲料を用意したり、取りに行ったりする能力も低い群でもある。これらも脱水のリスクとなる。

　脱水の対策としては、液体（必要に応じてとろみをつける場合でも、その素材と物性には配慮）を、飲み込みやすい状態に用意して手近に置くことや、摂取をこまめに勧める・介助すること、さらには、非経口による水分補給の経路の確保等を検討する。

⑤ 胃食道逆流

　　胃食道逆流は、摂食嚥下障害があるから出現する病態ではない。しかし、摂食嚥下障害症例で併存することがしばしばあり、かつ誤嚥性肺炎の発症要因ともなるため、摂食嚥下障害のマネジメントをしていくうえでは忘れてはならない病態である。

　　胃食道逆流とは、胃にいったん入った食物や、胃の胃液などが、食道に戻ってくる現象である。通常であれば、食道の下部・食道と胃の移行部には下部食道括約筋があるので、逆流してくることはない。その下部食道括約筋の機能が低下して、あるいは横隔膜ヘルニアなどの構造的なトラブルで、胃の食物や胃液が食道に戻ってくるのが胃食道逆流である。胃液は酸であるため、胃液や、胃液を含む食品が食道を逆流することで、胸やけといった症状が出たり、酸で食道炎になりうる。食道炎が進行して、食道狭窄にいたると、食道通過障害の原因になりうる。

　　そして、食道まで逆流するだけでなく、咽頭まで逆流し、それを誤嚥することが誤嚥性肺炎の原因になることがある（157頁参照）。

　　寝たきりの姿勢だと、胃食道逆流が起こりやすくなり、また、経管栄養は、しばしば、「準備のない胃に、急にたくさんの液体栄養を入れる」ことから、逆流の原因となる。摂食嚥下障害で経口摂取ができない症例に、禁食にして経鼻経管栄養にしたのに、肺炎になってしまった、ということになる。わが国では、経腸栄養での逆流を予防するために、半固形化が考案され、利用されている。

　　胃食道逆流による誤嚥性肺炎を予防するためには、図表4のような方法がある。さまざまな経腸栄養材は、薬であったり食品であったりするので、薬剤部と栄養科との連携が必要である。

● 図表4　胃食道逆流予防策 ●

手法	解説
臥位ではなく座位姿勢で経管栄養剤を投与する	仙骨部褥瘡に注意！
栄養剤投与終了後も30分程度座位を保つ	仙骨部褥瘡に注意！
夜間も上半身に角度をつけておく	夜間の逆流防止目的。褥瘡に注意！
経管栄養剤の増量を急速に行わず漸増する	低栄養に注意！ 経静脈栄養の併用も検討
経管栄養剤の量を抑える	低栄養にならないために、1cc当たりのカロリーの高い栄養剤を選択する 水分量は別に補う
経管栄養剤の投与速度を遅くする	仙骨部褥瘡に注意！ リハビリなどの時間が少なくなるデメリットに注意！
先にORS（経口補水液）等を入れてから経管栄養剤を入れる	蠕動運動の賦活による、経腸栄養剤の胃から十二指腸への移動の促進を期待
逆流しにくい半固形の栄養剤を用いる	経鼻経管栄養ではチューブが細いため困難 胃瘻の場合には可能だが、コネクタが細いための注入困難（押す力が要る）可能性あり
胃内で胃酸と反応して半固形化する栄養剤を用いる	経鼻経管栄養の場合にも選択できる手法
ペクチン液を先に入れる	経管栄養剤中のカルシウムがペクチンと反応して胃内で半固形化する（経管栄養の種類がある）

1）https://www.mhlw.go.jp/toukei/saikin/hw/jinkou/geppo/nengai20/dl/gaikyouR2.pdf

2）Maiko Yagi, Hideo Yasunaga, Hiroki Matsui, et. al. Effect of early rehabilitation on activities of daily living in patients with aspiration pneumonia. Geriatr Gerontol Int. 2016 Nov；16（11）：1181-1187 doi：10.1111/ggi. 12610.

3）令和 3 年（2021）人口動態統計.
https://www.mhlw.go.jp/toukei/saikin/hw/jinkou/kakutei21/dl/11_h7.pdf

4）https://www.caa.go.jp/policies/policy/consumer_safety/release/pdf/consumer_safety_cms204_20201223_01.pdf

5）https://www.fsc.go.jp/sonota/kikansi/24gou/24gou_2.pdf

〈藤谷 順子〉

第6章

摂食嚥下機能に応じた食形態

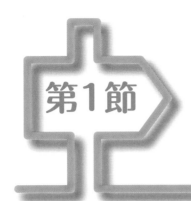

第1節　嚥下調整食

① はじめに

　摂食嚥下機能が低下すると、食事を誤嚥したり窒息したりするリスクが高まるため、特別に配慮した食事が必要となる場合がある。このような方に対して飲み込みやすく配慮した嚥下調整食は、学術団体や業界団体が主導し物性面での標準化が図られるようになってきている。また、食事である以上は物性のみでなく、味や見た目、においなど嗜好性を満たすことも重要である。本稿では、嚥下調整食の必要性や各種の分類を紹介し、実際の調理方法や多職種が食事摂取状況を確認する際に見るべきポイントについて解説する。

② 摂食嚥下障害と嚥下調整食の必要性

　食事は生命を維持するために必要な栄養素を摂取するために行われる。しかし、嚥下調整食は通常の食事と比較し、食形態調整をする際に、水分を加え、栄養素の密度が低い状態となったり、味やにおいがぼやけたりすることで、栄養素が不足しやすい。また、人は生命を維持する目的だけで食事を摂取するのではない。食事は家族や大切な人と共に過ごす大切な時間であったり、味や見た目、においや咀嚼の感触を楽しんだりするものである。食事は心を満たす意味合いも大きい。これは摂食嚥下障害の有無にかかわらず、尊重されるべき事項である。

　摂食嚥下能力が低下した人でも必要な栄養素を摂取し、心を満たすために必要になるのが、嚥下調整食である。嚥下調整食では通常の食事と比較し安全性が求められる。つまり、個々の咀嚼機能や嚥下機能に合わせ、咀嚼や嚥下しやすい食べ物を選択し、咀嚼や嚥下しにくい食材や料理を避け、調理方法や一食の食事量、一口量、温度、嗜好などを考慮する、ということである。実際には、フードプロセッサーやブレンダーにかける際や包丁で料理を刻む際に、食材選択やつなぎ食品を添加するなど、ちょっとした工夫が必要となる。また、ゼリーを選ぶ際に、じっくりと食品表示を見て選択するだけで、より嚥下機能に合わせた嚥下調整食となり得る。

　嚥下調整食の条件を図表1に具体的に示す。物性に関しては、図表1の条件に加え、温度や時間経過によって食事の形状や質が変化しにくいものである必要がある。また、みそ汁のように、具と汁で複数の物性が混在しているものも、具を咀嚼している途中に、汁が咽頭に流れ込むことがある。とろみをつけるなどの考慮が必要である。嗜好に関しては、好きな食べ物や見た目がお

いしそうに感じられるものは、通常では食べられない食形態レベルでも食べられることもあるため、積極的に取り入れたい。

● 図表1　嚥下調整食の条件 ●

分類	適している状態・性状
物性	①食塊としてまとまっている。
	②流動性がなく、適度な粘性がある
	③咽頭通過に際し、適度な変形性がある。
	④口腔や咽頭でバラバラになりにくい（凝集性）。
	⑤均質性がある。
嗜好	⑥味・香りははっきりしているものがよい。
温度	⑦温度は、冷たいか温かいなど体温に近くない温度が良い。

出典：日本摂食嚥下リハビリテーション学会eラーニング対応 第5分野摂食嚥下障害者の栄養 Ver.2 76-77, 2015より改変

③ 嚥下調整食の分類

　現在、日本にはいくつかの嚥下調整食に関する食事分類がある。この食事分類は2つの意味合いがある。一つは病院や福祉施設、在宅での連携の際の共通言語としての役割である。もう一つは実際に市販食品を購入する際に摂食嚥下状態の目安としての役割である。ここでは主な4つの食事分類について、2つのとろみ分類について解説する。4つの食事分類の対応表を図表2に示す。

● 図表2　嚥下調整食とその他の食品分類との対応 ●

名称	学会分類2021	UDF 区分	特別用途食品	スマイルケア食
嚥下訓練食品0j	コード0j		えん下困難者用食品許可基準Ⅰ	赤0
嚥下調整食1j	コード1j	かまなくてよい	えん下困難者用食品許可基準Ⅱ	赤1
嚥下調整食2	コード2	かまなくてよい	えん下困難者用食品許可基準Ⅲ	赤2、黄2
嚥下調整食3	コード3	舌でつぶせる		黄3
嚥下調整食4	コード4	舌でつぶせる 歯ぐきでつぶせる 容易にかめるの一部		黄4、黄5

出典：日本摂食嚥下リハビリテーション学会誌25（2）135-149, 2021より改変

（1）食事分類
①日本摂食嚥下リハビリテーション学会嚥下調整食分類2021[1]

　日本摂食嚥下リハビリテーション学会嚥下調整食分類2021（以下、「学会分類2021」という）は、日本摂食嚥下リハビリテーション学会が策定した食事分類である（図表3）。2013年に国内の病院、施設、在宅医療および福祉関係者が共通して使用できることを目的に策定された。この学会分類2021は量や栄養成分、食品物性は表示されておらず、既存のさまざまな食品分類と対応している。コードは0から4まである。コードは基本的には数字が大きくなればなるほど、嚥下する難易度が高くなるが、すべての症例で難易度が一致するものではない。食事としても、必ずしもすべてのコードの食事を経て摂食嚥下機能が回復するわけではなく、どのレベルが適しているかは個々の症例で判断する。

　また、コード0の名称は嚥下訓練食品となっており、コード1〜4の嚥下調整食とは区別されている。コード0はあくまで訓練のための食品であり、たんぱく質含有量が少ないなど、これのみでは食事として成立しないことを意味している。コード0は2種類あり、コード0jはゼリー状で、コード0tはとろみ付き水分の形態であることにも注意したい。コード1jは、コード0jと似た形態である。しかし、たんぱく質を含んでもよく、表面のざらつきもあるゼリーやムース状のものである。コード2も2種類ある。ピューレ、ペースト、ミキサー食など、べたつかず、まとまりやすいもので均質であればコード2-1、同じ条件で不均質であればコード2-2に分類する。コード3は舌と口蓋で押しつぶせるかたさで、離水に配慮した食事である。コード4はかたさやバラけやすさ、貼りつきやすさなどに配慮した素材と調理方法を選んだものである。

● 図表3　日本摂食嚥下リハビリテーション学会嚥下調整食分類2021 早見表 ●

名称・コード	形態	目的・特徴	主食例	咀嚼能力
嚥下訓練食品0j（コード0j）	均質で、付着性・凝集性・かたさに配慮したゼリー　離水が少なく、スライス状にすくうことが可能なもの	重度の症例に対する評価・訓練用　少量すくってそのまま丸のみ可能　残留した場合にも吸引が容易　たんぱく質含有量が少ない		若干の送り込み能力
嚥下訓練食品0t（コード0t）	均質で、付着性・凝集性・かたさに配慮したとろみ水（中間のとろみ〜濃いとろみ）	重度の症例に対する評価・訓練用で少量ずつ飲み込むことを想定　ゼリー丸のみで誤嚥したり、ゼリーが口の中で溶けてしまう場合　たんぱく質含有量が少ない		
嚥下調整食品1j（コード1j）	均質で、付着性・凝集性・かたさ、離水に配慮したゼリー・プリン・ムース状のもの	口腔外ですでに適切な食塊状となっている　送り込む際に多少意識して口蓋に舌を押しつける必要がある　0jと比較して表面のざらつきあり	重湯ゼリーミキサー粥のゼリー	若干の食塊保持と送り込み能力
嚥下調整食品2-1（コード2-1）	ピューレ・ペースト・ミキサー食など、均質でなめらかで、まとまりやすいもの　スプーンですくって食べることが可能なもの	口腔内の簡単な操作で食塊状となるもの（咽頭では残留、誤嚥をしにくいように配慮したもの）	粒がなく、付着性の低いペースト状の重湯や粥	下顎と舌の運動による食塊形成能力および食塊保持能力
嚥下調整食品2-2（コード2-2）	ピューレ・ペースト・ミキサー食など、べたつかず、まとまりやすいもので不均質なものを含むスプーンですくって食べることが可能なもの		やや不均質（粒がある）でもやわらかく、離水もなく付着性も低い粥類	
嚥下調整食品3（コード3）	形はあるが、押しつぶしが容易、食塊形成や移送が容易、咽頭でばらけず嚥下しやすいように配慮されたもの　多量の離水がない	舌と口蓋間で押しつぶしが可能なもの　押しつぶしや送り込みの口腔操作を要し、かつ誤嚥のリスク軽減に配慮がなされているもの	離水に配慮した粥	舌と口蓋間の押しつぶし能力以上
嚥下調整食品4（コード4）	かたさ・ばらけやすさ・貼りつきやすさなどないもの　箸やスプーンで切れるやわらかさ	誤嚥と窒息のリスクを配慮して素材と調理方法を選んだもの　歯がなくても対応可能だが、上下の歯槽提間で押しつぶすあるいはすりつぶすことが必要で舌と口蓋間で押しつぶすことは困難	軟飯・全粥	上下の歯槽提間の押しつぶし能力以上

出典：日本摂食嚥下リハビリテーション学会誌25（2）135-149, 2021より改変
日本摂食嚥下リハビリテーション学会ホームページ
https://www.jsdr.or.jp/wp-content/uploads/file/doc/classification2021-manual.pdf
『嚥下調整食学会分類2021』をご参照ください。

②ユニバーサルデザインフード区分

ユニバーサルデザインフード（以下、「UDF」という）は、日本介護食品協議会が作成した食品区分である。UDFマークは日本介護食品協議会が制定した規格に適合するレトルトパックや冷凍食品に付けられている。かむ力と飲み込む力を基に分類され、「容易にかめる」「歯ぐきでつぶせる」「舌でつぶせる」「かまなくてよい」の4つの区分がある（図表4）。UDFに登録されている食品は2,000アイテムを超え（2020年）、そのうち約半数が区分3の「舌でつぶせる」で占めている[2]。購入量で見ると、区分「容易にかめる」が最も多く[2]、咀嚼の問題のみに対応できる食事であるが、年齢を問わず、購入されていると考えられる。どの区分を選べばよいのか迷った場合には、UDF区分選択の目安を使用するとよい（図表5）。

● 図表4　ユニバーサルデザインフード区分表 ●

かたいものや大きいものは食べづらい。 普通に飲み込める。 【かたさの目安】ごはん〜やわらかごはん、厚焼き玉子	ユニバーサルデザインフード 容易に かめる
かたいものや大きいものは食べづらい。 ものによっては飲み込みづらいことがある。 【かたさの目安】やわらかごはん〜全粥、だし巻き卵	ユニバーサルデザインフード 歯ぐきで つぶせる
細かくてやわらかければ食べられる。 水やお茶が飲み込みづらいことがある。 【かたさの目安】全粥、スクランブルエッグ	ユニバーサルデザインフード 舌で つぶせる
固形物は小さくても食べづらい。 水やお茶は飲み込みづらい。 【かたさの目安】ペースト粥、やわらかい具なしの茶わん蒸し	ユニバーサルデザインフード かまなくて よい

出典：日本介護食品協議会（https://www.udf.jp/outline/udf.html）より改編

● 図表5　ユニバーサルデザインフード区分選択の目安 ●

ユニバーサルデザインフード 容易に かめる	【主食】ごはん・やわらかいごはんが食べられる。 【おかず】大きいものが食べられる。食べ物は普通に飲み込める。
ユニバーサルデザインフード 歯ぐきで つぶせる	【主食】ごはん〜お粥が食べられる。 【おかず】大きいものが食べられるが、食べ物は普通に飲み込めない。 一口大のものなら食べられる。
ユニバーサルデザインフード 舌で つぶせる	【主食】お粥が食べられる 【おかず】細かいものなら食べられる
ユニバーサルデザインフード かまなくて よい	【主食】お粥が食べられない 【おかず】細かいものが食べられない

出典：日本介護食品協議会（https://www.udf.jp/outline/udf.html）より改編

③特別用途食品「えん下困難者用食品」

　特別用途食品制度は、1952年に栄養不足の改善を目的として作成された。現在の特別用途食品は「乳児の発育や、妊産婦、授乳婦、えん下困難者、病者などの健康の保持・回復などに適するという特別の用途について表示を行うもの」を言う。えん下困難者用食品は、基本的許可基準として、「（ア）医学的、栄養学的見地から見てえん下困難者が摂取するのに適していること、（イ）えん下困難者により摂取されている実績があること、（ウ）特別の用途を示す表示が、えん下困難者用の食品としてふさわしいものであること、（エ）使用方法が簡明であること。（オ）品質が通常の食品に劣らないものであること、（カ）適正な試験方法によって成分又は特性が確認されるものであること。」とある。これに加えて、かたさ、付着性、凝集性の規格基準（図表６）をクリアしたものが消費者庁より表示することを認められる。

● 図表6　特別用途食品「えん下困難者用食品」許可基準 ●

規格	許可基準Ⅰ	許可基準Ⅱ	許可基準Ⅲ
かたさ（10³N/m²）	2.5〜10	1〜15	0.3〜20
付着性（J/m³）	400以下	1,000以下	1,500以下
凝集性	0.2〜0.6	0.2〜0.9	
性状	・均質なゼリー状 ・そのまま飲み込める性状のもの	・均質なゼリー・プリン・ムース状 ・口の中で少しつぶして飲み込める性状のもの	・不均質なものを含む、まとまりのよいお粥状 ・少し咀嚼して飲み込める性状のもの
マーク	えん下 Ⅰ Ⅱ Ⅲ　そのまま飲み込める性状のもの　やさしい→飲み込みやすさ	えん下 Ⅰ Ⅱ Ⅲ　口の中で少しつぶして飲み込める性状のもの　やさしい→飲み込みやすさ	えん下 Ⅰ Ⅱ Ⅲ　少しそしゃくして飲み込める性状のもの　やさしい→飲み込みやすさ

出典：消費者庁より改編
（https://www.caa.go.jp/policies/policy/food_labeling/foods_for_special_dietary_uses/assets/food_labeling_cms206_20210329_01.pdf）

④スマイルケア食

　スマイルケア食は農林水産省が推進する「新しい介護食品」の食事分類である。健康維持上栄養補給が必要な人向けの食品に「青」マーク、かむことが難しい人向けの食品に「黄」マーク、飲み込むことが難しい人向けの食品に「赤」マークを表示する。図表7にスマイルケア食の分類を示す。「青」マークは1分類、「黄」マークは3分類、「赤」マークも3分類に分類される。

● 図表7　スマイルケア食の分類 ●

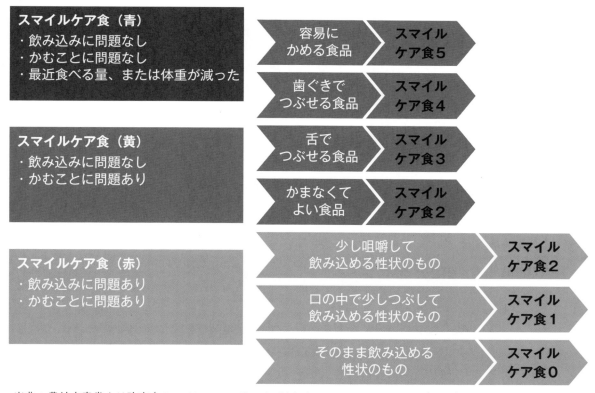

出典：農林水産省より改変（https://www.maff.go.jp/j/shokusan/seizo/kaigo.html）

（2）とろみ分類

①日本摂食嚥下リハビリテーション学会嚥下調整食分類2021 (とろみ)[1]

　学会分類2021（とろみ）は、日本摂食嚥下リハビリテーション学会が策定した液体のとろみに対する分類である（図表8）。「薄いとろみ」「中間のとろみ」「濃いとろみ」の３段階に分類している。この分類以上に薄すぎたり、濃すぎたりするものは、摂食嚥下機能が低下した場合は推奨されない。この段階は、粘度やLST値、国際基準に準拠したシリンジ法による残留量で分類する。

②ユニバーサルデザインフード (とろみの目安)

　UDF（とろみの目安）はUDFの食事区分と同様に日本介護食品議会が示した、とろみの区分である。とろみの強さによって４段階で分類している。日本には数多くのとろみ調整食品が出回っているが、メーカー間での表示が統一され、イメージしやすいようになっている。

● 図表8　日本摂食嚥下リハビリテーション学会嚥下調整食分類2021早見表（とろみ）●

表記	性状（飲んだとき）	性状（見た目）	粘度 (mPa·s)	LST値 (mm)	シリンジ法による残留量 (ml)
薄いとろみ (Mildly thick)	「飲む」という表現が適切なとろみの程度 とろみがついていることがあまり気にならない場合もある ストローで容易に吸うことができる	スプーンを傾けるとすっと流れ落ちる フォークの歯の間から素早く流れ落ちる カップから流れ出た後はうっすらと跡が残る程度に付着する	50～150	36～43	2.2～7.0
中間のとろみ (Moderately thick)	明らかにとろみがあるということを感じる 「飲む」という表現が適切なとろみの程度 ストローで吸うには抵抗がある	スプーンを傾けるとととろと流れる フォークの歯の間からゆっくりと流れ落ちる カップから流れ出た後は全体にコーティングしたように付着	150～300	32～36	7.0～9.5
濃いとろみ (Extremely thick)	明らかにとろみがついていてまとまりがよい 「食べる」という表現が適切なとろみの程度 ストローで吸うことは困難	スプーンを傾けても、形状がある程度保たれ、流れ出にくい フォークの歯の間から流れないカップを傾けても流れ出ず、ゆっくりと塊となって落ちる	300～500	30～32	9.5～10.0

出典：日本摂食嚥下リハビリテーション学会誌25（2）135-149, 2021より改変

④ 嚥下調整食の調理のポイント

　嚥下調整食は、もともとの食材を適正な物性に再度調整を行うことが必要であり、調理には手間がかかる（図表9）。NTT東日本関東病院（以下、「関東病院」という）では訓練された専属のスタッフを配置し、学会分類 2021[1] に沿って嚥下調整食を調理している。図表1で定義したように、嚥下調整食の物性を理解し調理に必要なコツをつかむためと、毎日の調理過程で発生する物性の変化をなるべく少なくするためである。調理の際に取り扱う調理器具もミキサーなどが中

心となり、一般的な食事とは異なる。関東病院における嚥下調整食の食数は1回20食程度であり、物性の異なる嚥下調整食の主食と副食の調理を1人の調理員がすべての工程を担当する。すべての食品を手作りすることは、手間と時間がかかるため、副食は既製品を導入している（図表10、11）。

● 図表9　嚥下調整食の調理作業工程（インゲン、コード3調理過程）●

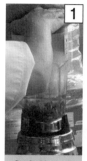
ミキサーで滑らかになるまで粉砕

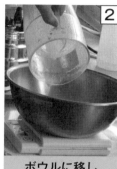
ボウルに移し計量する

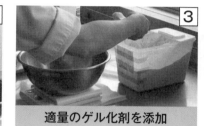
適量のゲル化剤を添加

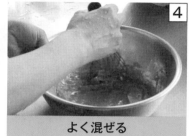
よく混ぜる

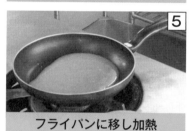
フライパンに移し加熱

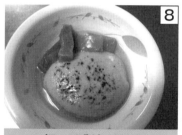
よく混ぜゲル化剤を溶かす

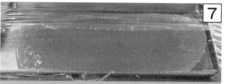
ホテルパンに伸ばし、ラップで形成して冷蔵庫で冷却する

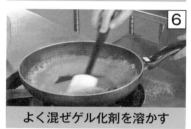
切って盛りつけて添え物のインゲンが完成

● 図表10　コード3に該当する嚥下調整食の調理方法 ●

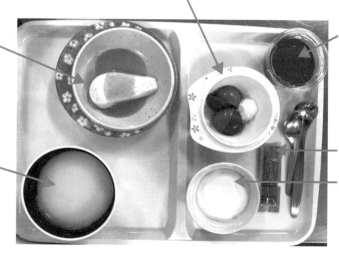

人参とブロッコリーのゼリー：既製品
冷凍製品を解凍後切って並べてマヨネーズを添える

鰆みそ煮：既製品
冷凍製品を加熱後トロミつきの調味液を上からあんかけ

お茶ゼリー：手作り
ほうじ茶にゲル化剤を添加し加熱後冷却

練梅

ゼリー状の粥：手作り
全粥にゲル化剤を添加しミキサーにかけなめらかにした後、70度以下まで冷却

ゼリー状の経口栄養補助食品：既製品
既製品のゼリーを加熱し再形成

● 図表11　コード3に該当する既製品の嚥下調整食 ●

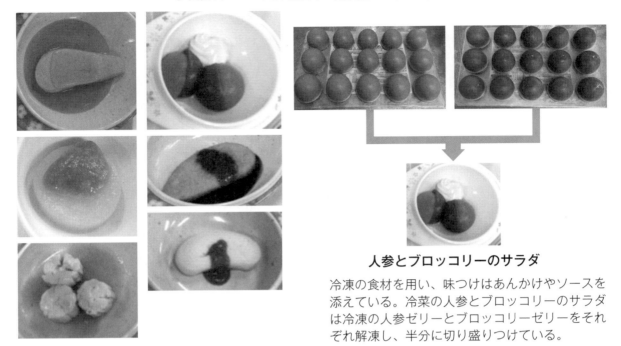

人参とブロッコリーのサラダ

冷凍の食材を用い、味つけはあんかけやソースを
添えている。冷菜の人参とブロッコリーのサラダ
は冷凍の人参ゼリーとブロッコリーゼリーをそれ
ぞれ解凍し、半分に切り盛りつけている。

　既製品を用いる最大のメリットは、物性が安定していること、調理の手間を省けることである。また、季節によらず安定的に食材を供給できるため、大量調理が必要である給食施設にとっては作業の効率化および安心につながる。近年は、手作りでは困難な物性の調整がなされている食材もあり、再形成せずに酵素で軟化し、見た目や味はそのまま舌で容易につぶせる食材が多く出ている（図表12）。嚥下調整食にとって見た目は食欲や食事摂取量を低下させる大きな原因となっており[3]、改善が重要である。図表9で示したような見た目が本物と類似している食材は嚥下調整食の見た目の改善に役立っている。

　嚥下調整食の問題点として栄養価が低いことである。嚥下調整食を摂取している高齢者は、通常の病院の食事を摂取している人よりもエネルギーとたんぱく質の摂取量が少なく、他の栄養素が不十分であったことが報告されている[4]。また、見た目が悪くなるため摂取量が減ることもあり、低栄養やサルコペニアの原因になる可能性が示されている[5,6]。しかしながら、ただ単に量を増量することは、摂食嚥下障害患者にとって負担となる。乳清たんぱく質や脂質、ビタミン強化の粉末を添加し、分量の増量ではなく栄養素密度を上げることで、エネルギーと栄養素摂取量が増加することが報告されている[7,8]。関東病院では、栄養を強化するために調理の際にMCTオイルや乳清たんぱく質の粉末を添加したり、少量高栄養価の栄養補助食品を用いたりしている。

● 図表12　見た目がそのままで食感だけを改良した食品 ●

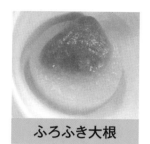

ふろふき大根

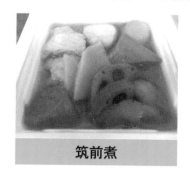

筑前煮

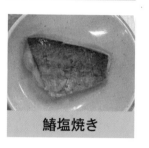

鰆塩焼き

ふろふき大根：マルハニチロ（株）社製のやさしい素材
　　　　　　　とけないだいこんを使用。
鰆の塩焼き：　マルハニチロ（株）社製のNew素材deソフト
　　　　　　　鰆を使用。
筑前煮：　　　イーエヌ大塚製薬（株）あいーと®を使用。

⑤ 病院や施設で提供する食形態の実際

　学会分類2021の目的は、患者、家族、医療・介護従事者間での食事の共通認識を得ることである[1]。施設によって嚥下調整食の名称は異なることが多い。これにより患者が施設を移動したときに不適切な物性の食事提供が行われ、誤嚥や窒息などのトラブルが発生する場合がある。学会分類はこのようなトラブルを防ぎ、適した食形態を提供するために役立っている。入院前の施設と異なる物性の食事情報を受けて、患者に提供しそうになった経験は筆者もある。図表13、14に急性期病院、回復期リハビリテーション（リハ）病院、介護老人保健施設における嚥下調整食の名称の違いの例を示す。

● 図表13　施設間の嚥下調整食の名称の違い ●

急性期病院、回復期リハ病院、介護老人保健施設それぞれの食形態の名称と学会分類2021の各コードとの対応図。　施設間で名称にはバラつきがあり、同名称で違うコードに該当する食事がある。

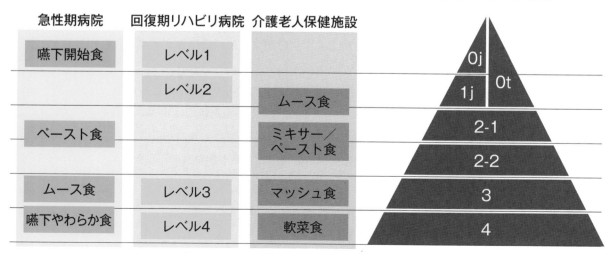

● 図表14　施設間の嚥下調整食の形態の違い ●

急性期病院、回復期リハ病院、介護老人保健施設それぞれの実際の食事の写真と学会分類2021の
各コードとの対応図。食事の見た目も各施設によって違う。

	コード0j	コード1j	コード2-1	コード2-2	コード3	コード4
急性期病院	嚥下開始食 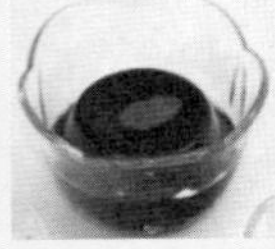		ペースト食 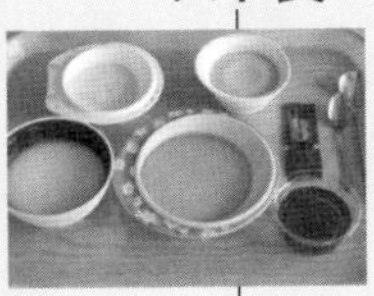		ムース食 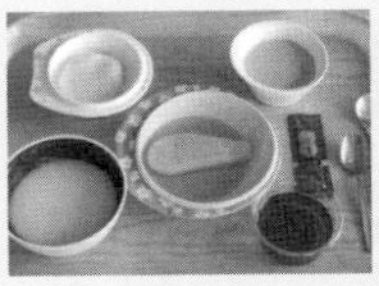	嚥下やわらか食 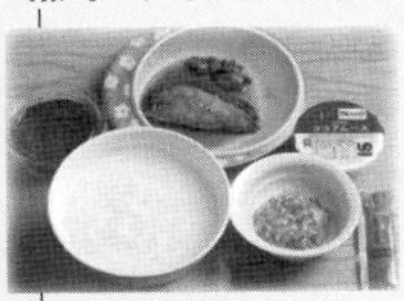
回復期リハビリ病院	レベル1 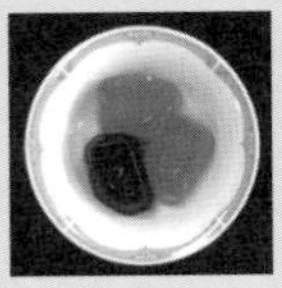	レベル2 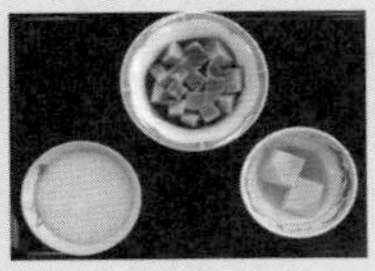			レベル3 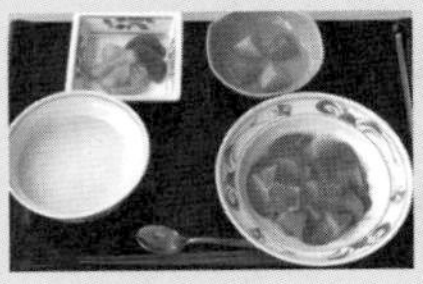	レベル4 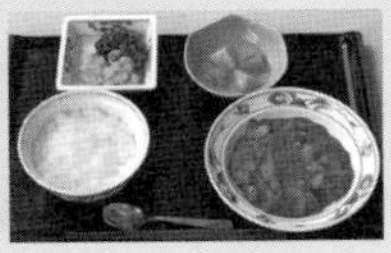
介護老人保健施設		ムース食 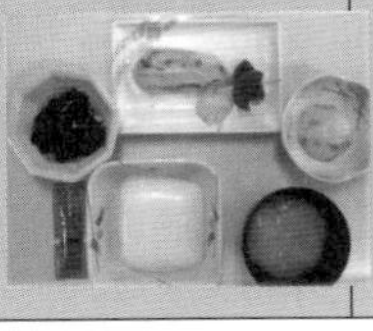	ミキサー／ペースト食 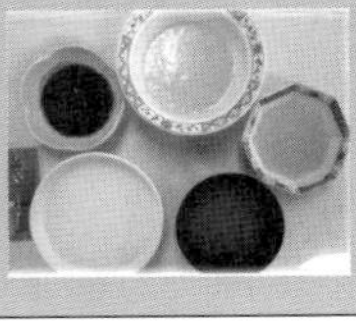		マッシュ食 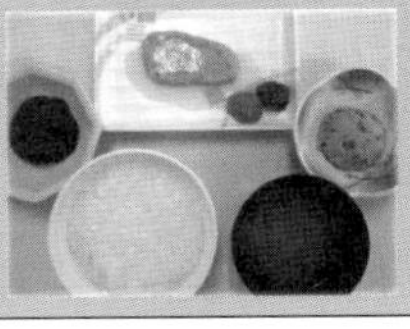	軟菜食 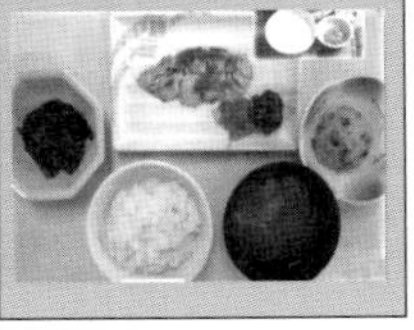

　各学会分類コードに該当する食事の名称がまったく異なるだけでなく、学会分類コードは別であるが名称が同じ、ということもある。たとえば、急性期病院のムース食は学会分類コード3であるのに対し、介護老人保健施設では学会分類コード1jに該当し、明らかに違う物性である。もし、この介護老人保健施設から急性期病院に入院する際、情報提供書に「ムース食」とだけ記載があれば、本人の嚥下能力に適していない食事が提供されることになり、窒息や誤嚥のリスクが高まる。

　2018年診療報酬改定では、退院時共同指導料2の看護および栄養管理等に関する情報の提供書に、嚥下調整食学会分類コードを記載することが盛り込まれた。さらに、2020年の診療報酬改定では、栄養管理計画書と栄養サポートチーム加算の栄養治療実施計画、リハビリテーション実施計画書、栄養情報提供書に同じく学会分類コード記載することが求められるようになった（図表15）。

　このように学会分類は医療従事者間の情報共有のみならず、患者とのコミュニケーションにとっても欠かせないツールとなっている。ただし、書面だけではすべての食形態を理解することは困難である。特に、図表11からもわかるように、学会分類コード3は食事形態の幅が大きいため、可能であれば栄養管理情報提供書に自施設の嚥下調整食の写真を添付し、視覚的にも理解できるように工夫するとよい。

● 図表15　栄養情報提供書の嚥下調整食記載部分 ●

患 者 氏 名				
入 退 院 日	入院日：　年　月　日		退院(予定)日：　年　月　日	

(太枠：必須記入)

栄養管理・栄養指導等の経過

栄養管理上の注意点と課題

評価日	年　月　日	過去(　週間)の体重変化	増加・変化なし・減少：(　　kg　　%)

| 身体計測 | 体重　　kg　測定日(　/　)　BMI　　kg/m²　下腿周囲長　　cm・不明　握力　　kgf・不明 |

身体所見	食欲低下	無・有・不明	消化器症状	無・有(嘔気・嘔吐・下痢・便秘)・不明
	味覚障害	無・有・不明	褥瘡	無・有(部位等　　　)・不明
	浮腫	無・有(胸水・腹水・下肢)・不明	その他	
	嚥下障害	無・有	特記事項	
	咀嚼障害	無・有		

| 検査・その他 | 過去1か月以内Alb値　(　　)g/dL　・測定なし | その他 | |

1日栄養量		エネルギー		たんぱく質	食塩	水分	その他
必要栄養量	( )kcal/標準体重kg ( )kcal/現体重kg			( )g/標準体重kg ( )g/現体重kg	g	ml	
摂取栄養量	( )kcal/標準体重kg ( )kcal/現体重kg			( )g/標準体重kg ( )g/現体重kg	g	ml	

| 栄養補給法 | 経口・経腸(経口・経鼻・胃瘻・腸瘻)・静脈　食事回数：　回/日　朝・昼・夕・その他(　) |

| 食種 | 一般食・特別食(　　　)・その他(　) |

主食種類	朝	米飯・軟飯・全粥・パン・その他(　)	量	g/食
	昼	米飯・軟飯・全粥・パン・その他(　)		g/食
	夕	米飯・軟飯・全粥・パン・その他(　)		g/食

| 副食形態 | 常菜・軟菜・その他(　) | *自由記載：例 ペースト |

| 嚥下調整食 | 不要・必要 | コード(嚥下調整食の場合は必須)　0j・0t・1j・2-1・2-2・3・4 |
| とろみ調整食品の使用 | 無・有 | 種類(製品名)　　使用量(gまたは包)　とろみの濃度 | 薄い / 中間 / 濃い |

| その他影響する問題点 | 無・有 | |

| 食物アレルギー | 無・有 | 乳・乳製品・卵・小麦・そば・落花生・えび・かに・青魚・大豆 その他・詳細(　) |

| 禁止食品 (治療、服薬、宗教上などによる事項) | |

補給量	エネルギー	たんぱく質(アミノ酸)	脂質	炭水化物(糖質)	食塩	水分	その他
経口(食事)	kcal	g	g	g	g	ml	
経腸	kcal	g	g	g	g	ml	
静脈	kcal	g	g	g	g	ml	
経口飲水						ml	
合計	kcal	g	g	g	g	ml	
(現体重当たり)	kcal/kg	g/kg					

経腸栄養詳細	種類	朝：	昼：	夕：
	量	朝：　ml	昼：　ml	夕：　ml
	投与経路	経口・経鼻・胃瘻・腸瘻・その他(　)
	投与速度	朝：　ml/h	昼：　ml/h	夕：　ml/h
	追加水分	朝：　ml	昼：　ml	夕：　ml

| 静脈栄養詳細 | 種類・量 | |
| | 投与経路 | 末梢・中心静脈 |

備考

(記入者氏名)　　　　　　　　
(照会先)　　　　　　　　

厚生労働省から提示されている、栄養情報提供書様式例。
赤く囲んだ部分は嚥下調整食について記載する欄であり、
学会分類に従って記載することが求められている。

日本栄養士会ホームページ
https://www.dietitian.or.jp/assets/data/medical-fee/0000196308_111_112.pdf より

⑥ 食形態が妥当かを現場で判断する具体的なポイント

　　学会分類は、食形態の共通認識を得るためのフレームワークであるため、すべての摂食嚥下障害患者に適合するわけではない。適切な食形態は対象者ごとに判断が必要であり、対象者の体調によっても日々変化する。誤嚥や窒息を防ぐためにも食形態が妥当であるかどうかの判断は、食事介助者にとって重要である。食形態の妥当性を判断するポイントとして、摂食嚥下の5期に沿って解説する（図表16）。

● 図表16　摂食嚥下の5期 ●

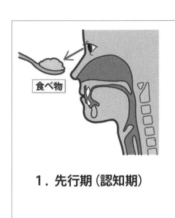
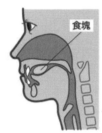
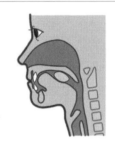

1. 先行期（認知期）　　2. 準備期（咀嚼期）　　3. 口腔期

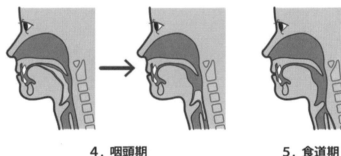

4. 咽頭期　　　　　　5. 食道期

食物を摂取し嚥下するプロセスは図の1から5の期に分類される。摂食嚥下のプロセスがわかりやすいように断面図で表示されている。

看護roo! 看護師イラスト集
https://www.kango-roo.com/ki/
image_1179/より引用

①先行期

　　食物を口に取り込むまでの段階であり、認知期とも呼ばれる。視覚を含む五感で食物を認識し、摂食行動が始まる。これから摂取する食物が何かわからなければ、開口や食事動作が生まれにくいため、見た目、においは重要である。特に食形態が変化し、学会分類コード2のように何の食事かをパッと見ただけではわかりにくい場合は、立体的に再形成するか、型抜きして見栄えをよくしたり、食事内容を対象者に口頭で伝えたりすることで問題が改善される場合もある。

　　また、白い茶碗に白い粥が入っているとコントラストがなく粥が認識できない場合がある。このような場合は茶碗の色を濃い色に変えることが有効な場合がある。

②準備期

　　口腔内に食物を取り込み、咀嚼し嚥下しやすいように食塊形成を行う時期である。ここで咀嚼が困難だったり、口腔内に食物残渣が多量に残ったりするようであれば、食形態は不適

切だと考えられる。その場合は、咀嚼しやすい、または食物残渣が残らないような食形態に調整する必要がある。また、義歯の調整等が必要な場合は先にそちらを検討し、咀嚼がうまくできるよう調整する。

③口腔期

食塊形成した食物を舌等で口腔内から咽頭まで移送する時期である。通常、準備期と連動している。この時期には食塊は舌によって、口腔前方から後方へと移送される。舌の動きが悪い場合や手術などで口腔内に変形がある場合は、移送が困難となる。学会分類コード1jやコード２のように咀嚼を要さず、舌で押しつぶすだけでよい食形態が適している。

また、いつまでももぐもぐと咀嚼様運動を行い嚥下反射が惹起されない場合は、口腔内で食物が停留しており、奥舌に移送されていない可能性がある。認知機能低下による場合は、咀嚼を要する食形態を摂食したほうが食物の口腔内移送がスムーズに行われる場合もある。原因を追究し食形態の対応をすることが望ましい。

④咽頭期

食物が嚥下され、咽頭を通過する時期である。口腔内圧を上げ、咽頭へと食塊を送り込むが、鼻咽腔閉鎖不全や閉口困難などで空気が漏れる場合は、圧が逃げ嚥下がうまくできないことが多い。そのため、鼻咽腔閉鎖不全では鼻の穴を、閉口困難な場合は口を徒手的に閉じて空気の漏れを防ぐことで嚥下しやすくする。

咽頭期は気管に直接食物が入る可能性があるため、嚥下に関連した一連の動きに問題がある場合は、気管に流入しないような食形態を選択する必要がある。咽頭部分に問題がある場合は、液体や食品に粘度調整食品を添加し、食物の粘度を高めることが必要となることも多い。咽頭貯留の有無は、嚥下内視鏡検査または嚥下造影検査で確認するのが確実であるが、頸部聴診法でもある程度確認できる。咽頭に食物残渣が残る場合は、学会分類コード0jなどのゼリー状の食物で取り除く方法もある。

⑤食道期

嚥下された食物が食道を通過する時期である。この部分に器質的狭窄が認められる場合は、形のある食物は摂取が困難であり嘔吐してしまう。このような場合は、粒のない流動性のある食物が適している。たとえば、全粥や具材のあるみそ汁ではなく、重湯や具のない汁物のほうが好ましい。食道期のみに問題がある場合は食物の粘度を高める必要はない。一方、食道を手術した後は、サラサラとした流動物が気管に流入することがあるため、その場合は食品の粘度を高める。これらを判断するためには病歴の確認が必要である。

⑦ まとめ

嚥下調整食の必要性、各種団体から提案されている分類法、調理方法、食形態の確認方法などについて解説した。嚥下調整食の物性の基準を理解しておくことは異なる職種、異なる事業所間の共通理解を促すうえで有益である。嚥下調整食は生の食材から作るばかりではなく、既製品やレトルト品などを上手に活用して介護者の負担を減らすことが望ましい。また、摂食嚥下障害のタイプによって嚥下調整食の物性や摂食のしかたのポイントは異なるため、喫食時の観察が重要である。

参考文献

1）日本摂食嚥下リハビリテーション学会　嚥下調整委員会「日本摂食嚥下リハビリテーション学会嚥下調整食分類2021」『日本摂食嚥下リハ学会誌』25（2）135-149, 2021.

2）日本介護食品協議会　統計情報. https://www.udf.jp/statistics/index.html

3）Shimizu A, Fujishima I, Maeda K, Murotani K, Kayashita J, Ohno T, Nomoto A, Ueshima J, Ishida Y, Inoue T, Mori N : Texture-Modified Diets are Associated with Poor Appetite in Older Adults who are Admitted to a Post-Acute Rehabilitation Hospital. J Am Med Dir Assoc 22 : 1960-1965, 2021.

4）Wright L, Cotter D, Hickson M, Frost G : Comparison of energy and protein intakes of older people consuming a texture modified diet with a normal hospital diet. J Hum Nutr Diet 18 : 213-219, 2005.

5）Shimizu A, Momosaki R, Kayashita J, Fujishima I : Impact of Multiple Texture-Modified Diets on Oral Intake and Nutritional Status in Older Patients with Pneumonia: A Retrospective Cohort Study. Dysphagia 35 : 574-582, 2020.

6）Shimizu A, Maeda K, Tanaka K, Ogawa M, Kayashita J : Texture-modified diets are associated with decreased muscle mass in older adults admitted to a rehabilitation ward. Geriatr Gerontol Int 18 : 698-704, 2018.

7）Wu XS, Miles A, Braakhuis A : Nutritional Intake and Meal Composition of Patients Consuming Texture Modified Diets and Thickened Fluids : A Systematic Review and Meta-Analysis. Healthcare (Basel) 8, 2020.

8）Pritchard SJ, Davidson I, Jones J, Bannerman E : A randomised trial of the impact of energy density and texture of a meal on food and energy intake, satiation, satiety, appetite and palatability responses in healthy adults. Clin Nutr 33 : 768-775, 2014.

〈上島 順子、園井 みか、西岡 心大〉

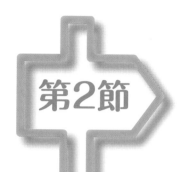

第2節 半固形化製剤の投与法

1 半固形化製剤の知識

（1）液体栄養の問題点（図表1）

　　経皮内視鏡的胃瘻造設術（Percutaneous Endoscopic Gastrostomy. 以下、「PEG」という）が普及する以前の経管栄養投与法は、経鼻胃管がほぼ唯一の選択肢であった。経鼻胃管で用いるカテーテルは、鼻腔を経由して胃に到達する必要があるため、胃瘻のカテーテルに比較して細径で全長が長くなる。その形状、つまり細径で長いカテーテルに栄養剤を通過させるためには、栄養剤の形状は液体である必要があった。かつて主流であった液体経腸栄養剤は、液体という物性が生理的に有用であるがために液体であったのではなく、経鼻胃管からの滴下注入を可能にするという目的のために液体である必要があったのだ。そして、その液体栄養剤は高い流動性があるがゆえに、胃食道逆流、下痢、胃瘻症例における栄養剤リークの原因となることが問題となっている。

● 図表1　液体栄養の問題点 ●

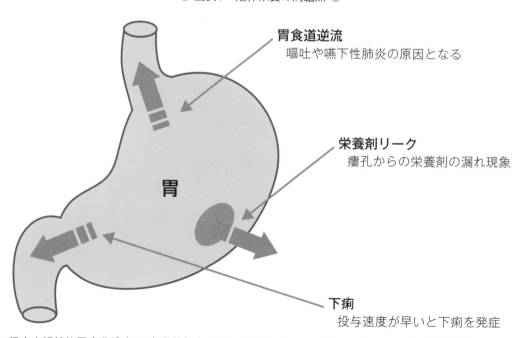

胃食道逆流
嘔吐や嚥下性肺炎の原因となる

栄養剤リーク
瘻孔からの栄養剤の漏れ現象

胃

下痢
投与速度が早いと下痢を発症

出典：経皮内視鏡的胃瘻造設（PEG）業績紹介のページ. http://peg.fukiage-clinic.com/. より引用

（2）半固形化栄養とは

　　半固形化栄養とは「液体と固体の両方の物性を持ち、液体より固体に近い半流動体であり、液体栄養の問題点を軽減すべく、粘度や硬度を保持させたもの」と定義づけられる。半固形化の方法としては、栄養剤の粘度を増強しその効果を得ようとするものと、筆者が行っている寒天を用いて効果を得ようとする方法がある。寒天による半固形化は、粘性のみならず弾性を持たせることにより、その効果を得るものであり「栄養剤をゲル化し重力に抗してその形態を保つ粘弾性を持った物性」と定義づけている。重力に抗してその形態を保つ物性においては、注入前の外見はプリン状の形状となるが胃内へ注入後は粒状となり、生体が食物を咀嚼嚥下した胃内容物に近似した形状となる。

（3）半固形化栄養の効果（図表2）

　　栄養剤を半固形化する目的は、栄養剤のゲル化により流動性を低下させ、経口摂取した食物の胃内容物に近似した物性とすることにより、噴門、幽門、そして瘻孔部の通過性を低下させることである。噴門の通過性が低下すれば、胃食道逆流は減少することにより嚥下性肺炎や嘔吐が減少する。幽門の通過性が低下すれば、栄養剤の胃内停滞時間が延長して下痢や食後高血糖の改善が得られる。また、瘻孔通過性が低下すれば、瘻孔の自然拡張に伴う栄養剤リークの症例において栄養剤漏れの改善が期待できる。

　　半固形化栄養投与法においては、液体経腸栄養剤のような緩徐な速度での滴下注入は必要がなく、栄養剤は数分間かけ一括注入することが可能となる。これにより、注入時の長時間にわたる座位保持が不要になるとともに、体位変換が継続できるようになり褥瘡の予防や改善の効果がある。また、短時間に一括の注入が可能になると、見守りの時間が短縮され介護者の負担も軽減する効果がある。

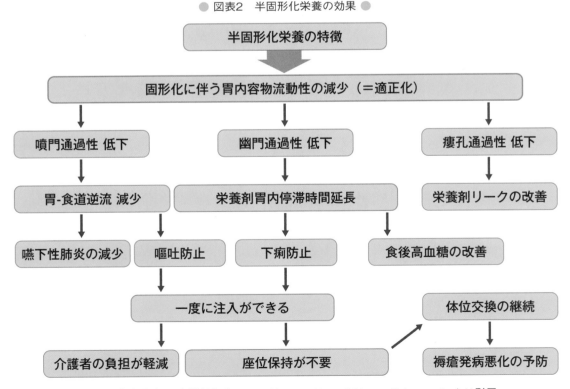

● 図表2　半固形化栄養の効果 ●

出典：経皮内視鏡的胃瘻造設（PEG）業績紹介のページ. http://peg.fukiage-clinic.com/. より引用

② 半固形化製剤の投与器具

（1）半固形化製剤の投与を行うための器具

　半固形化製剤には多彩な注入方法が存在する。そしてその実施にあたってはさまざまな器具が存在する。本稿においては、寒天により半固形化を行い、薬品として取り扱いがされる唯一の製品であるラコールＮＦ配合経腸用半固形剤（以下、「ラコハン」という）を用いて、その使用器具について解説する。半固形化製剤については複数上市されているが、薬品の半固形化製剤となるラコハンは、在宅において患者の費用負担が食品の製品に比較して少ないことから広く使用されている製品となる。また、本製品の投与方法を熟知しておけば、他の半固形化製品の注入においても応用が可能であり、半固形化製剤の投与において重要な位置づけとなるものと考える。

（2）半固形化製剤の投与器具の実際

①半固形化製剤と注入用デバイスを接続するための器具（図表3、4、5）

　半固形化製剤と注入用デバイスを接続するための器具としては、専用アダプタと吸引コネクタがある。専用アダプタは、半固形化製剤の容器となるアルミパウチと胃瘻カテーテルを接続するための器具となる。ラコハンは品質保持のため容器投与口となる口栓部にアルミ箔の中蓋があるが、この専用アダプタはアルミパウチの口栓部に装着することにより、中蓋が解放される構造となっている。胃瘻カテーテルとアルミパウチを接続することにより、後述の加圧バッグを用いた注入や、用手的にアルミパウチを手押しして注入する方法が実施可能となる。

　吸引コネクタは半固形化製剤の容器となるアルミパウチと、プラスチックシリンジを接続するための器具となる。このコネクタを使用することにより、容器のアルミパウチからシリンジに半固形化製剤を吸引し、次に胃瘻カテーテルと接続して注入することが可能となる。

● 図表3　半固形化製剤の投与器具 ●

```
                                        ┌ 専用アダプタ
                  ┌ 注入用デバイスと接続するための器具 ┤
                  │                     └ 吸引コネクタ
          投与器具 ┤
                  │                     ┌ 加圧バッグ
                  └ 半固形化製剤を注入するための器具 ┤
                                        └ シリンジ
```

● 図表4　専用アダプタ ●

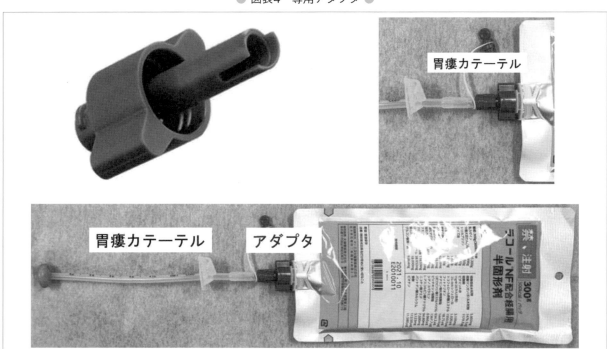

● 図表5　吸引コネクタ ●

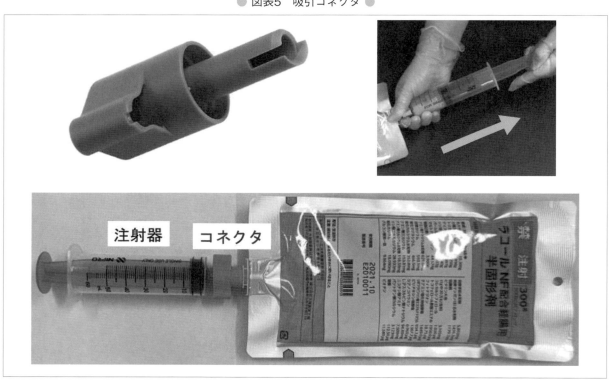

②半固形化製剤の注入を行うための器具（図表6、7）

　　半固形化製剤の注入を行うための器具としては、プラスチックシリンジと加圧バッグがある。プラスチックシリンジは、半固形化製剤を深い皿に出してから吸引する方法と、前述の吸引コネクタを利用して直接吸引する方法がある。

　　加圧バッグは半固形化製剤の容器となるアルミパウチを包み込んだうえで、空気を入れてバッグを膨張させ容器のアルミパウチを加圧することにより注入を行う器具となる。加

圧の方法としては、自転車のタイヤに空気を入れる方法と同じ作業となり、筋力的負担もなく容易に注入が可能となる。

● 図表6　プラスチックシリンジ ●

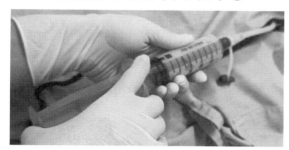

● 図表7　加圧バッグ ●

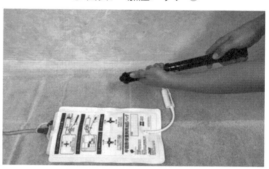

③ 半固形化製剤の投与方法（図表8）

　　自然滴下での注入が唯一の投与方法である液体栄養と異なり、半固形化製剤には多彩な注入方法が存在する。その注入方法は大きく分けて、容器となるアルミパウチを用手的に圧迫して注入する方法と、さまざまな用具を使用して注入を行う方法に分かれる。用具を使用した方法には、加圧バッグを利用した注入とシリンジを使用した注入がある。そして、シリンジを利用した方法には、半固形化製剤を容器のアルミパウチから深い皿に移し出してから吸引して投与する方法と、半固形化製剤をアルミパウチから吸引コネクタを利用して直接シリンジに吸引した後に投与する方法がある。

● 図表8　半固形化製剤の投与方法 ●

投与方法
├─ 用具を用いた注入
│　├─ 加圧バッグ利用
│　└─ シリンジ利用
│　　├─ 容器よりいったん出して吸引
│　　└─ 容器より直接吸引
└─ 用手的直接注入

④ 半固形化製剤の投与器具の実際

（1）加圧バッグを利用した注入（図表9）

使用する器具：加圧バッグ、専用アダプタ

①半固形化製剤容器を加圧バッグに入れる

加圧バッグには半固形化製剤容器を収納するポケットがあり、その部分に容器となるアルミパウチを収納する。収納した後は、アルミパウチの抜け落ちを防止するため装備であるバッグ先端にあるの穴にアルミパウチの口栓部を通しておく。

②専用アダプタの装着

カテーテルとアルミパウチに接続するための専用アダプタを装着する。そのアダプタをアルミパウチの口栓部にまっすぐ差し込み、入らなくなったところで右に回してねじ込み、回らなくなるまでしっかりとねじ込む。この装着によりアルミパウチ口栓部の中蓋は解放されることになるが、最後までねじ込まないと開通しないことがある。その後、アダプタと胃瘻カテーテルを接続し注入の準備は完了となる。

③バッグを加圧し注入

注入においては、バッグをベッド上に横置きしての注入も可能である。ただ筆者は、できるだけ投与対象症例のスペースを占有したくないとの思いから、バッグは前腕に乗せて加圧注入を行うようにしている。また、このような持ち方を行うことにより、口栓部を下にすることができるため、効率のよい注入が可能となると考えている。加圧注入が完了した後はアルミパウチをバッグから取り出し、残留物がある場合は、アルミパウチを折りたたんで用手的に絞り出すようにする。

● 図表9　加圧バッグを利用した注入 ●

①半固形化製剤容器を加圧バッグに入れる

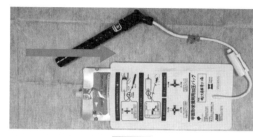

②専用アダプタを装着：装着することにより中蓋のアルミパウチが開封

専用アダプタ

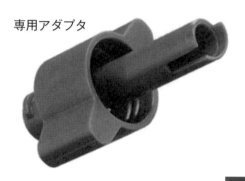

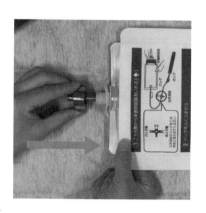

③バッグを加圧し注入：バッグは前腕に乗せ、接続部分を下にする

ポンプ

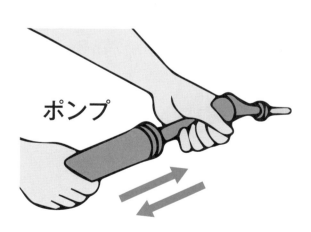

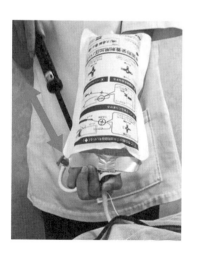

（2）シリンジを利用した注入Ⅰ：容器より出して吸引（図表10、11）

使用する器具：プラスチックシリンジ、採液ノズル、深めの皿

①ラコハンをアルミパウチから深めの皿に移し替える

移し替える前に、まず容器となるアルミパウチを両手で交互に10回ほどもむようにする。こうすることにより、ラコハンの物性が粒状から粥状に変化し、シリンジでの吸引が容易になるからである。その後、アルミパウチの切り込み口からバッグを開封し、ラコハンを清潔な深めの皿に移す。

②シリンジに吸引

深めの皿に移したラコハンをシリンジに吸引する。吸引にあたっては、シリンジを直接ラコハンに接触させて吸引するとシリンジの先端が汚染し、結果的にカテーテル接続部の汚染の原因となるので注意を要する。吸引にあたっては、まずシリンジに吸引用ノズルを装着し、そのうえで吸引を行うことによりシリンジ先端の汚染を避けるようにする。

③シリンジから注入

半固形化栄養剤を充填したシリンジをカテーテルに接続し、症例の様子を見ながら数分かけて注入を行う。

● 図表10　シリンジ吸引用採液ノズル ●

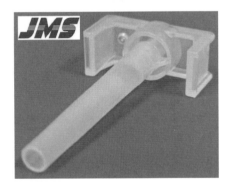
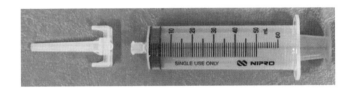
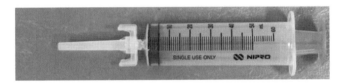

ジェイフィード®EN採液ノズル

● 図表11　シリンジを利用した注入Ⅰ：容器より出して吸引 ●

①ラコハンをアルミパウチから容器に移し替える

開封　　　　　　　　　　　　　　　　移し替え

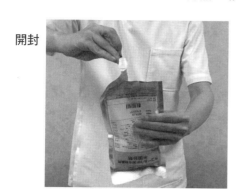

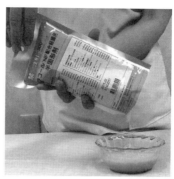

②シリンジに吸引：吸引用ノズルを装着し、容器に出した栄養剤を吸引

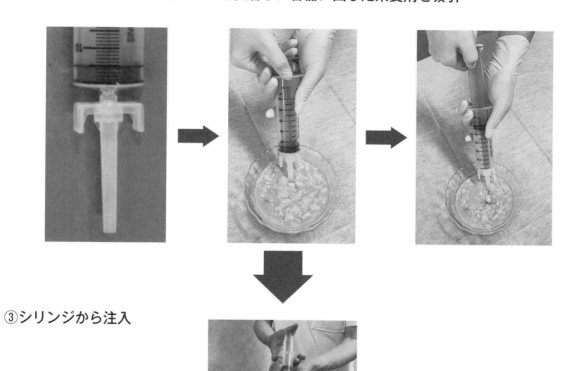

③シリンジから注入

（3）シリンジを利用した注入Ⅱ：容器より直接吸引（図表12）

使用する器具：プラスチックシリンジ、吸引コネクタ

①吸引コネクタを装着

プラスチックシリンジと容器となるアルミパウチを接続するための吸引コネクタを装着する。コネクタをアルミパウチの口栓部にまっすぐ差し込み、入らなくなったところで右に回してねじ込み、回らなくなるまでしっかりとねじ込む。この装着によりアルミパウチの中蓋は解放されることになるが、最後までねじ込まないと開通しないことがある。

②シリンジに吸引

吸引コネクタにシリンジをねじ込んで吸引を行う。吸引にあたってはアルミパウチの口栓部を下にすると吸引が容易になるが、筆者の場合、アルミパウチを壁にもたれかけて吸引することにより良好な結果を得ている。シリンジでの吸引では、内容が少なくなると吸引しづらくなる場合があるが、そのようなときはアルミパウチの口栓部分の反対側を手押しして、口栓部分に栄養剤を集めて吸引を行うとよい。このような手押しを行う場合においても、アルミパウチを壁にもたれかけておくと利便性がよい。

③シリンジから注入

症例の様子を見ながら数分かけて注入を行う。

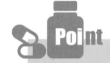

Point

- 半固形化製剤の投与器具には、注入用デバイスと接続するための器具と、半固形化製剤を注入するための器具がある
- 注入用デバイスと接続するための器具には、専用アダプタと吸引コネクタがある
- 半固形化製剤を注入するための器具には、加圧バッグとプラスチックシリンジがある
- 半固形化製剤の投与方法には、用具を用いた注入と用手的な圧迫による直接注入がある
- 用具を用いた注入には、シリンジを利用した方法と加圧バッグを利用した方法がある
- シリンジを利用した方法には、容器よりいったん出して吸引する方法と容器より直接吸引する方法がある

● 図表12　シリンジを利用した注入Ⅱ：容器より直接吸引 ●

①吸引コネクタを装着：装着することにより中蓋のアルミパウチが開封

吸引コネクタ

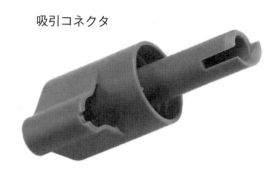

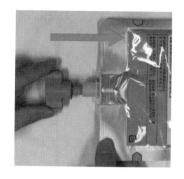

②シリンジに吸引：壁にもたれかけて吸引し、少なくなったらパウチを手押し

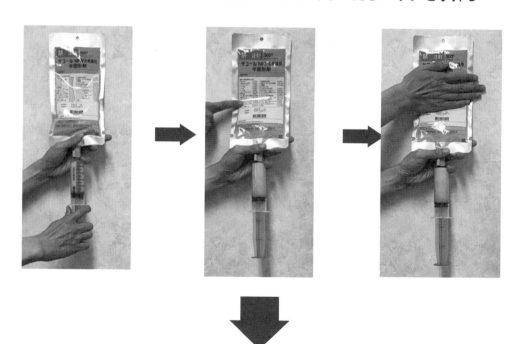

③シリンジから注入

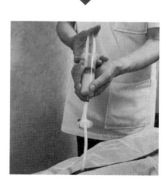

（4）用手的直接注入（図表13）

使用する器具：専用アダプタ

①専用アダプタを装着

装着方法は前述の"（1）加圧バッグを利用した注入 ②専用アダプタの装着"と同様に行う。

②注入開始

容器となるアルミパウチを握り注入を行う。方法としては、アルミパウチ口栓部の反対側を把持して、中心部をゆっくりゆっくり握り始め、決して握りつぶそうとはせず軽く圧迫を行う。この軽い圧迫でも注入は十分可能であり、逆に頑張って握りつぶそうとすると、相当の握力が必要となり現実的な作業とはいえなくなる。

③最後まで注入

容器の内容が少なくなったらアルミパウチを2つに折り、やはり優しくゆっくりと圧迫を加えていく。その状態で残量が少なくなった場合は、さらに3つ折りとして最後まで注入を行う。

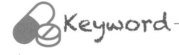

半固形化製剤が発売される前の半固形化栄養投与法は？

経管栄養投与法においてPEGが普及した以後は、特に長期の栄養管理においてさまざまな恩恵を受けることになる。胃瘻は経鼻胃管に比較してカテーテルのトラブルは減少し、留置に伴う患者の苦痛が少なく、美容上でも優れている。そしていちばんの利点は、生理的な形状となる半固形化栄養の注入が可能になったことだ。経管栄養投与法として経鼻胃管が唯一の選択肢であった時代、筆者は液体栄養が非生理的な形状である点に違和感を覚えていた。そして、PEGが普及するにあたり、胃瘻で用いるカテーテルが経鼻胃管の物と比較して太く短い点に着目した。そして太く短い胃瘻のカテーテルならば、われわれが通常摂取している半固形物と同様の形状の栄養剤を注入できるのではないかと考えたのが、寒天半固形化栄養の出発点である。

しかし、栄養剤を固めるといった概念がない時代に、固める方法を考案することは容易なことではなかった。そして試行錯誤を重ね、最も利点が多い半固形化の方法として寒天に着目し栄養剤のゲル化を開始した。そして2002年には半固形化栄養では初の報告として栄養剤リーク、嘔吐、肺炎などを反復する症例に投与を行い改善が得られた症例報告を行っている[3]。そして、その報告から20年を経たいまでも、寒天による半固形化が有用な方法と考え、胃瘻症例に対しての投与を実践している。報告を行った当初は、寒天半固形化栄養を行うためには自身で調理するより選択肢はなかったが、2007年には食品の製品が上市し、2014年からは薬剤の製品も発売され、現在は広く普及するに至っている。

しかしながら、半固形化栄養を実施するにあたっての納入価等コスト面では、筆者報告の液体栄養剤を寒天により半固形化の調理を行う方法が最も有利である。そのため、半固形化栄養投与法を行うことと半固形化製剤を使用することは同一と考えず、液体栄養剤を調理して半固形化栄養の作成が可能な環境下においては、自身の施設での調理も視野に入れて方法を検討すべきと考える。

半固形化製剤の適応症例は？

経管栄養剤の形状は、かつて経鼻胃管のみが経管栄養の選択肢であったときの名残から、いまだ液体を第一選択とすることが珍しくない。そして、そのような状況においては、液体栄養により問題点が生じたときに、初めて半固形化製剤の導入が検討される場合が多い。液体栄養剤の利点としては、高い流動性により細径のカテーテルからの注入が可能な点が挙げられ、経鼻胃管や経皮経食道胃管においてはよい適応といえる。一方で、液体栄養にはさまざまな問題点が指摘されているため、胃瘻のように細径のカテーテルを使用しない場合においては、経管栄養剤の形状として利点が希薄となる。よって、経管栄養投与症例における栄養剤の形状についての選択は、対象となる症例が液体栄養剤の利点を持つ経管栄養投与法であるか否かを考え、その利点がない場合においては半固形化製剤の適応であると考えるべきであろう。

● 図表13　用手的直接注入 ●

①専用アダプタを装着：装着することにより中蓋のアルミパウチが開封

専用アダプタ

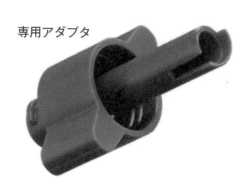
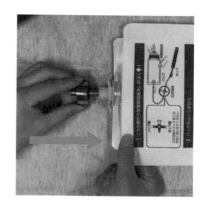

②注入開始：容器の底を把持して中心部をゆっくりゆっくり握り始める

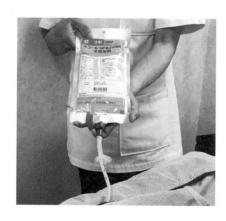
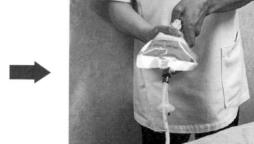

③最後まで注入：少なくなったら二つ折り、次に三つ折りで最後まで注入

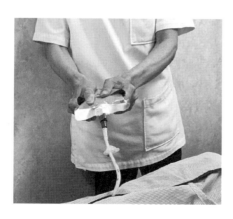

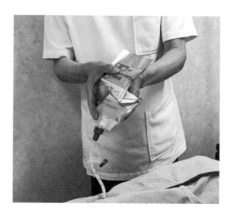

⑤ 半固形化製剤投与にあたっての注意

（1）医薬品と食品の半固形化製剤の選択（図表14）

半固形化製剤には医薬品の製品と食品の製品がある。これらは物性によって区別されているのではなく、法令により区分がされている。医薬品の半固形化製剤は、その費用が薬価として請求されるため、患者の費用負担は保険上の自己負担料のみとなる。そのため、在宅での経管栄養管理を行う場合、患者は保険負担分の支払のみで栄養剤を入手できるため費用負担の面では有利となる。一方、食品の半固形化製剤は入院医療機関や介護施設においては、食費としての保険請求が可能になるため医療経営的には有利に働く。よって医薬品と食品の半固形化製剤の選択については、投与症例の環境を考え選択するよう注意が必要である。

● 図表14　医薬品の栄養剤と食品の栄養剤 ●

	医薬品の栄養剤	食品の栄養剤
法令	薬機法	食品衛生法
医薬品製造承認	必要	不要
保険診療の適応	あり	なし
医師の処方	必要	不要
個人購入	不可能	可能
入院時食事療養費	加算できない	加算できる
入院時患者負担	薬剤費自己負担分	食事費自己負担分
外来時患者負担	薬剤費自己負担分	全額自己負担分

（2）投与中の注意

注入時、対象症例の体調によっては嘔気をきたす場合がある。そのため、栄養剤注入時は「おなかの口から食事介助をする」感覚で、慎重に患者の状態を観察しながら注入を行う。もし嘔気が発生する場合は、注入を一時中断し嘔気をきたす原疾患の罹患について確認を行うようにする。また、半固形化製剤のみの投与では十分な水分は得られないので、必要とする水分量を計算し、どれほどの量の水分の補充が必要かを算出して注入を行う必要がある。

（3）新規格コネクタについて（図表15、16）

カテーテルと栄養剤注入デバイスを接続する規格が、新規格の相互接続防止コネクタ（ISO 80369-3。以下、「新規コネクタ」という）に変更され普及が進んでいる。しかしながら、新規コネクタは従来規格に比較して接続部の口径が細く、半固形化栄養においては、その通過が可能なものか大きな懸念材料となっている。一方で、筆者の通過性実験においては、寒天による半固形化製剤の注入については十分可能な状況にあるものと考えられた[2]。また、従来型に比較して接続部がロック式になることから、用手注入においては両手での圧迫が可能になり、むしろ注入が容易に感じる部分もあった。また、接続部の汚染についても液体に比較して、半固形は汚染がしにくいというメリットもあった。今後は新規コネクタに対応しつつ、半固形化栄養投与法が普及していくことが望まれる。

● 図表15　新規格コネクタの概要 ●

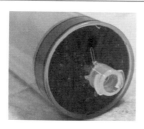

上流側
（注入側）

1．メス型形状
2．硬質材料
3．スクリューロック式

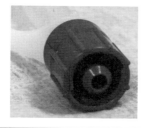

下流側
（カテーテル側）

1．メス型形状
2．硬質材料
3．スクリューロック式

● 図表16　新規格コネクタを用いた注入 ●

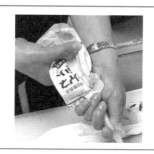

従来型 → 接続部が外れやすい
注入時接続部の把持が必要
→片手でバッグを加圧
→加圧に力を要する

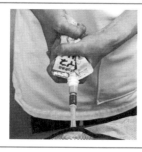

新型 → 接続部が外れない
注入時接続部の把持が不要
→両手でバッグを加圧
→加圧に要する力が軽減

参考文献
1）蟹江治郎：経皮内視鏡的胃瘻造設（PEG）業績紹介のページ. http://peg.fukiage-clinic.com/,（参照2022-03-30）.
2）蟹江治郎：本邦において2017年度内に導入予定である経腸栄養カテーテル接続部"ENFit"における半固形状流動食の通過性に関しての検討, ヒューマンニュートリション, 日本医療企画8巻1号, 83-91ページ, 2015年.
3）蟹江治郎・他：固形化経腸栄養剤の投与により胃瘻栄養の慢性期合併症を改善し得た１例, 日本老年医学会雑誌39巻4号, 448-451ページ, 2002年.

〈蟹江 治郎〉

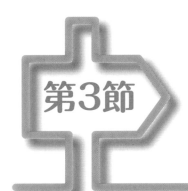

第3節　食形態と介助方法

① はじめに

　本来、食形態は高齢者の摂食嚥下機能に合わせて選択される。ここでは食形態別に高齢者の摂食嚥下機能に合わせた介助方法を紹介する。

　食形態は、日本介護食品協議会のユニバーサルデザインフード（第6章168頁の図表4、5参照）や、日本摂食嚥下リハビリテーション学会嚥下調整食分類2021と学会分類2021（食事）早見表（第6章167頁の図表3参照）を参考にした。介護施設によっては、食形態の名称が異なるかもしれない。また、在宅の場合は、食物の固さや大きさが該当する箇所を参考にすること。

　食事の介助で大切なことは、高齢者一人ひとりにとっての「食事をすることの意味」を考えることである。食事を介助する人も高齢者の食事環境の一部である。「共に食事を楽しむ」ためにどのように環境を整えるべきかを意識することが大切だ。

　介護施設や在宅で過ごす高齢者にとって、食事の時間は単調な生活時間を一区切りするものかもしれない。食事をきっかけに朝、昼、夜を意識することもあるだろう。また、摂食は栄養を摂取するための行為であり、食欲を満たしたり、他者との交流の機会であったりと摂食行為自体が高齢者の自己実現の機会でもある。一方、虚弱な高齢者にとっては、車いすで食堂に行き、30分座位を保持するといったような食事に関する一連の行動は、エネルギーの消費が大きく、疲労を感じてしまうことがある。しかし、口から食事をとれるということは、高齢者の健康のバロメーターでもある。経口摂取を最期まで貫きたいといった高齢者の気持ちを、介助者は受け止めて支えてほしい。経口摂取できることが高齢者の自信につながり、生へのよりどころとなることもある。虚弱な高齢者の場合には食事にかかる時間と疲労度を考慮し、食事の時間が誰にとっても楽しみな時間となるように工夫できるとよい。

② 食事介助の基本

　摂食嚥下障害の程度や食形態が異なっても、基本的な介助方法は変わらない。介助のポイントを以下にまとめる。

（1）環境（物的・人的）

　食事を楽しむためには、環境を整えることが重要である。食事のための空間は休養する場所と区別して、なるべく離床を促すようにする。高齢者の体調を考慮してベッド上で食事をとるときは、ベッド周囲の介護用品などを片付けて、サイドテーブルを食卓に見立ててテーブルクロスを敷くなどの工夫があると、高齢者が食事の雰囲気を感じ取ることができる。

　認知症など、集中力の低下が見られる高齢者の場合は、テレビなどの音源をオフにして食事に集中できるようにする。

　施設では、食事の時間になると全員が食堂に集まって食事をすることが当然のことのように習慣化していることがある。しかし、大勢の中で食事をとることを好まない高齢者もいる。食事中に誰かの見守りや直接的な介助が必要な高齢者であっても、高齢者の背中側に誰も座らないように壁際のテーブルに着席してもらうとか、隣りの席を2つ程度空けて他の人に着席してもらうなど、一人ひとりが落ち着く環境をつくることができるよう工夫する。

食事前に確認しましょう

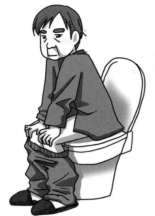

尿意は？
便意は？

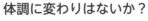

体調に変わりはないか？

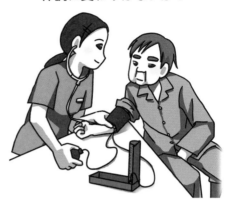

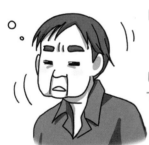

眠気は？

しっかり覚醒
できているか？

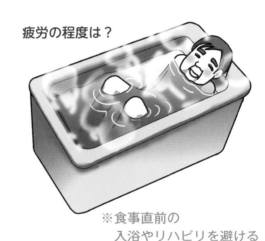

疲労の程度は？

※食事直前の
入浴やリハビリを避ける

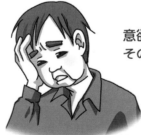

意欲の低下は？
その原因は？

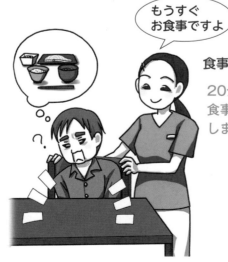

もうすぐ
お食事ですよ

食事までの待ち時間は？

20分以上もかかるなら
食事前に疲れて
しまいます

待ち時間を使った
嚥下体操を実施

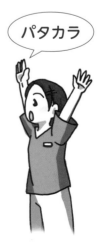

パタカラ

（2）姿勢

　基本は、ベッドから離床して食卓につくことが理想である。このとき、椅子の座面に深く腰掛けて、高齢者の足底が床に着くこと、膝関節が座面に対して90度になっていることを確認する。体とテーブルの間は近すぎても圧迫感があるし、遠すぎると食べこぼしや薬を落下させてしまうリスクがある。こぶし1個分程度空けるようにする。テーブルの高さは、高齢者がやや前かがみの姿勢で両肘をテーブルの上に乗せたときに肩甲骨が挙上しない高さがよいだろう。

　また、麻痺側の上肢は、三角巾やポジショニングピロー等で固定すると安定して食事ができる。

　ベッド上で食事をする場合、頭部側を45度挙上するファウラー位、または15〜30度挙上するセミファウラー位とする。それ以上頭部を挙上することが可能な場合は、椅子や車いすに移乗したほうがよいだろう。高齢者の背中や臀部などの生理的湾曲部位や膝関節にはポジショニングピロー等を入れて、ベッドとの間に隙間が生じないようにすると、体の位置が安定する。左右の肘関節の下にもクッション等を敷くと、自然と肘関節が屈曲し安定する。ベッド上でも、足関節が90度屈曲するように固定すると、体がベッドの足元側にずり落ちることを防ぎ、椅子に座ったときと同じように安定して食事をとることができる。

　ファウラー位またはセミファウラー位で、頸部を前屈させたときに顎から胸骨までの距離が指3〜4本分となるように調整する。前屈しすぎても咀嚼・嚥下が難しくなる。また、頸部が伸展つまり頭部が後屈してしまうと、誤嚥しやすくなるので注意が必要である。

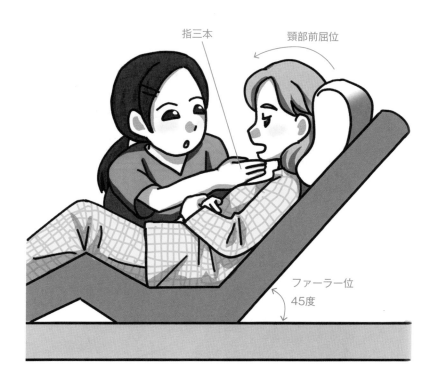

指三本　　　頸部前屈位

ファーラー位
45度

　食事中に姿勢が崩れることがある。それは、高齢者の体力や食事にかかる時間が関連しているといえるだろう。筋力の低下やエネルギー耐性の低下が見られる高齢者にとって、同じ姿勢を保持することは大変なことである。適宜、高齢者が安楽な姿勢でリラックスできているかどうか、食事介助中に確認を行うようにする。

（3）介助

　　介助者は、高齢者と同じ食卓を囲み、一緒に食事を楽しむという姿勢で臨むことが大事である。真横に座ってもよいし、斜め前方から介助するのもよい。臨席するのが誰なのか、しっかりと介助者の顔を高齢者に向けてアピールする。

　　次に、高齢者が視覚・聴覚・味覚・嗅覚・触覚を通して食事を楽しんでいることを確認することが重要である。そのために、食事の彩りや匂いに配慮することや、皿に盛りつけられた食事を介助するときも高齢者の視界に入るように、また、スプーンですくい上げたときにも視界に入るよう工夫する。また、視覚障害のある高齢者の場合は、食事のメニューや使用されている材料の説明を介助者が行い、高齢者が実際に食事のにおいを嗅いでみるということもよい。

　　嚥下5期の口腔期以降は、高齢者の喉頭周囲を注視して嚥下の確認に意識が向きがちだが、高齢者が味覚や触覚も堪能できるよう、時間を確保したり声をかけたりする。

　　介助が必要な高齢者の場合も、まずは高齢者が自分自身で食事ができる方法を検討する。食事に対する意欲や疲労度を考慮してタイミングよく介助に入る。

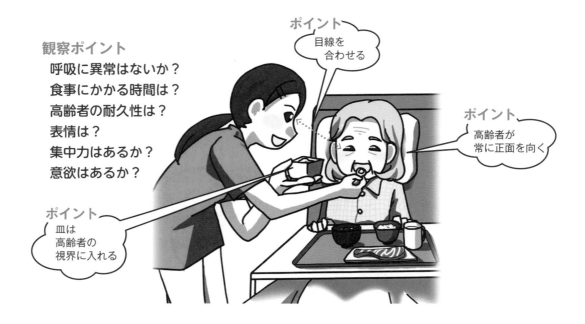

観察ポイント
呼吸に異常はないか？
食事にかかる時間は？
高齢者の耐久性は？
表情は？
集中力はあるか？
意欲はあるか？

ポイント
目線を合わせる

ポイント
高齢者が常に正面を向く

ポイント
皿は高齢者の視界に入れる

スプーンを口腔内に入れるとき　　**スプーンをひき抜くとき**

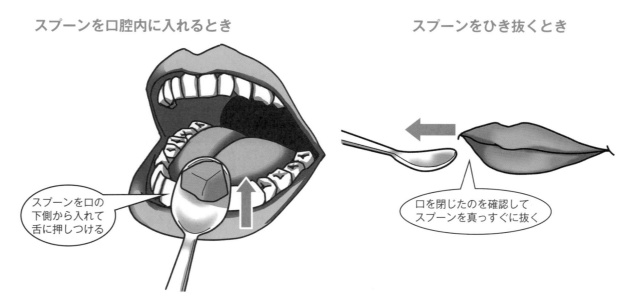

スプーンを口の下側から入れて舌に押しつける

口を閉じたのを確認してスプーンを真っすぐに抜く

（4）食事

　食事が終わったら、高齢者に感想を聞く。楽しい時間を共有できたかどうか、介助者も一緒に振り返ることが大切である。

　食後に口腔ケアをするときは、食器を片付けてから口腔ケアセットを準備する。口腔ケアは摂食嚥下機能の低下した高齢者には重要なケアである。口腔内の残留物を除去し誤嚥を予防する。高齢者が口腔ケアを意識できるように、食事と口腔ケアの時間を区別する。食事をしたテーブルでそのまま口腔ケアを行うよりも、可能であれば洗面台に移動して実施するほうがよい。

（5）心理的支援

　食欲の低下や活動意欲の低下が見られる高齢者には、食事を強制される状況をつくってしまうと、食べることに対する負の感情が生じてしまいがちである。食事の時間がつらい時間になってしまうと、食べることそのものを拒否してしまうこともある。しかし、食事を拒否するからといって、本人の意思をくんでそのまま様子を見るという対策はおすすめできない。食欲がない、活動の意欲がないということは特異な状況である。「生きるための食事」「人生を楽しむための食事」をあきらめてしまう理由は何か、食事を介助する前に確認するべき重要事項である。疾患が理由かもしれないし、食事の環境に不満があるのかもしれない。

　理由を確認したうえで、その人に適した方法で食事の誘導ができるとよいだろう。疾患が理由であれば治療を優先する、または対症療法で症状の緩和に努める。そのほかには、意欲の向上を図るために、生活リズムを整える対策が必要である。高齢者の体調を確認しながら可能な範囲で規則正しく過ごすことを心がける。時間や季節をなるべく感じられるように環境を整える。食事の時間までに短時間でもよいので一緒に庭を散歩する等の気分転換になる活動を取り入れるのもおすすめである。

　また、介助者としては食事摂取量が気になるところだが、「食事を楽しむ」ことを意識して、まずは少量摂取できることを目標にする。「この人といれば安心できる」「この人と一緒に食事をするのは心地よい」など、介助者一人ひとりが意欲の低下した高齢者にとって「食事をする理由」として存在できるよう対応のしかたを工夫する。

③　食事形態別介助のポイント

　食事形態別の介助方法について、図表1にまとめた。それぞれ「高齢者が自分で食事をする場合」と「介助者が食事介助をする場合」に分けてポイントを整理したので参考にしていただきたい。

● 図表1　食事形態別介助のポイント ●

食事形態	嚥下調整食学会分類	ユニバーサルデザイン区分	介助方法
普通食	該当なし	該当なし	①高齢者が自分で食事をする場合 普通食は、摂食嚥下機能に合わせて食物のかたさや形を変えることのない、一般的な食事。 普通食を摂取する高齢者の状況としては以下のことが考えられる。 【摂食嚥下機能】 ・問題なし 【運動機能】 ・座位保持可能（椅子またはベッド上） ・麻痺などの神経障害はあるが自助具を使用すれば食事ができる 自立して食事摂取ができる状況を長く継続するために、食事の環境（物的・人的）を整えることや食事中の様子に変化はないか、よく観察する。 ②介助者が食事介助をする場合 高齢者の状況としては以下のことが考えられる。 【摂食嚥下機能】 ・問題なし ・食物の認識ができない［嚥下5期：先行期に問題］ 【運動機能】 ・麻痺などの神経障害によって、自助具の使用が難しい ・四肢の欠損によって用具を使用できない ・視力の低下や障害 介助する前に、高齢者が自助具を使用して食事摂取できないかを検討する。また、高齢者の疲労や体調を考慮して介助するタイミングを図るようにする。 摂食嚥下機能に問題はなくても、いつもと何か違う様子はないか、食事中は高齢者の観察を行う。 食事のペースは高齢者に合わせる。
軟飯・軟菜食	嚥下調整食4 ※箸やスプーンで切れるかたさ。歯がなくても対応可能であるが、上下の歯槽堤間ですりつぶすことが必要	容易にかめる一部 歯ぐきでつぶせる一部 舌でつぶせる一部	①高齢者が自分で食事をする場合 高齢者の状況としては以下のことが考えられる。 【摂食嚥下機能】 ・咀嚼力が低下している［嚥下5期：準備期に問題］ ・嚥下5期の口腔期、咽頭期、食道期には問題がない 【運動機能】 ・座位保持可能（椅子またはベッド上） ・麻痺などの神経障害はあるが自助具を使用すれば食事ができる 一口の量が多すぎないよう、または切り分けた食物の大きさに注意して見守る。 舌でつぶせる程度のかたさの食べ物は、食べるスピードが上がり、丸のみになってしまう可能性がある。介助者は、スプーンが口に運ばれて、嚥下反射を確認（喉頭の上下移動を目視する）してから、次の一口分をスプーンですくい上げるよう、タイミングを見計らってペース配分の指示を出せるとよい。

食事形態	嚥下調整食学会分類	ユニバーサルデザイン区分	介助方法
軟飯・軟菜食	嚥下調整食4 ※箸やスプーンで切れるかたさ。歯がなくても対応可能であるが、上下の歯槽堤間ですりつぶすことが必要	容易にかめる一部 歯ぐきでつぶせる一部 舌でつぶせる一部	②介助者が食事介助をする場合 介助を必要とする高齢者の状況としては、以下のことが考えられる。 【摂食嚥下機能】 ・食物の認識ができない［嚥下5期：先行期に問題］ ・咀嚼力が低下している［嚥下5期：準備期に問題］ ・嚥下5期の口腔期、咽頭期、食道期には問題がない 【運動機能】 ・麻痺などの神経障害により、用具を使用できない ・四肢の欠損により、用具を使用できない 介助する前に高齢者が自助具を使用して食事摂取できないかを検討する。食物の認識ができない高齢者の場合は、五感の中でも特に味覚や嗅覚を刺激しよう。口腔内にスプーンで食物を取り込むと、閉口して咀嚼ができたり、咀嚼後に食塊を咽頭に送り込むことができたりする場合がある。 麻痺がある場合は、舌の真ん中にスプーンを押し当てて食物を口腔内に入れます。このとき、麻痺側の口腔内に食物が残らないように適宜確認すること。
全粥食など	嚥下調整食3 ※形はあるが舌と口蓋で押しつぶすことが可能	舌でつぶせる	①高齢者が自分で食事をする場合 高齢者の状況としては以下のことが考えられる。 【摂食嚥下機能】 ・咀嚼力が低下している［嚥下5期：準備期に問題］ ・食物を咽頭へ送る力が低下している［嚥下5期：口腔期に問題］ ・水やお茶などの液体を嚥下しにくい［嚥下5期：咽頭期に問題］ ・嚥下5期の食道期には問題なし 【運動機能】 ・座位保持可能（椅子またはベッド上） ・麻痺などの神経障害はあるが自助具を使用すれば食事ができる 全粥は時間がたつと離水してしまい、液体を嚥下しにくい高齢者にとっては誤嚥する可能性が高まる。食事にかかる時間に注意して、スプーンで粥をすくうときは水分だけにならないようそばで見守ることも必要。 ②介助者が食事介助をする場合 介助を必要とする高齢者の状況としては、以下のことが考えられる。 【摂食嚥下機能】 ・食物の認識ができない［嚥下5期：先行期に問題］ ・咀嚼力が低下している［嚥下5期：準備期に問題］ ・食物を咽頭へ送る力が低下している［嚥下5期：口腔期に問題］ ・水やお茶などの液体を嚥下しにくい［嚥下5期：咽頭期に問題］ ・嚥下5期の食道期には問題なし 【運動機能】 ・麻痺などの神経障害によって、自助具の使用が難しい ・四肢の欠損によって用具を使用できない 介助する前に高齢者が自助具を使用して食事摂取できないかを検討する。食物の認識ができない高齢者の場合は、五感の中でも特に味覚や嗅覚を刺激する。 咀嚼のときは「よくかみましょう」と声をかける。

食事形態	嚥下調整食学会分類	ユニバーサルデザイン区分	介助方法
ペースト食	嚥下調整食2-1 嚥下調整食2-2 ピューレ、ゼリー、ミキサー食など口腔内で簡単に食塊となる、まとまりやすい食事	かまなくてもよい	①高齢者が自分で食事をする場合 ペースト食を摂取する高齢者の状況としては以下のことが考えられる。 【摂食嚥下機能】 ・咀嚼力が低下している、食塊の形成が困難 [嚥下5期：準備期に問題] ・食塊を咽頭へ送る力が低下している [嚥下5期：口腔期に問題] ・水やお茶などの液体を嚥下しにくい [嚥下5期：咽頭期に問題] ・嚥下5期の食道期には問題なし 【運動機能】 ・座位保持可能（椅子またはベッド上） ・麻痺などの神経障害はあるが自助具を使用すれば食事ができる 【全身状態】 ・食事に対する意欲がある。発熱などがみられない。覚醒している。 ペースト状になっていると視覚や触覚で食事を楽しむことが難しくなる。食事のメニューや素材について会話をしましょう。 ペースト食を摂取する高齢者は、誤嚥のリスクが非常に高い。食事中の変化にいち早く気づくことができるよう、高齢者のすぐそばで継続して見守ることが必要である。 ②介助者が食事介助をする場合 介助を必要とする高齢者の状況としては、以下のことが考えられる。 【摂食嚥下機能】 ・食物の認識ができない [嚥下5期：先行期に問題] ・咀嚼力が低下している [嚥下5期：準備期に問題] ・食物を咽頭へ送る力が低下している [嚥下5期：口腔期に問題] ・水やお茶などの液体を嚥下しにくい [嚥下5期：咽頭期に問題] ・嚥下5期の食道期には問題なし 【運動機能】 ・麻痺などの神経障害によって、自助具の使用が難しい ・四肢の欠損によって用具を使用できない 【全身状態】 ・食事に対する意欲がある。発熱などがみられない。覚醒している。 ・排痰の量が増えたり、痰の色の変化がない。 ペースト食を摂取するのは食塊の形成が難しい高齢者になる。口や舌の動き、咽頭までの送り込みに時間を要することが多いので、刺激をするという意味でも味の濃いものやゼリーやピューレなどを交互に高齢者の口腔内に入れるとよい。
重湯ミキサー粥	嚥下調整食1j 口腔外ですでに適切な食塊状となっている、そのまま丸のみすることが可能、ゼリー・プリン・ムース状のもの	かまなくてもよい	①高齢者が自分で食事をする場合 ペースト食を摂取する高齢者の状況としては以下のことが考えられる。 【摂食嚥下機能】 ・咀嚼力が低下している、食塊の形成が困難 [嚥下5期：準備期に問題] ・食塊を咽頭へ送る力が低下している [嚥下5期：口腔期に問題] ・水やお茶などの液体を嚥下しにくい [嚥下5期：咽頭期に問題] ・送り込みの力が弱い [嚥下5期：食道期に問題] 【運動機能】 ・座位保持可能（椅子またはベッド上） ・麻痺などの神経障害はあるが自助具を使用すれば食事ができる 【全身状態】 ・食事に対する意欲がある。発熱などがみられない。覚醒している。 重湯やミキサー粥を摂取する高齢者の全身状態は虚弱であるといえる。しかし、自分で食事をする意欲があれば、最初から介助につかず、高齢者にスプーンを握ってもらって数口だけでも自身の力で摂取できる機会をつくるようにする。 スプーンで食事をすくうことや、スプーンを口に入れることができるよう、介助者は高齢者が握ったスプーンを一緒に握ってサポートすることも必要である。

食事形態	嚥下調整食学会分類	ユニバーサルデザイン区分	介助方法
重湯 ミキサー粥	嚥下調整食1j 口腔外ですでに適切な食塊状となっている、そのまま丸のみすることが可能、ゼリー・プリン・ムース状のもの	かまなくてもよい	②介助者が食事介助をする場合 介助を必要とする高齢者の状況としては、以下のことが考えられる。 【摂食嚥下機能】 ・食物の認識ができない [嚥下5期：先行期に問題] ・咀嚼力が低下している [嚥下5期：準備期に問題] ・食物を咽頭へ送る力が低下している [嚥下5期：口腔期に問題] ・水やお茶などの液体を嚥下しにくい [嚥下5期：咽頭期に問題] ・送り込みの力が弱い [嚥下5期：食道期に問題] 【運動機能】 ・麻痺などの神経障害によって、自助具の使用が難しい ・四肢の欠損によって用具を使用できない 【全身状態】 ・食事に対する意欲がある。発熱などがみられない。覚醒している。 ・排痰の量が増えたり、痰の色の変化がない。 高齢者の意識が嚥下に向くように声をかける必要がある。凝集性のあるゼリーなどを摂取するときには、咽頭に残留する可能性が高いので少スプーンで少しずつ摂取できるよう介助する。また、嚥下反射のタイミングに合わせて「ごくんと飲み込んでください」と声をかけるとよい。 嚥下に集中してしまうと、食事の楽しさを味わうことがおろそかになってしまうこともある。介助者は、誤嚥予防に空咳を促したり、体位を整えるタイミングで会話を楽しむことを意識すること。

〈西村 美里〉

第7章

機能維持向上をめざして

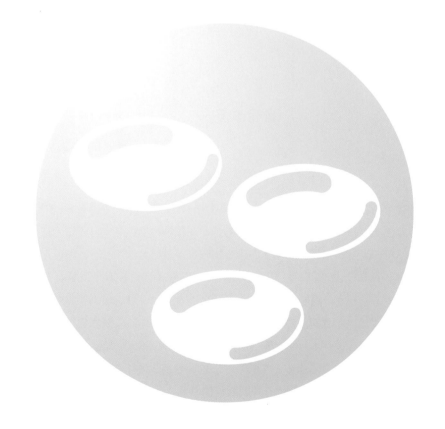

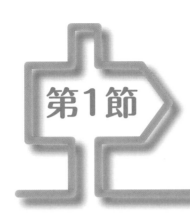

嚔下訓練

第1節

経口摂取の獲得を目標とする摂食嚥下リハビリテーションは、大きく直接訓練と間接訓練に分けられる。摂食嚥下障害の治療体系を図表1に示す。

直接訓練は実際に食べ物を用いて行う訓練であり、嚥下運動そのものを繰り返し練習するために練習の効果が汎化しやすい。ただし、直接訓練を行う条件として、誤嚥しないことが重要である。できる限り安全な条件で経口摂取を進めるために姿勢調整や食物物性の調整が必要であり、そのためには患者の嚥下機能を正しく評価することが重要となる。また、嚥下運動の改善には基本となる筋力増強訓練や、連続する嚥下運動のパターンを練習することが必要である。

● 図表1　摂食嚥下障害の治療体系 ●

```
                    ┌── 姿勢調整
        代償手段 ───┤
                    └── 食物物性 ＋ 嚥下モデル

                    ┌── 嚥下手技
        機能改善 ───┤
                    └── 筋力増強（間接訓練）
```

間接訓練は口腔、咽頭、喉頭の各器官の筋力増強が主であり、嚥下手技は嚥下運動のパターン練習を含む。これらの間接訓練を直接訓練と併せて実施することが訓練の効果を上げることにつながる。

リハビリテーションは運動学習であり、練習量が重要となる。難しすぎる課題は最初からできないため練習すること自体が困難である。一方でやさしすぎる課題はいくら練習してもそれ以上うまくなることはない。したがって、適切な難易度の課題を選ぶことが重要となる。一般的には少し難しいと感じるレベル、頑張れば6～7割の確率で達成できる課題が適切な難易度と言える（図表2）。図表3では現在の能力に適した練習課題はBであり、Aは簡単すぎるレベル、Cは難しすぎるレベルとなる。練習した課題ができるようになれば次の難易度の課題に挑戦することができるよう、目標に対してレベルの異なる複数の課題を準備することが、リハビリテーションのコツである。直接訓練における課題調整法の例を図表4に示す。

● 図表2　摂食嚥下訓練の考え方 ●

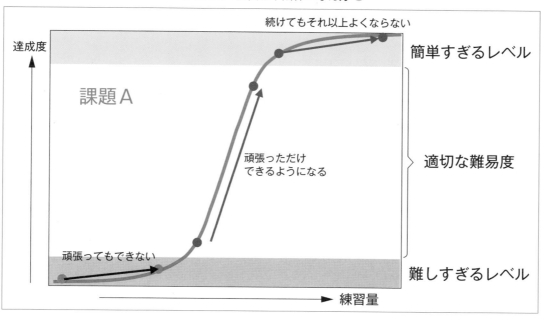

● 図表3　能力に適したリハビリテーションの目安 ●

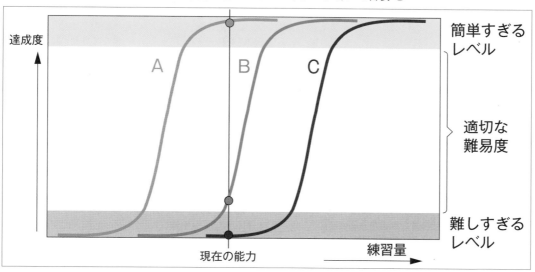

● 図表4　直接訓練における課題調整法 ●

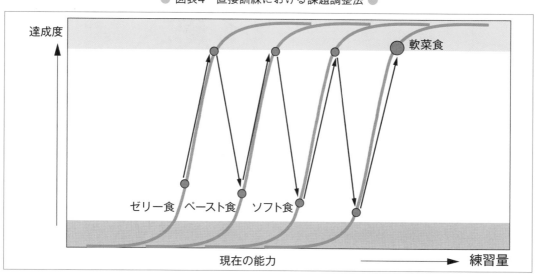

1 代償手段

（1）姿勢による調整（図表5）

口腔から咽頭を通過し、食道への食塊の流れは、舌や咽頭収縮による食塊の推進圧と重力の影響を受ける。食塊の推進圧が低くても、重力の影響をうまく使って食塊を誘導することにより誤嚥を防ぐことができる。

● 図表5　姿勢による代償 ●

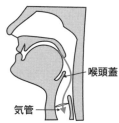

頭部正中位

・喉頭と食道入口部は並んでいる
・意図せず口から物が落ちると気管に入りやすい

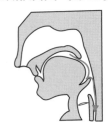

頭部屈曲（あご引き位）

・喉頭蓋が喉頭口に覆いかぶさるようになり誤嚥を防止する
・喉頭蓋谷と喉頭口の距離が近くなり、喉頭閉鎖が早くなり誤嚥を防止する

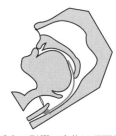

リクライニング位

・重力の影響で食物は咽頭後壁を伝って食道へ移送される
・喉頭口が食道入口部より上に位置するため，誤嚥しにくい

頭部回旋位

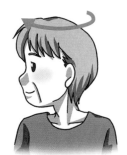

のどの左を食物が通るようにする場合、頭を右に向ける

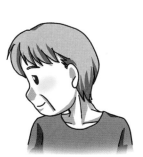

顎を引いて飲み込む

体幹回旋位（一側嚥下）

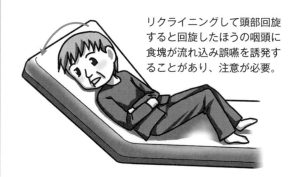

リクライニングして頭部回旋すると回旋したほうの咽頭に食塊が流れ込み誤嚥を誘発することがあり、注意が必要。

確実に、意図した方に食物を誘導したい時は体幹回旋（一側嚥下）で、食物を下側の喉に誘導する。

R：障害側

L：健側

①頭部屈曲

オトガイを前頸部に近づけるように顎を引く。喉頭蓋が喉頭口に覆いかぶさるようになり、誤嚥を防止する。また、喉頭蓋と喉頭口の距離が近くなり、喉頭閉鎖が早くなり誤嚥を防止する。咽頭後壁に押しつけられることによって喉頭蓋が反転せず、喉頭蓋谷残留を生じることもある。

②リクライニング位

必ず頭部屈曲位となるよう、枕等で頭部の位置を調整する。口腔から流入した食塊は咽頭後壁を伝って、食道へ移送される。リクライニング位を取ることで、喉頭口が食道入口部より上に来るため、誤嚥しにくくなる。

③頭部回旋

頭部回旋によって、非回旋側の食道入口部の静止圧が低下する。咽頭収縮に左右差があり、食塊が梨状窩に残留する場合に用いる。残留を生じさせないようにするために食塊が残留する側に頭を向けて飲み込むようにする。食塊は向いた側と反対側の喉を通って食道に流入するため、残留を防止する。一方、梨状窩に残留した食塊を通過させるためには、残留側と反対側に頭を向け、唾液嚥下を行う。リクライニング位と組み合わせて用いる場合には、意図したほうと反対側に食塊を誘導してしまうことがあるため、注意が必要である。

④体幹回旋位

重力の影響を最大限に利用して、食塊を意図した方向に誘導する方法である。リクライニング位で、食塊を通過させたい側の喉が下になるように体幹を回旋させる。頭部が後屈位とならず、体を安定させ、リラックスした姿勢が取れるよう、枕やクッションで調整する。体幹回旋位を取りやすいように開発された嚥下訓練用椅子（SwallowchairⅡ、東名ブレース製）も販売されている（図表6）。

●　図表6　嚥下訓練用椅子（SwallowchairⅡ、東名ブレース製）　●

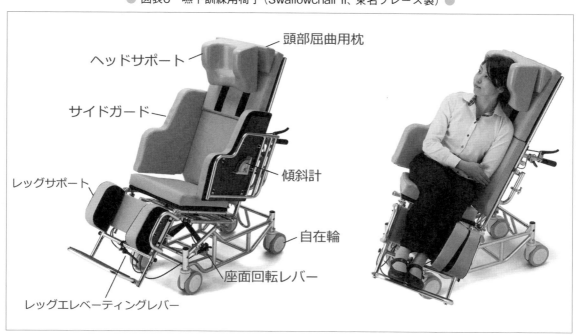

（2）食物物性による調整

　病院や施設の食事はそれぞれ名称が異なり、一般化されていない。嚥下調整食の分類としては、聖隷三方原病院の嚥下食ピラミッドや日本介護食品協議会のユニバーサルデザインフードなどが古くから用いられてきた。

　日本摂食嚥下リハビリテーション学会では、国内の病院、施設、在宅医療および福祉関係者が共通して使用できることを目的として、嚥下調整食およびとろみについて段階分類を作成し、「嚥下調整食学会分類2013」として発表し2021年に改訂した（第6章167頁の図表3、170頁の図表8参照）。コード0から4までに分類され、0j、0tは重度の機能障害に対応する食品で嚥下訓練食と分類されている。嚥下機能の障害が著しいほど、均質でまとまりがよいものが適するが、均質でも付着性が高いものは咽頭残留が増える原因となる。また、咀嚼を要する食品は歯の欠損や舌の機能障害の程度により難易度が異なるため、患者の食べている様子をしっかりと観察して提供している食形態が適切か否かを判断することが必要である。

② 間接訓練

（1）嚥下促通法（図表7）

①Thermal tactile stimulation

　氷水で冷やした喉頭鏡の背面や水を含ませて凍らせた綿棒で、前口蓋弓を上下方向に少し圧を加えてこすることによって、嚥下中枢への感覚刺激を増強し、嚥下反射を惹起させる方法。温度と圧の両方が刺激となる。

②喉のアイスマッサージ

　Thermal tactile stimulationよりも広い範囲を、水を含ませて凍らせた綿棒を使って刺激する方法。前口蓋弓だけでなく、軟口蓋前面、舌根部、頬の内側などを綿棒を使ってなでる、押すようにする。

③K-point刺激

　臼後三角の少し内側を綿棒やスプーンの背で軽く触れ、嚥下反射を誘発する方法。咀嚼様運動に続いて嚥下が惹起される。偽性球麻痺患者で有効であることが報告されている。

④徒手的な嚥下反射促通手技

　前頸部を徒手的に刺激して嚥下反射を誘発する手技。親指と人差し指で舌骨、喉頭を触知し、ゆっくりと上方に押し上げる。前頸部の皮膚に対する摩擦刺激に加えて徒手的な喉頭挙上の動きが嚥下反射惹起につながる。

● 図表7　嚥下促通法の刺激部位 ●

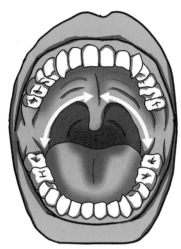
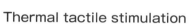
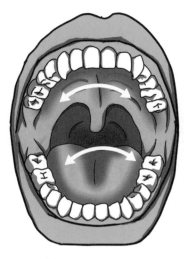
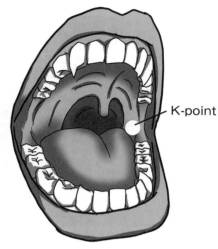

K-point

Thermal tactile stimulation　　　のどのアイスマッサージ　　　K-point刺激

（2）可動域訓練、筋力増強訓練

①口唇の運動

　開口・閉口の運動、口唇の突出、横に引く運動などを行い、食塊の取り込み、口唇閉鎖の増強を図る。同時に側頭筋や咬筋などの咀嚼に関連する筋のマッサージも行うとよい。

②頬の運動

　数秒間かけて頬を膨らませたり、へこませたりすることを5～10回繰り返す。頬の筋力を鍛えることによって咀嚼時に食塊を上下の臼歯間に保持することが可能となり、咀嚼の効率化、頬の内側の食塊残留の減少につながる。

③舌の運動

　舌の筋力は食塊を口腔から咽頭へ送り込む駆動力となる。舌圧低下と食事中のむせや食物残留とは関連があり、約20kPa以下ではなんらかの嚥下調整食が必要となることが報告されている。認知機能低下や要介護度が高いと、舌圧の低下をきたしやすい。舌の筋力トレーニングは舌の前方部または後方部を意識して強く挙上させることを1セット10回、1日2～3セット行う。抵抗を加える方法として、舌圧子やスプーン、指で舌に抵抗を加えることもできるが、舌圧測定器（JMS製）を用いて口蓋と舌の間でバルーンを押しつぶすようにすると、舌圧の数値やランプの表示で運動の強度を把握できる。また、かたさが5段階で選択できる舌の筋力強化デバイス、ペコぱんだ（JMS製）も市販されている（図表8）。

　咀嚼から食塊形成にわたる運動の協調性を高める目的で、綿球移送訓練を行う。口腔内に挿入した綿球を舌で左右の臼歯部に移送することを繰り返し、咀嚼時に必要な下顎運動、口唇閉鎖、舌の捻転運動などを訓練することができる。

● 図表8　舌圧測定器 ●

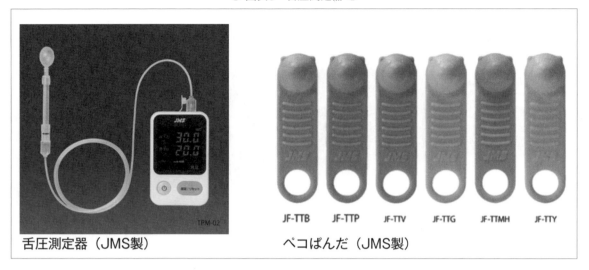

舌圧測定器（JMS製）　　　　　　ペコぱんだ（JMS製）

④喉頭挙上の強化

　舌骨上筋群をターゲットとして筋力増強を行う。頭部挙上訓練（シャキア訓練）が代表的である。仰臥位で肩は床につけたまま、つま先を見るように頭部を挙上する。原法では、頭部の上げ下げを30回繰り返す等張性訓練と、1分間の頭部挙上と1分間の休息を3回繰り返す等尺性訓練を1日3セット、6週間継続し、食道入口部開大が改善したことを報告しているが、高齢者や脳卒中患者ではこのとおり実施することができない場合もある。負荷を軽減させた別の方法として、嚥下おでこ体操、開口訓練、Chin Tuck Against Resistance（CTAR）などがある。

　嚥下手技の中ではメンデルソン手技が喉頭挙上強化を目的とした訓練として用いられる。メンデルソン手技は喉頭の位置を最大挙上位で2秒間保持させる方法で、食道入口部の開大時間延長、喉頭挙上時間延長、食道入口部開大幅と開大時間の増加を目的とした方法である。喉頭挙上の維持が難しい場合には、療法士が徒手的に喉頭挙上を介助することがある。喉頭の動きを喉に当てたストレッチセンサーで感知し、波形として表示することで喉頭挙上の動きをフィードバックできる装置、嚥下運動モニターB4S（バンドー化学製）も発売されている（図表9）。

図表9 嚥下運動モニター B4S（バンドー化学製）

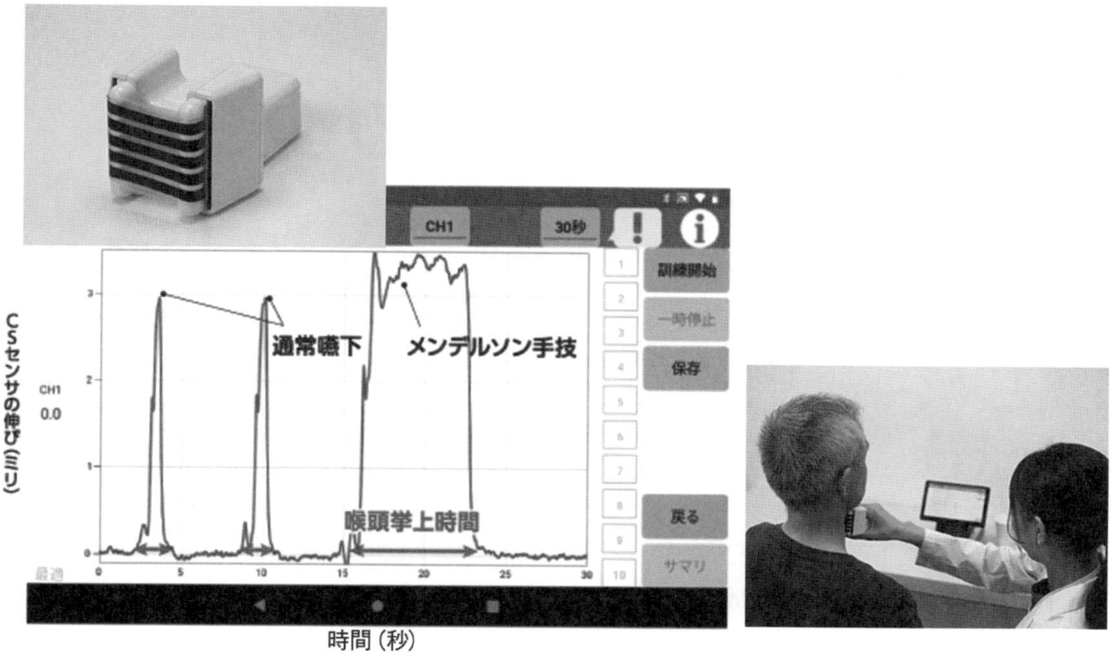

⑤咽頭収縮の強化

舌後退運動によって舌根部と咽頭後壁の接触を強化する方法や、前舌保持嚥下などを行う。前舌保持嚥下は前方に挺出した前舌を上下の切歯で軽く挟んだまま、唾液の嚥下を行う方法である。嚥下時に前舌が後退しないように意識して行う。6〜8回を1セットとし、1日3セット、6〜12週間行う。

嚥下手技の中では、努力嚥下（Effortful Swallow）が用いられる。喉に力を入れて飲み込むことを繰り返し、口腔からの食塊移送や舌根部の後退運動を高め、咽頭残留の軽減を図ることを目的とする。

⑥咳嗽力の強化

咳嗽は気道内に貯留した分泌物や誤嚥物の排出に必要な能力である。咳嗽力の低下した嚥下障害患者では咳嗽を（ア）最大吸気 （イ）声門閉鎖 （ウ）強い呼気の3つの段階に分けて練習する。海外では呼気筋トレーニングのデバイスとしてExpiratory Muscle Strength Training：EMST）が用いられ、最大呼気筋力の増大、咳嗽機能の改善、喉頭侵入や誤嚥の減少、嚥下時の食道入口部開大径の増大などが報告されている。EMSTは日本では市販されておらず、代用として吹き戻しが用いられている。

〈柴田 斉子〉

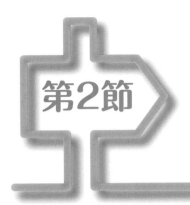

第2節　口腔ケア

1 食べる機能を維持・向上するための口腔管理とは

（1）嚥下障害者の口腔内の特徴

摂食嚥下リハビリテーションでの口腔管理は、誤嚥性肺炎の予防を目的とした口腔衛生管理だけでなく、口腔の感覚や機能の向上にもかかわるため非常に重要である。重度の嚥下障害により経口摂取をしていない場合は、口腔内の自浄作用の低下や唾液分泌の減少により、剥離上皮や痰、舌苔が付着し不潔になりやすい（図表1、2）。さらに、口腔の運動機能が低下していると、常時開口している場合が多く、著しい口腔乾燥を認めることがある。口腔乾燥は口を動かさないことによる分泌量減少以外にも、加齢や薬の副作用などが影響する。舌や口唇の運動を妨げる要因にもなるため、日常的な管理が必要である（図表3）。

● 図表1　高齢嚥下障害患者の口腔内 ●

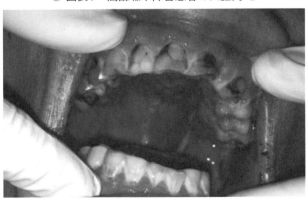

歯や歯肉、咽頭の粘膜に痰や汚れが付着している。

● 図表2　舌苔 ●

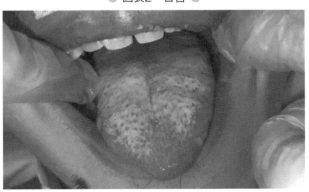

舌全面に厚く舌苔が付着している。

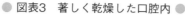
● 図表3　著しく乾燥した口腔内 ●

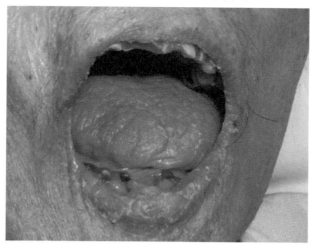

　また口腔内がひどく汚染されているが、開口が困難であったり口腔清掃への拒否的な言動により口腔管理が難しい場合には、汚れが堆積し咽頭まで汚れがこびりついてしまうこともある。そのような場合は、病院内の歯科や訪問歯科と連携して口腔管理を実践することが望ましい。

　一方、経口摂取をしている嚥下障害患者は、口腔機能低下により食べ物が口腔内に残留し、口腔衛生状態が不良になりやすい。特に、自身で義歯の着脱ができない場合は、義歯に多量の食べ物が付着したままになりやすく、口腔環境を悪化させる原因となる。

（2）歯科以外の職種や介護者がケアしやすくなる口腔環境づくり

　患者の口腔内を診察すると、動揺歯（ぐらぐらで抜けそうな歯）や、穴が空いている歯があると、その周囲の口腔清掃が十分になされていないことをよく経験する。保存できない動揺歯は抜歯し、歯の穴は歯科材料で埋めることで汚れがたまりにくくなるので、ケアが容易になる。また、患者の口腔内に合わせた口腔清掃用具を使用することにより、口腔清掃の効率もよくなる。患者自身が口腔清掃をできない場合、日常の口腔管理は病院では看護師、在宅では家族など介護者が行うことが多い。摂食嚥下リハビリテーション実施の有無に限らず、まず歯科による口腔内の診察と必要な処置を実施することにより、その後の口腔管理が楽になることが多い。

② 口腔清掃

（1）口腔清掃の手順

①準備

　患者の頭部が後屈していると誤嚥しやすいため、枕やタオルを使用して頭部の角度を調整する（図表4）。補助者がいる場合には、患者の頭部を支えてもらうとケアがしやすい。ベッドの場合は可能であればリクライニングを起こし、口腔内が見えやすい高さに調整する。

● 図表4　口腔清掃前の姿勢調整 ●

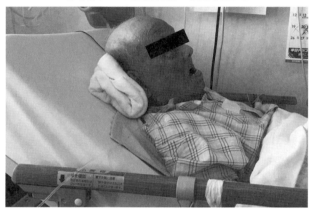

頭部が後屈しないよう、枕やタオルなど で調整し、安定した姿勢を取れるようにする。

②口腔内を観察する

　口腔内は暗く見えづらいため、ペンライトやヘッドライトの使用をおすすめする。歯や粘膜の状態、舌の汚れ、傷や出血がないか観察する。

③口腔内を保湿する

　口腔内が乾燥した状態で口腔清掃を行うと、歯肉や粘膜を傷つけ、出血や痛みの原因になる。うがいができる場合は、初めにうがいをしてもらう。うがいができない場合は、湿らせたガーゼやスポンジブラシ、保湿剤などを使用して口腔内を湿らせる（図表5）。また痂皮や乾燥痰はジェルを塗布しふやかしておく。

● 図表5　口腔内の保湿 ●

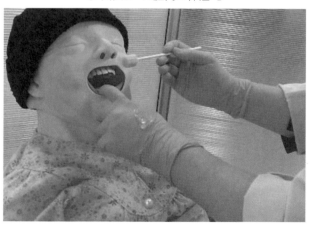

流れのよい保湿ジェルを、スポンジブラシや手指で口腔内に塗布する。

④汚れの除去

　食べ物や痰などの大きな汚れは、まずスポンジブラシで回収するとよい。その後、歯ブラシを使用して歯面を清掃する。磨きにくい部分にはタフトブラシを使用するとよい（図表6）。舌の表面に付着している舌苔は、ジェルを塗布した後にやわらかい歯ブラシや舌ブラシで、奥から手前に軽くこするように清掃する（図表7）。また痂皮や乾燥痰がふやけたら、歯ブラシやピンセットで除去する。

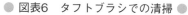

● 図表6　タフトブラシでの清掃 ●

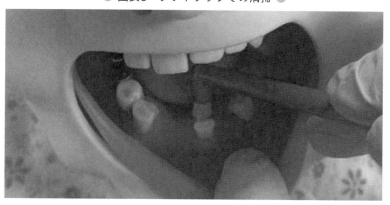

● 図表7　舌の清掃 ●

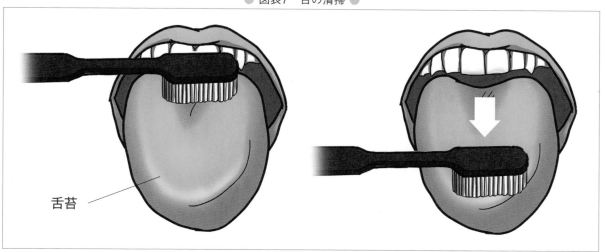

舌苔

　義歯を使用している場合は、義歯洗浄剤と義歯ブラシ（なければ歯ブラシでも可）で清掃する（図表8）。つけ置きタイプの義歯洗浄剤では、デンチャープラークと呼ばれるぬめりのある汚れが残りやすい。こすり洗いをして汚れを除去することが大切である。ただし、研磨剤入りの歯磨き粉を使用すると義歯に細かい傷がつき、汚れの付着や義歯材料の劣化の原因となるため注意する。

● 図表8　義歯の洗浄 ●

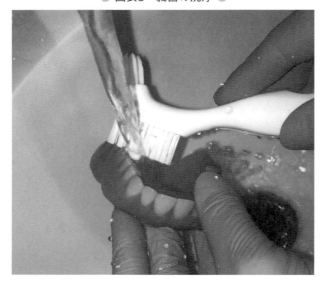

歯ブラシや義歯ブラシで擦り洗い
をする。歯の間やバネの部分など
の隙間も汚れが残りやすい

⑤汚れの回収

　清掃が終わったら、うがいができる場合はうがいをしてもらう。できない場合は、口腔用
ウエットティッシュを使用し口腔内全体を拭き取る。汚れを除去した後は口腔内に汚れが
散らばった状態であるため、うがいまたは拭き取りのいずれかの方法で汚れを口腔外に回
収するようにする（図表9）。

● 図表9　汚れの回収 ●

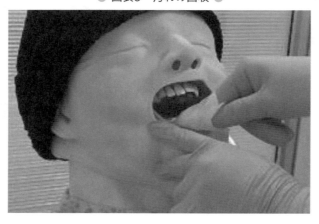

うがいができない場合は、口腔用
ウエットティッシュで歯や粘膜の
汚れを拭き取る。

（2）機能向上をめざしたケアのポイント

　口腔清掃の流れから口腔の機能訓練も実施することで、口腔機能向上にもつながる。口腔清
掃後は口腔内が清潔で湿潤している状態であり、かつ口腔を動かしやすい。日常的に継続して
実施しやすい口腔周囲のマッサージと、舌の訓練を紹介する。

　口腔周囲のマッサージは、頬や口唇を指で外側にストレッチすることで、ふだん使わない筋
肉に刺激を与え口腔運動を賦活化する。また脳卒中などにより口腔周囲の感覚低下がある場
合にも効果的である（図表10）。

● 図表10　口腔周囲のマッサージ ●

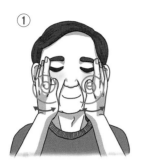

①手のひらで顔全体を
矢印の方向にくるくる
マッサージ。

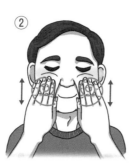

②頬骨のあたりを指で
矢印の方向にくるくる
マッサージ。

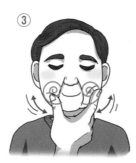

③親指と人差し指で
あごをつまみ、矢印
の方向にマッサージ。

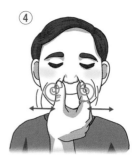

④同様に鼻の下も
マッサージ。

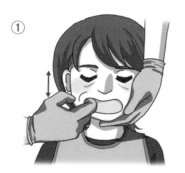

ほほに指をあて内側から外側に
向かって、少し強めに力を加え
ながら、ほほをのばすように上
下に動かす。

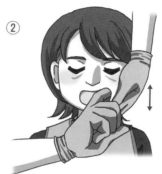

この動きを左右のほほに行う。
※上下に動かす時、「1・2・1・2・
　1・2」と数えながら行うと、お互い
　にリズムがとれ、受け入れやすくな
　るでしょう。1で下に指を下げ、2
　で上に戻るというようなリズムです。

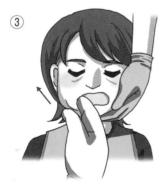

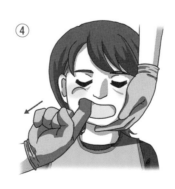

次にほほの上部分は斜め上方向に、下部分は斜め下方向に向かって、
外側に強く押し出すように力を加える。
※1ヶ所につき10回程度カウントしながら、上下左右順番に行いましょう。

　　舌の訓練は、歯ブラシの背の部分で舌の中央や側方を押し刺激する。もし可能であれば、舌
に力を入れ歯ブラシを押し返してもらうとよい。5〜10秒キープすることで舌筋の抵抗訓練
ができる。意思疎通が困難で押し返しができない場合でも、特に経口摂取をしていない場合は
さまざまな方向から舌に刺激を与えることで廃用防止にもつながる。

（3）疾患別のケアのポイント

①脳卒中患者の口腔ケアで注意する点

　脳卒中患者は意識レベル、嚥下障害の重症度により口腔ケアの難易度が変わる。覚醒が悪い患者に対して、仰臥位で吸引せずに口腔ケアをすることが危険であることは容易に想像できると思うが、案外これが実践できていないことが多い。意識レベルが時間帯や日によっても異なるため、口腔ケア前に声かけし、覚醒の状態を確認したうえで口腔ケア方法を選択することが大切である。

　嚥下障害が軽度の場合、たとえばうがいができる程度であればそれほど配慮しなくても大丈夫だが、自分の唾液でもむせてしまうレベルであれば、できるだけ座位に近い姿勢でケアを行うか、ケア中に吸引をしながら行うとよい。座位が困難であれば、左右どちらでもよいので側臥位にして、頬のあたりに唾液や水分をためられる姿勢でケアを行う。うがいが困難な場合は、口腔用ウエットティッシュなどを用いて拭い取る。また口腔内に運動障害や感覚鈍麻が生じると、経口摂取している場合は、麻痺側に食渣が多く残ることがある。

②認知症患者の口腔ケアで注意する点

　認知症患者の口腔ケアを行ううえで、おおまかな認知症のステージ（初期、中期、後期）を把握することは大切である。

　　◎初期：記憶障害などが主症状なことが多く、口腔ケアにおける誤嚥のリスクはそれほど高くない。自分で歯磨きをしている患者が多いが、実は十分に磨けていないことがあることに着目する。特に臼歯部（奥歯）が磨けていないことが多いので、食渣が残っているのが目視できる場合は、磨けていないところを伝えることも大切である。うがいができる患者に対しては、歯磨き後にうがいを促す。

　　◎中期：認知機能が低下し、口腔ケアに介助を要するケースが増える。洗面台や歯ブラシのセットを見ても、それを口腔ケアに結びつけることが困難になる。歯磨き動作を実際にさせてみて、歯磨きを開始できるかを確認する必要がある。また経口摂取している者が多いため、この時期に一気にう蝕や歯周病が進行することがあり注意が必要である。嚥下機能は徐々に低下するため、うがいなどによるむせ、誤嚥に注意する。

　　◎後期：さらに進行し、日常生活における活動性そのものが低下する。嚥下障害は咽頭期の障害（むせや誤嚥）にまで及び始める。口腔ケアでは、脳卒中患者の注意点と同様に、座位に近い姿勢や側臥位などの調整が必要となり、場合によっては吸引も必須になる。開口を保持できないケースも増えるため、歯科とともに口腔ケアを実施したほうがよい。

③パーキンソン病

　疾患の進行により上肢の固縮、動作緩慢が見られるようになると、歯ブラシを歯に当て、さらに小刻みに動かして汚れを落とすという動作が困難になる。口腔の運動機能も徐々に低下するため、自浄性が低下し、歯や入れ歯に食べ物が残りやすい。舌の運動・機能低下が進むと、舌の表面に舌苔や痰が厚く付着したり、上顎に食べ物が残ったりすることがよく見られる。また、パーキンソン病では、誤嚥だけでなく消化機能の低下による胃食道逆流によっても痰が増加することがあるため、口腔内が不潔になりやすい。

④口腔がん

　腫瘍を切除した部分には、腕や脚、腹部、背中などから組織が移植され再建される。歯と

舌の間に食べ物がたまりやすいスペースができたり、口が閉じにくくなったりするなど、口腔内の構造が変化することにより、口腔清掃も難しくなる（図表11）。粘膜用のやわらかい歯ブラシやタフトブラシなど、清掃補助用品を使用することで汚れを除去しやすくなる場合が多い。

　また、舌を切除したり舌の動きが低下している場合には、舌の表面と口蓋が接触しないために舌苔が付着しやすい。口腔の感覚が低下しているため、食べ物が付着していることにも気がつきにくい。さらに頭頸部の放射線治療後は、歯周炎や抜歯が顎骨壊死を引き起こすリスクとなる。日ごろからの十分な口腔管理により、歯周炎やう蝕を予防することが必須である。

● 図表11　舌がん患者の口腔内 ●

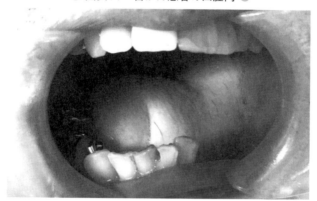

舌切除後、舌と左頬粘膜が腹部の組織で再建されている。

参考文献
1）『医科歯科連携で取り組むオーラルマネジメント　一歩進んだケア技術と効果的な連携のポイント』、看護技術4月増刊号、メジカルフレンド社、2018年

〈吉見 佳那子、中川 量晴、戸原 玄〉

第8章

連携

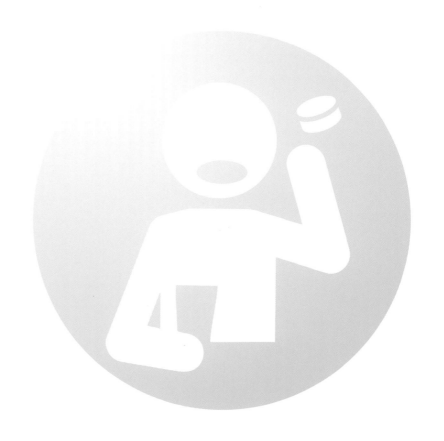

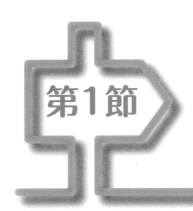

連携シート

医療機関や介護施設および在宅で、高齢者の嚥下機能に合わせた服薬方法の支援が継続して円滑に行われるよう、連携シートを作成した。

1 施設入所時内服嚥下関連シート（図表1）

このシート（図表1）は、高齢者が医療機関から退院して介護施設または在宅で療養する場合に必要となる項目をまとめている。医療機関の職員が記入するシートである。

医療機関を退院した後、在宅で療養し服薬に関する支援が必要な高齢者の場合は、訪問看護の担当者にシートを提出する。介護施設に入所する場合は施設職員に提出する。

シートの項目は、介護施設入所時の情報からアルゴリズムにのっとって薬の剤形を選択できるよう、項目数が多くなっている。特に「身体・精神機能」の複数の項目は、診療情報提供書等の関連する文書と重複するものがある。重複項目については、どの文書に記載しているのかを明記すれば省略されてもよい。また、医療機関を退院するまでには嚥下機能評価を実施することや、本人や主な介護者等に薬の服用方法の指導を行うことをおすすめする。

● 図表1　施設入所時内服嚥下関連シート ●

内服・嚥下関連情報シート（医療機関・在宅⇒施設）　　　　　記入日：　　　年　　月　　日

QRコード	利用者情報	フリガナ ───────	性　別 □ 男　性 □ 女　性	生　年　月　日 □ 明治　□ 平成　（　　　　　　歳） □ 大正　□ 令和 □ 昭和　　　　年　　月　　日

【疾患名(既往歴含む)】

【嚥下機能評価】　□　実施済み　□　未実施　　　※「実施済み」の場合は以下①～②に回答してください

①評価の種類　□　改訂水飲みテスト　□　反復唾液嚥下テスト　□　フードテスト　⇒結果は下記の記入欄へ

　　　　　　　□　嚥下造影検査［VF］（　実施日：　　月　　日　）

　　　　　　　□　嚥下内視鏡検査［VE］（　実施日：　　月　　日　）

評価の結果（記入）

②嚥下機能 障害　□　あり　　　□　なし　　　※「あり」の場合は以下の項目に回答（複数回答可）

□　摂食嚥下障害の臨床的重症度

［ □ 7:正常範囲　□ 6:軽度問題　□ 5:口腔問題　□ 4:機会誤嚥　□ 3:水分誤嚥　□ 2:食物誤嚥　□ 1:唾液誤嚥 ］

③食事の状況

□　FOIS:Functional Oral Intake Scale

［ □ 1:経口摂取無し　□ 2:経管栄養とわずかな食事　□ 3:経管栄養と均一な物性の食事（ゼリー食やペースト食）の併用

□ 4:均一な物性の食事（経管栄養なし）　□ 5:さまざまな物性の食事を経口摂取しているが特別な準備が必要（キザミ食など）

□ 6:特別な準備は不要だが特定の食品の制限がある（軟菜食など）　□ 7:常食の経口摂取（制限なし） ］

□　FILS:Food Intake LEVEL Scale

□ 経口摂取無し　{ □ 1:嚥下訓練を行っていない
　　　　　　　　　□ 2:食物を用いない嚥下訓練を行っている
　　　　　　　　　□ 3:ごく少量の食物を用いて嚥下訓練を行っている }

□ 経口摂取と代替栄養　{ □ 4:1食分以下の嚥下食を経口摂取を行っているが代替栄養が主体
　　　　　　　　　　　　□ 5:1～2食分の嚥下食を経口摂取しているが代替栄養も行っている
　　　　　　　　　　　　□ 6:3食の嚥下食経口摂取が主体で不足分の代替栄養を行っている }

□ 経口摂取のみ　{ □ 7:3食の嚥下食を経口摂取している
　　　　　　　　　□ 8:特別食べにくいものを除いて3食経口摂取している
　　　　　　　　　□ 9:食物の制限はなく3食経口摂取している }

④食事の形態　□　経鼻経管栄養, 胃ろう・腸ろう　　□　ゼリー食　　　□　ペースト・ミキサー食
　　　　　　　□　歯茎で押しつぶせるかたさ　　□　舌で押しつぶせるかたさ　　□　軟菜食　　　□　普通食

平均摂取量（主食/副食）　記入欄

【身体・精神機能】

①姿勢　　□　座位保持可（安定している）　　□　座位保持可（ポジショニングピロー等を使用して安定する）

　　　　　□　臥床（ベッド上座位含む）

②障害高齢者の日常生活自立度

　　□ 生活自立:ランクJ（障害はあるが生活に支障はない）

　　　　□ J-1(交通機関等を利用して外出する)　　□ J-2(隣近所なら外出する)

内服・嚥下関連情報シート（医療機関・在宅⇒施設）　　　　　　記入日：　　　年　　月　　日

嚥下機能関連情報	□ 准寝たきり:ランクA(屋内での生活はほぼ自立だが介助なしで外出しない 　　　□ A-1(介助により外出し日中はほぼベッドから離れている)　　　□ A-2(外出の頻度は少なく日中は寝たり起きたりの生活) □ 寝たきり:ランクB(屋内での生活は何らかの介助を要し、日中もベット上での生活が主体であるが、座位を保つ) 　　　□ B-1(車いすに乗車し、食事や排せつはベッドから離れて行う)　　　□ B-2(介助により車いすに移乗する) □ 寝たきり:ランクC(1日中ベット上で過ごし、排泄、食事、着替において介助を要する) 　　　□ C-1(自力で寝返りをうつ)　　　□ C-2(自力で寝返りもうたない) ③認知症高齢者の日常生活自立度 □ ランクⅠ(何らかの認知症を有するが日常生活や社会生活は自立) □ ランクⅡ(日常生活に支障をきたすような症状・行動や意思の疎通の困難さがみられても誰かが注意していれば自立できる) 　　　□ Ⅱa(家庭外でランクⅡの状態:頻回に道に迷う,買い物に事務、金銭管理 などそれまでできたことにミスが目立つ) 　　　□ Ⅱb(家庭内でランクⅡの状態:服薬管理ができない、電話の応対や訪問者との 対応など一人で留守番ができない等) □ ランクⅢ(日常生活に支障を来たすような症状・行動や意思疎通の困難さが見られ、介護を必要とする) 　　　□ Ⅲa(日中を中心にランクⅢの状態:着替えや食事等に時間がかかる、物を集める、徘徊、失禁、不潔行為、火の不始末等) 　　　□ Ⅲb(夜間を中心にランクⅢの状態:着替えや食事等に時間がかかる、物を集める、徘徊、失禁、不潔行為、火の不始末等) □ ランクⅣ(日常生活に支障を来たすような症状・行動や意思疎通の困難さが頻繁に見られ、常に介護を必要とする) □ ランクM(著しい精神症状や問題行動あるいは重篤な身体疾患が見られ、専門医療を必要とする) ④認知機能評価 　□ DASC-21　[　　]/21 点　　□ HDS-R　[　　]/30 点 　□ MMSE　[　　]/30 点　　□ その他　[　　　　　　　] ④内服拒否　　□ あり　　□ なし

内服関連情報	【内服薬】 ①内服介助の有無　□ あり　　□ なし　　※「あり」の場合は以下の項目に回答（複数回答可） 　　　　□ 見守り　□ 薬袋開封介助　□ 薬を口腔内に入れる介助　□ 嚥下の確認　□ 注入 ②内服薬の管理　□ 自己管理　□ 施設で管理　□ 一部自己管理　（記入:　　　　　　　　　　） ③内服薬の一包化の有無　　□ あり　　□ なし ④ 内服薬の種類・飲み方

④ 内服薬の種類・飲み方

	[薬剤名（記入）]	[投与方法]	[種類]	[投与時間]	[数/回/日(記入)]
a.		□ 水で服用 □ ゼリーやトロミ剤に包む □ 食事に混ぜる □ 簡易懸濁後にトロミをつける □ オブラートに包む □ 簡易懸濁後に注入 □ 粉砕して注入	□ 散剤・顆粒剤 □ 錠剤・カプセル □ 液状	□ 起床時　□ 食前 □ 朝　　　□ 食後 □ 昼　　　□ 食事と 　　　　　　食事の □ 夜　　　　間 □ 寝る前　□ その他	1回＿＿錠 1日＿＿回 ＿＿＿日分
b.		□ 水で服用 □ ゼリーやトロミ剤に包む □ 食事に混ぜる □ 簡易懸濁後にトロミをつける □ オブラートに包む □ 簡易懸濁後に注入 □ 粉砕して注入	□ 散剤・顆粒剤 □ 錠剤・カプセル □ 液状	□ 起床時　□ 食前 □ 朝　　　□ 食後 □ 昼　　　□ 食事と 　　　　　　食事の □ 夜　　　　間 □ 寝る前　□ その他	1回＿＿錠 1日＿＿回 ＿＿＿日分

内服・嚥下関連情報シート（医療機関・在宅⇒施設）　　　　　記入日：　　　　年　　月　　日

	［薬剤名（記入）］	［投与方法］	［種類］	【投与時間】	【数／回／日（記入）】
c.		□ 水で服用 □ ゼリーやトロミ剤に包む □ 食事に混ぜる □ 簡易懸濁後にトロミをつける □ オブラートに包む □ 簡易懸濁後に注入 □ 粉砕して注入	□ 散剤・顆粒剤 □ 錠剤・カプセル □ 液状	□ 起床時　□ 食前 □ 朝　　　□ 食後 □ 昼　　　□ 食事と □ 夜　　　　食事の 　　　　　　　間 □ 寝る前　□ その他	1回＿＿錠 1日＿＿回 ＿＿日分
d.		□ 水で服用 □ ゼリーやトロミ剤に包む □ 食事に混ぜる □ 簡易懸濁後にトロミをつける □ オブラートに包む □ 簡易懸濁後に注入 □ 粉砕して注入	□ 散剤・顆粒剤 □ 錠剤・カプセル □ 液状	□ 起床時　□ 食前 □ 朝　　　□ 食後 □ 昼　　　□ 食事と □ 夜　　　　食事の 　　　　　　　間 □ 寝る前　□ その他	1回＿＿錠 1日＿＿回 ＿＿日分
e.		□ 水で服用 □ ゼリーやトロミ剤に包む □ 食事に混ぜる □ 簡易懸濁後にトロミをつける □ オブラートに包む □ 簡易懸濁後に注入 □ 粉砕して注入	□ 散剤・顆粒剤 □ 錠剤・カプセル □ 液状	□ 起床時　□ 食前 □ 朝　　　□ 食後 □ 昼　　　□ 食事と □ 夜　　　　食事の 　　　　　　　間 □ 寝る前　□ その他	1回＿＿錠 1日＿＿回 ＿＿日分
f.		□ 水で服用 □ ゼリーやトロミ剤に包む □ 食事に混ぜる □ 簡易懸濁後にトロミをつける □ オブラートに包む □ 簡易懸濁後に注入 □ 粉砕して注入	□ 散剤・顆粒剤 □ 錠剤・カプセル □ 液状	□ 起床時　□ 食前 □ 朝　　　□ 食後 □ 昼　　　□ 食事と □ 夜　　　　食事の 　　　　　　　間 □ 寝る前　□ その他	1回＿＿錠 1日＿＿回 ＿＿日分
g.		□ 水で服用 □ ゼリーやトロミ剤に包む □ 食事に混ぜる □ 簡易懸濁後にトロミをつける □ オブラートに包む □ 簡易懸濁後に注入 □ 粉砕して注入	□ 散剤・顆粒剤 □ 錠剤・カプセル □ 液状	□ 起床時　□ 食前 □ 朝　　　□ 食後 □ 昼　　　□ 食事と □ 夜　　　　食事の 　　　　　　　間 □ 寝る前　□ その他	1回＿＿錠 1日＿＿回 ＿＿日分
h.		□ 水で服用 □ ゼリーやトロミ剤に包む □ 食事に混ぜる □ 簡易懸濁後にトロミをつける □ オブラートに包む □ 簡易懸濁後に注入 □ 粉砕して注入	□ 散剤・顆粒剤 □ 錠剤・カプセル □ 液状	□ 起床時　□ 食前 □ 朝　　　□ 食後 □ 昼　　　□ 食事と □ 夜　　　　食事の 　　　　　　　間 □ 寝る前　□ その他	1回＿＿錠 1日＿＿回 ＿＿日分

内服関連情報

その他

（1）嚥下機能関連情報
①疾患名（既往歴含む）
　年齢や性別と併せて、嚥下機能障害の原因となる疾患等を把握するために必要な情報である。また医療機関での治療が嚥下機能障害に関連する場合もあるため、必要時治療方法についても記入する（例：放射線治療等）。
②嚥下機能評価
　嚥下機能評価の有無と、その内容を記載する。「改訂水飲みテスト」「反復唾液嚥下テスト」「フードテスト」については実施した時点の評価について記入する。「嚥下造影検査［VF］」「嚥下内視鏡検査［VE］」は実施日も記入する。結果は空欄に記入する。
　また、これらの検査の結果を踏まえて「嚥下機能障害の有無」をチェックし、「摂食嚥下障害の臨床的重症度」の項目を選択する。
　食事の状況は「FOIS：Functional Oral Intake Scale」で摂食嚥下機能の重症度を知ることができる。また、「FILS：Food Intake LEVEL Scale」で摂食状況を記入する。食事の形態は、医療機関で提供されている食事の種類をチェックし、平均摂取量を記入する。
③身体・精神機能
　姿勢は食事をするとき、または薬剤服用時の姿勢をチェックする。障害高齢者の日常生活自立度、認知症高齢者の日常生活自立度、認知機能評価については、他の文書と重複する可能性がある。このシートに記載しない場合は、どの文書に記載しているのかを必ず明記するようにする。また、内服拒否の有無を記入する。

（2）内服関連情報
①内服薬
　内服介助の有無をチェックし、内服薬の管理方法を記入する。内服介助の必要がなく、内服完了の確認のみ必要な場合は、「自己管理」にチェックする。看護師が1日〜数日分の内服薬を配り、お薬カレンダーなどを使用して内服完了の確認をする場合は、「一部自己管理」にチェックする。
　内服薬の一包化の有無では退院時の内服薬について記入する。
　内服薬の種類・飲み方について、他の文書と重複する可能性はあるが、どのような種類の薬をどのように投与しているのか、「投与方法」にチェックを入れる。また、「薬の剤形の種類」と「投与時間」にもチェックを入れる。各薬の「一回分の投与数」と「一日に投与する回数」「何日分の処方がされているのか」数字を記入する。こちらの情報を基に、記入された投与方法が適切であるかどうか、剤形や嚥下機能等の情報からアルゴリズムを使って検討していく。

（3）その他
嚥下機能関連情報や内服関連情報で特記する事項があれば記入する。

② 施設退所時内服嚥下関連シート（図表２）

　このシート（図表２）は、介護施設および在宅で療養していた高齢者が医療機関へ入院する場合に使用する。シートの項目は、看護や介護サマリーなどのその他の関連文書と重複しない、かつ、介護施設および在宅での服用方法を医療機関でも継続するために必要なもののみで構成している。

（1）内服関連情報

①疾患名

　摂食嚥下機能障害の原因となる疾患や既往について確認する。特に、窒息の既往がある、肺炎や肺疾患の既往がある、脳神経系疾患の既往がある、気管切開がある場合は、高齢者の嚥下機能の評価を繰り返しながら内服薬の服用方法を適宜検討することが必要となる。

②内服の介助の有無

　内服薬を服用するにあたり、介助の方法と程度をチェックする。介助の程度については、「その他」の欄に記入する（例：薬袋開封から嚥下まで常に見守る必要がある、あるいは、高齢者が服用する様子を遠目でときどき確認する必要がある等）。

③内服薬の管理

　ほとんどの施設では、施設側が内服薬を管理していると思われるが、内服介助の必要がない高齢者で頓用の薬を自己管理している場合は薬剤名を記載する。

④内服薬の一包化の有無

　一包化の有無をチェックする。

⑤内服薬の種類・飲み方

　服用方法は、アルゴリズムと関連づけている。あてはまる飲み方にチェックを入れて、一包化している薬のほか、同じ方法で服用する薬剤名を空欄に記載する。

（2）その他

　内服に関連する情報で、個別に情報提供の必要があれば「その他」の欄に記載する（例：内服ゼリーはコーヒー味を好む等）。

● 図表2　施設退所時内服嚥下関連シート ●

内服・嚥下関連情報シート（施設・在宅⇒医療機関）　　　　　　　記入日：　　　年　　月　　日

QRコード	利用者情報	フリガナ	性　別	生 年 月 日
			□ 男 性 □ 女 性	□ 明治　□ 平成　（　　　　　歳） □ 大正　□ 令和 □ 昭和　　　　　年　　月　　日

【疾患名】

【内服薬】

①内服介助の有無　□ あり　　　□ なし　　※「あり」の場合は以下の項目に回答（複数回答可）

□ 見守り　　□ 薬袋開封介助　　□ 薬を口腔内に入れる介助　　□ 嚥下の確認　　□ 注入

②内服薬の管理　□ 自己管理　　□ 一部自己管理　　□ 施設で管理

自己管理の薬剤名

③内服薬の一包化の有無　　　□ あり　　□ なし

④内服薬の種類・飲み方

内服関連情報

投与方法1	□ 水で服用 □ ゼリーやトロミ剤に包む □ 食事に混ぜる □ 簡易懸濁後にトロミをつける □ オブラートに包む □ 簡易懸濁後に注入	（複数の薬剤名を記載）
投与方法2	□ 水で服用 □ ゼリーやトロミ剤に包む □ 食事に混ぜる □ 簡易懸濁後にトロミをつける □ オブラートに包む □ 簡易懸濁後に注入	（複数の薬剤名を記載）
投与方法3	□ 水で服用 □ ゼリーやトロミ剤に包む □ 食事に混ぜる □ 簡易懸濁後にトロミをつける □ オブラートに包む □ 簡易懸濁後に注入	（複数の薬剤名を記載）

その他

〈西村 美里〉

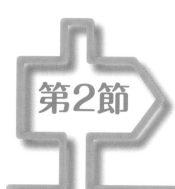

多職種の連携

1 異なる職種同士が互いの職能を理解することがスタート

　介護施設や在宅医療では、治療の特殊性や高度な医療は必要としないが、診療科にとらわれない幅広い知識が必要である。「薬がスムーズに服用できない際の多職種連携パス」に記されたように、薬をスムーズに服用できない理由はたくさんあり、症例によっては複数の要因が関係していることもある。複数の因子が複雑に絡み合った問題を一つの職種だけの視点で解決することは困難を極める。このようなときに、「薬がスムーズに服用できない際の多職種連携パス」がどの職種に相談したらよいのかを導いてくれる。

　さらには、図表1の「多職種連携一覧」では、職種ごとに具体的にどのような役割が期待できるかが説明してある。「多職種連携一覧」を参照することで職能の相互理解が深まり、目の前の患者に起こっている問題を解決する糸口になるであろう。

● 図表1　多職種連携一覧 ●

職種	役割	ポイント
医師・歯科医師	・ポリファーマシーに留意し、処方薬剤を見直す。 ・服薬時の姿勢、嚥下機能を考慮し、服薬方法を指示する。 ・入所前の服薬方法、食形態等を考慮し、適切な服薬方法を指示する。 ・定期的に処方や服薬方法を見直す。 ・口腔内を観察する。 ・嚥下造影検査、嚥下内視鏡検査等を行い、嚥下機能を評価する。 ・義歯、舌接触補助床（特殊な義歯）を作成する。（歯科医師）	・処方見直し：適切な薬剤（剤形選択を含む）を提案する。 ・6剤以上内服している場合には薬物有害事象が多いことに留意する。 ・特に薬剤性の嚥下障害・口腔乾燥に留意する。 ・必ずしも義歯が有効とは限らない。 ・定期的に、服薬や嚥下状況を服薬介助者に確認する。
歯科衛生士	・口腔内を観察し、衛生状態の確認、口腔ケアの推奨、保湿剤使用などを推奨する。 ・嚥下機能を評価する。 ・薬剤の残留を認めた場合には、歯科医師の診察を求める。	・薬剤の口腔内への残留、それによる潰瘍形成の有無などにも留意する。
看護師	・口腔内を観察し、衛生状態の確認、口腔ケアの推奨、保湿剤使用などを推奨する。 ・嚥下機能を評価する。 ・薬包紙の開封や、錠剤がシートから出せるかを確認する。 ・服薬時の姿勢を助言する。 ・服薬状況を確認する。 ・評価を基に、服薬方法やとろみの必要性等について医師・歯科医師に相談する。	・服薬に難渋している薬剤がある場合は、医師、歯科医師、薬剤師に相談する。 ・飲みにくさなど患者からも状況を聴取し確認する。 ・6剤以上内服している場合には薬物有害事象が多いことに留意する。 ・特に薬剤性の嚥下障害・口腔乾燥に留意する。 ・服薬時の誤嚥や口腔内残留などに留意する。 ・肺雑音の聴診。
薬剤師	・服薬方法を介護者等に確認する。 ・服薬状況や口腔内残留に関して、定期的に情報収集する。 ・嚥下機能に応じて、剤形変更や薬剤変更等処方提案を行う。 ・薬剤に起因する嚥下障害や口腔乾燥等が生じていないか確認し、必要に応じ薬剤変更や中止を提案する。 ・処方適正化スクリーニングツールを参考に処方適正化を図る。※参考文献 ・とろみ剤を使用している際の剤形に注意する。	・普通錠➡口腔内崩壊錠・散剤・水剤・貼付剤など適切な薬剤への変更を検討する。 ・同効果が期待できれば、口腔内崩壊錠がある他の成分への変更を提案する。 　　例：ニフェジピン➡アムロジピン ・嚥下機能を改善することが期待できる薬剤への変更を提案する。 　　例：ACE阻害薬（高血圧）、L-DOPA製剤（パーキンソン病） ※参考文献　高齢者の安全な薬物療法ガイドライン、高齢者の医薬品適正使用の指針 ・簡易懸濁法を考慮する。 ・粉砕の場合は、局所麻酔作用・苦味・徐放性などの問題で不向きなものを除外し、代替薬を提案する。 ・とろみ剤に包んで服薬している場合、薬が崩壊せずに排便されていないかを介護者に確認する（第1章22頁コラム参照）。
管理栄養士	・とろみの濃度や食形態が嚥下機能に合っているかを確認する。 ・服薬を可能にするとろみ剤やゼリー剤を提案する。 ・とろみ濃度を調整する際に個人差が出ないように、手技をマニュアル化する。 ・キサンタンガム系のとろみ剤を使用している場合には、薬剤師に相談する。	・日本摂食嚥下リハビリテーション学会の学会分類2013（とろみ）を参照する。 ・とろみ剤と相互作用がある薬剤があることに留意する。

職種	役割	ポイント
言語聴覚士	・口腔内を観察し、衛生状態の確認、口腔ケアの推奨、保湿剤使用などを推奨する。 ・嚥下機能を評価する。 ・呼吸機能、咳嗽力を評価する。 ・服薬状況を確認する。 ・服薬時の姿勢を評価し助言する。	・飲みにくさなど患者からも状況を聴取し確認する。 ・機能低下があれば、呼吸機能訓練、咳嗽訓練等を検討する。
理学療法士 作業療法士	・認知機能、上肢の機能を評価する。 ・座位の安定性、服薬時の姿勢を評価する。 ・呼吸機能、咳嗽力を評価する。	・薬包紙の開封や、錠剤がシートから出せるかを確認する（患者から状況を聴取する）。 ・薬をうまく口に運べているかを確認する。 ・機能低下があれば、呼吸機能訓練、咳嗽訓練等を検討する。
介護福祉士 ケアワーカー・ ヘルパー等	・食事の状況を確認する。 ・対象者が自分で服薬できているかを確認する。 ・介護者の状況から服薬時間が適切かどうかを確認する。 ・自分で服薬できるように、薬剤の配置等の環境を整える。 ・服薬状況を確認する。	・むせの有無、飲み込み、食事の時間やペース等を確認する。 ・薬包紙の開封や、錠剤がシートから出せるかを確認する（患者から状況を聴取する）。 ・薬をうまく口に運べているかを確認する。 ・飲みにくさなど患者からも状況を聴取し確認する。 ・服薬時の誤嚥や口腔内残留などに留意する。
MSW 医療相談員 ケアマネジャー 等	・薬剤情報関連共有シート「お薬飲み方情報共有シート」を入手する。 ・入所前の服薬状況を確認する。 ・最新の嚥下能力評価情報を確認する。	・内服方法、食事形態、嚥下状況、介助の必要性などを確認する。 ・入所相談の段階から、服薬困難に関する情報を確認する。

② 職種ごとに得意なこと

　まずは問題が起こっている事実が共有されなければ、問題解決の検討は始まらない。特に介護士や看護師は、患者が内服している姿を日ごろから観察し、いつもと違う些細な変化が見られた場合には、迷うことなく他の医療スタッフと共有する。

　看護師や歯科衛生士、言語聴覚士は、口腔内を観察し、必要に応じ口腔ケアなどを提案する。また服薬状況を確認し、誤嚥や口腔内残留のリスクが高い場合には医師・歯科医師に相談する。

　管理栄養士は、嚥下機能に食形態が合っているのかや、薬を服用しやすくするために水分にとろみをつける場合にとろみ濃度が合っているのかなどを確認する。

　理学療法士や作業療法士は、上肢機能や服薬時の姿勢、呼吸機能などを評価する。

　薬剤師は、嚥下機能に応じて剤形変更や服用方法の変更、粉砕法や簡易懸濁法の適否の確認などを行う。また、処方適正化スクリーニングツールを参考に、薬剤性の嚥下機能低下やその他の薬剤起因性老年症候群の原因になり得る薬を確認し、処方適正化を図る。

　医療相談員やケアマネジャーは、「お薬飲み方情報共有シート」等を活用し施設間で最新の嚥下能力評価情報の共有化を図る。

　医師・歯科医師は、各職種からの情報や提案を参考にし、薬物治療を安全かつ効果的に遂行できるよう総合的にマネジメントする。

　「多職種連携一覧」は各職種の役割の一例にすぎないが、お互いの専門性を補い合える関係性を築きたい。

〈鈴木 慶介〉

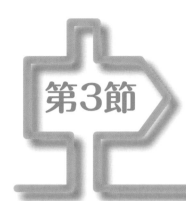

第3節 病院・介護施設での摂食嚥下チームの活動

1 摂食嚥下機能回復体制加算における摂食嚥下チームの概要と急性期病院の活動
〜東邦大学医療センター大森病院栄養治療センター・嚥下障害対策チームの例〜

（1）摂食嚥下機能回復体制加算と摂食嚥下チーム、薬剤師の役割

　なんらかの急性期疾患に罹患し入院した場合、その病院の「摂食嚥下チーム」の摂食嚥下障害に対するかかわり方とアウトカムが、経口摂取や服薬における、後方支援病院や介護施設、在宅医療の方向性を決めると言っても過言ではない。急性期での正確な嚥下機能評価と食形態の提示・指導、退院・転院後の方向づけが、一つの滑走路となって、その後の経口摂取をスムーズに進める可能性をつくる。

　当院では、2005年より嚥下障害対策チームを結成、嚥下にかかわる全職種の参画が得られている。しかしながら、退院・転院後の「摂食嚥下障害支援」が継続されることが少なく、かえって経口摂取の質が低下してしまうことも多い。

　2020年4月の保険改定で、「摂食嚥下支援加算」が登場し、従来の摂食機能療法に、週1回・月4回を限度に点数の加算が行われた。その際、摂食嚥下チームの構成などの施設基準が、提示された[1]。

　この加算のねらいは、個人による判断で「口から食べられない」とするのではなく、チーム医療により、食べられる可能性を追求することにある。注意すべきは、加算を算定するためにチーム編成をするのではなく、一医師の判断だけで経口摂取可能か否かを決めず、嚥下内視鏡や嚥下造影検査の結果を基に、多職種でかかわり、上記のねらいを達成させることを目標にバランスのよいチームを編成すべきである[2〜8]。そして、急性期病院から後方支援病院や介護施設、在宅へと摂食嚥下チームどうしでつなげることができることが理想形である。

　2022年の改定で、「摂食嚥下機能回復体制加算」と名前を変え、施設基準の見直しや体制による点数の細分化等が行われた。これは、2020年以降、加算を算定した施設が、回復期リハビリテーション病院の約1割程度であったことに起因している[9]。2022年改定の要旨は、摂食嚥下チーム結成を阻害する構成員要件の見直し、療養・リハビリ病床や訪問診療において摂食嚥下対策が進んでいない点における強化（加算3）、と考えられる。2020年と2022年の比較を「Column　施設基準の違い」にまとめたのでご参照いただきたい。

　薬剤師は、初回の施設基準では、必須専任メンバーとして名を連ねていた。しかし、改定において特筆すべき点は、薬剤師の専任という制限がなくなったことである。結成を阻害する職

種は、多い順に認定看護師、歯科衛生士、言語聴覚士であった[9]。にもかかわらず、薬剤師が施設基準から外れてしまったことに疑問を感じる。当院では、嚥下障害対策チームに専任として薬剤師の参画があり、カンファレンス時には大活躍している。

Column

2020年度と2022年度加算の施設基準の違い

	専任職種（常勤に限る）	算定施設基準	回復指標
2020年度 摂食嚥下支援加算 200点	医師または歯科医師 研修修了看護師、言語聴覚士、薬剤師および管理栄養士	嚥下内視鏡または 嚥下造影による評価	FOIS
2022年度 摂食嚥下機能回復 体制加算 加算1：210点 加算2：190点 加算3：120点	加算1：医師または歯科医師、研修修了看護師または専従言語聴覚士、管理栄養士 加算2：加算1と同じ 加算3：医師、看護師または言語聴覚士	嚥下内視鏡または嚥下造影による評価 加算1：専任職種達成＋経管・静脈栄養からの経口摂取回復率35％以上 加算2：専任職種達成 加算3：専任職種達成＋経管・静脈栄養からの経口摂取回復2名以上	FIM および FOIS

Column

摂食嚥下チームにおける薬剤師の役割とは？

1. 嚥下障害を引き起こす副作用を持つ薬剤の指摘や嚥下を改善する薬の処方の提案。

2. 抗けいれん薬や不眠・不穏時処方、向精神薬の意識レベルへの影響を予測、チームへの指摘や現場への変更を提案。

その他
- 嚥下内視鏡実施時における抗血小板薬や抗凝固療法薬の指摘と注意喚起。
- 嚥下回診時：予測した薬による口腔乾燥や舌・咽喉頭浮腫などの副作用がないか、不眠・不穏時処方や向精神薬による意識レベルへの影響を観察。認知症への服薬支援の検討、嚥下機能を考慮した薬の服用法に関する医療者や患者への指導、簡易懸濁とろみ法の適応などの検討。

（2）東邦大学医療センター大森病院の嚥下障害対策チームについて[2〜8]

　現在の当院の嚥下障害対策チーム（以下、「嚥下チーム」という）は、口腔外科、耳鼻科、リハビリテーション科、脳神経内科、小児科、薬剤師、言語聴覚士、歯科衛生士、管理栄養士と、摂食・嚥下に関連する主要な専門職種がすべて集まっている。その中で、認定看護師が多職種間の架け橋となることで、嚥下チームのレベルも向上し、質の高い嚥下ケアを提供することが可能となった。ただ、架け橋となる職種は、このメンバーのどの職種でも可能である。図表1に、当院の嚥下チーム担当窓口と、検査、回診、カンファレンスの概略を示す。当院では「認定看護師」がすべてをつなぐ役割を担っているのであり、図表1の枠内の職種を入れ替えて編成可能で、週に1回全職種が集合すればよい。

● 図表1　初診窓口、嚥下回診と多職種カンファレンス ●

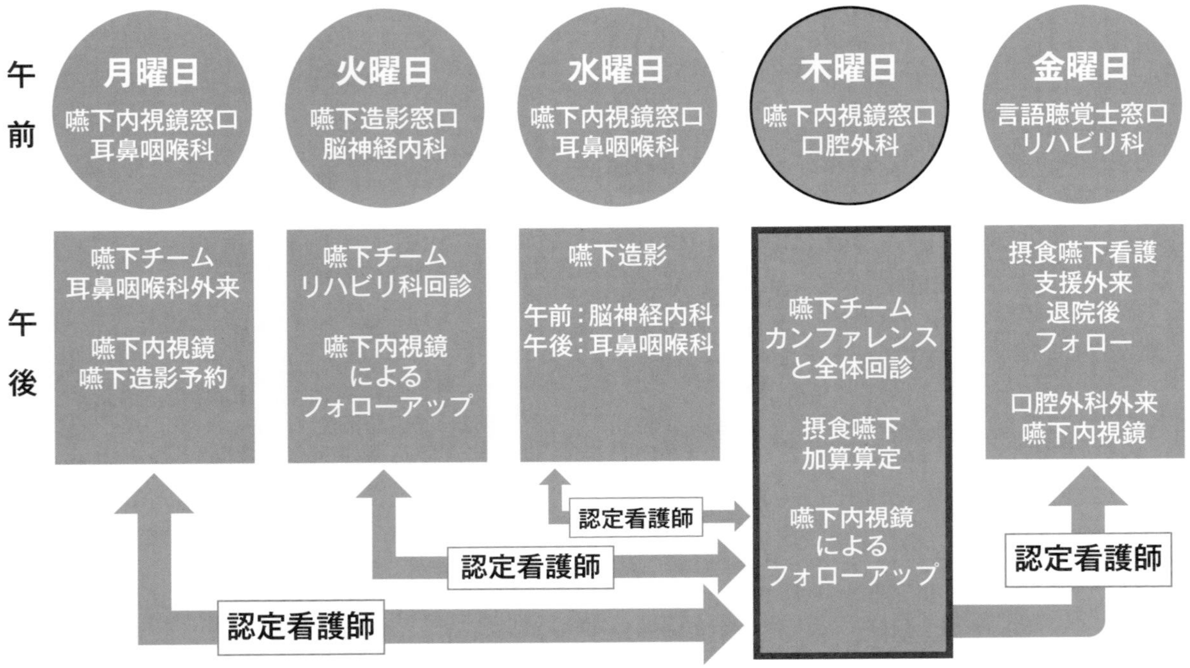

　高度急性期病院である当院において、嚥下チームは「不必要な食止めの回避と誤嚥・窒息事故の予防」をスローガンに、2005年より活動している。看護部の協力を得て、各病棟に「嚥下係り」＝嚥下リンクナース（図表2）を配置したのが2011年からであり、病棟内の嚥下障害患者を把握、担当看護師に適切な嚥下評価を促し、嚥下チームと連携して摂食機能療法を指導・実施する役割を担っている。また、2012年からは摂食・嚥下障害看護認定看護師を嚥下チームに配置し、病棟との連携を強化し、看護の力を最大限に生かしたチーム医療を展開している。その結果、看護師の中に、嚥下障害に対する評価意識、口腔ケアの意識、窒息など食への安全への意識などの向上が見られ、こうした意識定着が、医療安全などと同様に当院の「文化」として根づいてきた。

　さらに、医療安全面では、システマティックに誤嚥・窒息事故を制御している。「Myステーションにおける誤嚥窒息リスクスクリーニング」（図表2、3、4）である。窒息リスクと思われる既往歴のある患者にタグ付けをして病棟に上がった際に、注意喚起・嚥下評価するシステムである。これは、各病棟の嚥下係りリンクナースシステムとともに、誤嚥窒息事故予防の主軸となっている（図表2）。

● 図表2　東邦大学医療センター大森病院の嚥下障害対策チームのしくみ ●
（病棟リンクナースとMyステーションシステム）

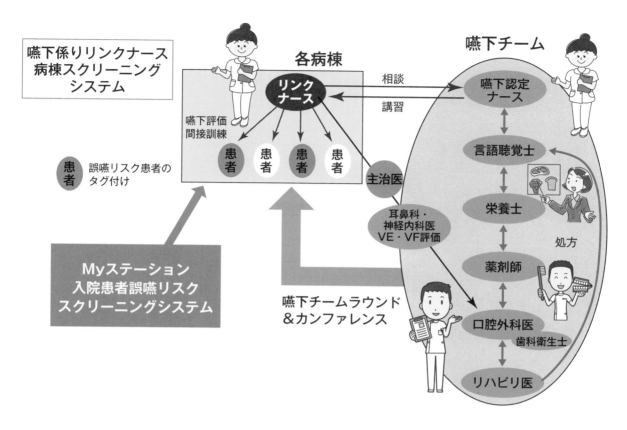

● 図表3　Myステーション（入院センター）嚥下障害リスクチェックシステム ●

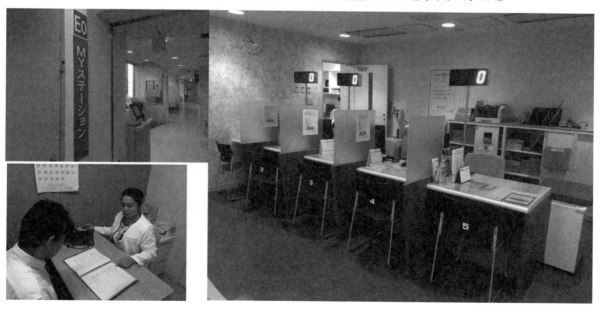

入院時に嚥下評価が必要な患者を問診でチェックして
病棟に誤嚥窒息リスクの有無を申し送る

● 図表4　誤嚥・窒息リスクのある既往歴スクリーニング ●

☑ 1か月以上の食止めおよび、75歳以上の2週間以上の食止め患者
☑ 陳旧性ないし急性の脳血管障害
☑ 嚥下障害症状をきたす変性性神経疾患、神経筋疾患
☑ 認知症、精神神経科疾患
☑ 胃食道逆流をきたしうる消化器疾患
☑ 口腔咽頭、縦隔腫瘍、食道がんおよびその術後患者（反回神経麻痺を含む）
☑ 気管切開、経鼻経管栄養を行っている患者
☑ 嚥下性肺炎を疑うエピソードがあった場合（嚥下評価は肺炎治療後）
　　・夕方からの37.5℃以上の間欠的発熱
　　・CRP 上昇、WBC9000/ μL 以上
　　・胸部XP、CT 画像上、肺胞浸潤影を認める
　　・喀痰増加など気道症状の悪化

Column

2020年摂食嚥下支援加算と2022年摂食嚥下機能回復体制加算の違いとは？[10]

　2022年度の改定では、リハビリテーション病院や療養病床において経管栄養や静脈栄養の抜去率が低いことを受けて、チーム結成の抵抗因子を軽減し、加算を算定する施設を増加させる目的で「加算3（120点）」という項目をつくったと思われる。経口摂取評価としてFOIS（Functional Oral Intake Scale）、FIM（Functional Independence Measure）によるADL評価の記録を義務づけている。

　施設基準において求める看護師の「摂食嚥下障害看護に係る適切な研修」は、具体的には、現時点では、日本看護協会の認定看護教育課程「摂食嚥下障害看護[※]」または「脳卒中看護[※]」が該当する（※平成30年度の認定看護師制度改正前の教育内容による研修を含む）。

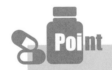

Point

　チーム医療は、構成員の専門性を生かし、多職種によるカンファレンスでさまざまな局面に対応することが可能である。医療安全面でも、専門性の高い医療を遂行する主たる診療科を支持すべく、気づきにくい細かな配慮を必要とする摂食嚥下支援、褥瘡ケア、呼吸器ケアなどチームで支援している。特に、摂食嚥下支援は、誤嚥・窒息事故を予防するという安全面を支えるかたわら、経口摂取による栄養摂取を促進しなければならない。
　その中で、2020年度社会保険導入された摂食嚥下支援加算は、こうしたチーム医療を評価し、療養・リハビリ病棟ひいては訪問診療まで浸透することを目標としている。しかし、改定され名称変更された2022年度の摂食嚥下機能回復体制加算では、主要メンバーから薬剤師が外れてしまった。摂食嚥下チームにおいて薬剤師は、嚥下障害を引き起こす副作用を持つ薬の指摘、抗けいれん薬や不眠・不穏時処方、向精神薬の意識レベルへの影響を予測、指摘や現場への変更、嚥下機能を考慮した薬の服用法に関する医療者や患者への指導など多くの役割を有している。構成員へなんらかの形での復活を望む。

参考文献

1）関谷秀樹.【ますます増える誤嚥性肺炎診療の最前線】摂食嚥下支援加算：日本医師会雑誌149巻12号 P.2179、2021

2）関谷秀樹, 山崎香代, 海老原覚：摂食嚥下支援加算のための摂食嚥下チームのつくり方（第1回）　摂食嚥下支援加算と嚥下チーム, Nutrition Care14（9）. p874-878. 2021.

3）山崎香代, 清水奈美, 関谷秀樹：摂食嚥下支援加算のための摂食嚥下チームのつくり方（第2回）　看護師がつなぐ、嚥下障害対策の各科連携. Nutrition Care14（10）. p976-981. 2021.

4）中村芽以子, 関谷秀樹, 太田和美, 山屋恵美子, 宮城翠, 海老原覚：摂食嚥下支援加算のための摂食嚥下チームのつくり方（第3回）嚥下チームで活躍する管理栄養士に!. Nutrition Care14（11）p1080-1084. 2021.

5）関谷秀樹, 福生瑛, 細野祥子, 綱由香里, 狩野修, 岩波よう子, 佐々木まどか, 宮城翠, 海老原覚：摂食嚥下支援加算のための摂食嚥下チームのつくり方（第4回）　東邦大学大森病院・嚥下チームは、なぜ仲よしか? Nutrition Care14（12）p1174-1179. 2021.

6）平澤数馬, 石井杏奈, 鈴木敦, 田中美奈子, 長岡すみか, 関谷秀樹：摂食嚥下支援加算のための摂食嚥下チームのつくり方（第5回）　NSTとの理想的な連携と薬剤師が摂食嚥下チームに必要な理由とは? Nutrition Care15（1）p82-87. 2022.

7）関谷秀樹, 郡司明美, 西村和江, 中村芽以子：摂食嚥下支援加算のための摂食嚥下チームのつくり方（第6回）　訪問診療における嚥下チームと医歯薬連携 Nutrition Care15（2）. p178-183. 2022.

8）関谷秀樹：摂食嚥下支援加算のための摂食嚥下チームのつくり方（最終回）　嚥下チームのつくり方とこれからの課題. Nutrition Care15（3）. p266-271. 2022.

9）中医協資料　中医協　総-7-23　11　17　2022. 3.

10）https：//www.mhlw.go.jp/content/12400000/000943459.pdf　摂食嚥下支援加算の見直し　P137-139

〈関谷 秀樹〉

索引

索引

執筆者一覧（五十音順）

秋下 雅弘　東京大学大学院 医学系研究科 老年病学 教授
第1章第4節、第2章第3節

石井 良昌　日本歯科大学 生命歯学部 客員教授
第3章第4節

上島 順子　NTT東日本関東病院 栄養部 医療技術主任
第6章第1節

大河内 二郎　社会医療法人 若弘会 介護老人保健施設 竜間之郷 施設長
第1章第4節、第3章第1節

蟹江 治郎　ふきあげ内科胃腸科クリニック 院長
第6章第2節

倉田 なおみ　昭和大学 薬学部 社会健康薬学講座 社会薬学部門 客員教授
医療薬学講座 臨床栄養代謝学部門 客員教授
第1章第2節、第1章第3節、第1章第4節、第2章第1節、第3章第1節、第3章第3節

重松 孝　浜松市リハビリテーション病院 リハビリテーション科
第5章第3節

柴田 斉子　藤田医科大学 医学部 リハビリテーション医学Ⅰ講座 准教授
第1章第4節、第4章第2節、第5章第1節、第7章第1節

白鳥 千穂　横須賀市立市民病院 薬剤部
第3章第2節

鈴木 慶介　台東区立台東病院 台東区立老人保健施設千束 薬剤室 室長補佐
第1章第1節、第1章第2節、第1章第4節、第2章第2節、第8章第2節

関谷 秀樹　東邦大学医療センター 大森病院 栄養治療センター 副部長
第8章第3節

園井 みか　ノートルダム清心女子大学 人間生活学部 食品栄養学科 講師
第6章第1節

戸原 玄　東京医科歯科大学大学院 医歯学総合研究科 老化制御学講座
摂食嚥下リハビリテーション学分野 教授
第1章第4節、第4章第3節、第5章第2節、第7章第2節

中川 量晴　東京医科歯科大学大学院 医歯学総合研究科 老化制御学講座
摂食嚥下リハビリテーション学分野 准教授
第1章第4節、第4章第3節、第5章第2節、第7章第2節

長澤 祐季　東京医科歯科大学大学院 医歯学総合研究科 老化制御学講座
摂食嚥下リハビリテーション学分野
第4章第3節

西岡 心大　長崎リハビリテーション病院 栄養管理室 室長
第6章第1節

西村 美里　昭和大学 認定看護師教育センター 講師
第1章第4節、第4章第1節、第6章第3節、第8章第1節

肥田 典子　昭和大学 薬学部 臨床薬学講座 臨床研究開発学部門 准教授
第3章第5節

藤島 一郎　浜松市リハビリテーション病院 病院長
第5章第3節

藤谷 順子　国立国際医療研究センター病院 リハビリテーション科 診療科長
第5章第4節

吉見 佳那子　東京医科歯科大学大学院 医歯学総合研究科 老化制御学講座
摂食嚥下リハビリテーション学分野 助教
第1章第4節、第5章第2節、第7章第2節

嚥下機能低下に伴う服薬困難に対応するための
アルゴリズム等作成のための研究委員会　名簿

研究代表者

倉田 なおみ　　昭和大学 薬学部 社会健康薬学講座 社会薬学部門 客員教授
　　　　　　　　医療薬学講座 臨床栄養代謝学部門 客員教授

研究分担者

秋下 雅弘　　東京大学大学院 医学系研究科 老年病学 教授

柴田 斉子　　藤田医科大学 医学部 リハビリテーション医学Ⅰ講座 准教授

戸原 　玄　　東京医科歯科大学大学院 医歯学総合研究科 老化制御学講座
　　　　　　　摂食嚥下リハビリテーション学分野 教授

西村 美里　　昭和大学 認定看護師教育センター 講師

大河内 二郎　社会医療法人 若弘会 介護老人保健施設 竜間之郷 施設長

鈴木 慶介　　台東区立台東病院 台東区立老人保健施設千束 薬剤室 室長補佐

肥田 典子　　昭和大学 薬学部 臨床薬学講座 臨床研究開発学部門 准教授

査読者一覧（五十音順）

一般社団法人 日本老年薬学会　学術委員会

委員長

亀井 美和子　　　帝京平成大学 薬学部 薬学科 教授

委　員

大井 一弥　　　　鈴鹿医療科学大学 薬学部 病態・治療学分野 臨床薬理学研究室 教授

大嶋　繁　　　　城西大学 薬学部 薬学科 教授

恩田 光子　　　　大阪医科薬科大学 薬学部 社会薬学・薬局管理学研究室 教授

岸本 桂子　　　　昭和大学 薬学部 社会健康薬学講座 社会薬学部門 教授

小島 太郎　　　　東京大学大学院 医学系研究科 加齢医学講座 老化制御学 講師

溝神 文博　　　　国立長寿医療研究センター 薬剤部
　　　　　　　　　長寿医療研修部 高齢者薬学教育研究室 室長

介護施設・在宅医療のための
食事状況から導く、薬の飲み方ガイド

2023年5月18日　第 1 刷発行

編著　倉田 なおみ

発行　株式会社社会保険研究所

〒101-8522　東京都千代田区内神田2-15-9　The Kanda 282
電話　03-3252-7971（代表）